westermann

Julika Bohnet, Katharina Grund, Stefanie Röder, Ute Schär-Stöckmann

Reihenkonzept: Sabine Dietlmeier, Manuela Schmidt

Sicher vorbereiten und bestehen

Zahnmedizinische Fachangestellte
Prüfungsvorbereitung zum 2. Teil der gestreckten Abschlussprüfung

1. Auflage

AF752648

Bestellnummer 43685

Druck und Bindung:
Westermann Druck GmbH, Georg-Westermann-Allee 66, 38104 Braunschweig

ISBN 978-3-427-**43685**-0

Sicher vorbereiten – besser bestehen!

Sie stehen nun vor dem 2. Teil Ihrer gestreckten Abschlussprüfung zur Zahnmedizinischen Fachangestellten/zum zahnmedizinischen Fachangestellten und wollen sich hierfür noch einmal besonders gut vorbereiten?

Würden Sie gern wissen, wie ein auftragsbezogenes Fachgespräch ablaufen könnte oder welche Fragen vom Prüfer in einer Prüfung eventuell auftauchen?

Vielleicht gehören Sie aber auch zu den Quereinsteigern in diesem Beruf und wissen nicht, wie Sie sich auf den 2. Teil vorbereiten sollen? Überlegen Sie, welche Themen alle prüfungsrelevant sein könnten?
Oder gehören Sie zu den Prüflingen, die am Ende einfach noch einmal wissen möchten, ob sie den gesamten Prüfungsstoff beherrschen?

Dieses Buch beinhaltet eine Mischung aus offenen Fragen und Multiple-Choice Fragen, um Sie auf beide Aufgabentypen adäquat vorzubereiten. Ob Sie das Buch von vorne nach hinten durcharbeiten oder einzelne Kapitel bearbeiten, ist Ihnen überlassen.

Aufgrund der neuen Ausbildungs- und Prüfungsordnung haben wir diese Prüfungsvorbereitung für Sie neu konzipiert. Sie können sich somit ideal auf den schriftlichen Prüfungsteil 2 vorbereiten.

Um eine umfassende Vorbereitung zu gewährleisten, orientieren sich die Aufgabenstellungen an den Prüfungsaufgaben der verschiedenen Bundesländer.
Da stupides Auswendiglernen zu trägem Wissen führt und somit nicht auf neue Situationen angewendet werden kann, werden alle Aufgaben von Handlungssituationen eingeleitet. Zudem enthalten die Lösungen auch ergänzende Erläuterungen und Abbildungen, die es Ihnen erleichtern, sich die Themen zu merken. Am Ende dieser Prüfungsvorbereitung finden Sie Musteraufgaben zur Vorbereitung auf den Prüfungsteil „Assistieren bei und Dokumentieren von zahnärztlichen Maßnahmen“.

Noch ein Tipp: Markieren Sie sich wichtige Aspekte und formulieren Sie Ihre Antworten bei den offenen Fragen aus, um Ihre sprachlichen Fähigkeiten für die Prüfung zu trainieren.

Sie sehen, dieses Buch hilft Ihnen nicht nur bei der Wiederholung, sondern ermöglicht Ihnen auch eine Vertiefung des bisher Gelernten.

Gehen Sie bestens vorbereitet in die Prüfung!

Viel Erfolg wünschen Ihnen
Julika Bohnet, Katharina Grund, Stefanie Röder, Ute Schär-Stöckmann

Weitere hilfreiche Tipps für die Prüfung, einen berufsspezifischen Lernplan sowie Lernzettel finden Sie hier auf sicher-bestehen:

1. Die gestreckte Abschlussprüfung

Die Abschlussprüfung zum/zur Zahnmedizinischen Fachangestellten erfolgt als gestreckte Abschlussprüfung (GAP) in zwei zeitlich voneinander getrennten Teilen. Insgesamt umfasst die Abschlussprüfung fünf Prüfungsgebiete, von denen vier schriftlich erfolgen und eine als praktische Arbeitsaufgabe absolviert wird.

Der Teil 2 der schriftlichen Abschlussprüfung zum/zur Zahnmedizinischen Fachangestellten umfasst folgende Bereiche:

- Assistieren bei und Dokumentieren von zahnärztlichen Maßnahmen
- Organisieren der Verwaltungsprozesse und Abrechnen von Leistungen
- Wirtschafts- und Sozialkunde

Die Prüfungszeit beträgt jeweils 60–120 Minuten. Die Aufgaben sind praxisbezogen gestaltet und je nach Bundesland entweder anhand von offenen Fragen oder Multiple-Choice-Fragen (Auswahl-Aufgaben) zu bearbeiten. Mit dem ersten Teil der Abschlussprüfung haben Sie bereits 35 % Ihrer Abschlussnote sicher. Die Gewichtung der beiden Prüfungsgebiete entnehmen Sie der folgenden Tabelle:

Prüfungsbereiche	Gewichtung
Assistieren bei und Dokumentieren von zahnärztlichen Maßnahmen	30 %
Organisieren der Verwaltungsprozesse und Abrechnen von Leistungen	25 %
Wirtschafts- und Sozialkunde	10 %
Teil 2	**65%**

IHK-Punkteschema					
Note 1 (sehr gut)	Note 2 (gut)	Note 3 (befriedigend)	Note 4 (ausreichend)	Note 5 (mangelhaft)	Note 6 (ungenügend)
100–92	91–81	80–67	66–50	49–30	29–0

Prüfungsbereich **Assistieren bei und Dokumentieren von zahnärztlichen Maßnahmen**

Im Prüfungsbereich „Assistieren bei und Dokumentieren von zahnärztlichen Maßnahmen“ sollen Sie innerhalb von 30 Minuten eine Arbeitsaufgabe durchführen und mit praxisüblichen Unterlagen dokumentieren. Die Arbeitsaufgabe besteht aus der Durchführung einer berufstypischen Aufgabe. Hierfür benötigte Materialien, Unterlagen etc. sollten dafür im Prüfungsraum zur Verfügung gestellt und von Ihnen genutzt werden.

Die Arbeitsaufgabe sollte durch das Vorführen der jeweiligen Arbeitsschritte, durch das Dokumentieren mit praxisbezogenen Unterlagen, die schriftlich zu bearbeitenden Aufgaben und eine Präsentation ergänzt werden.
Dafür haben Sie zusätzlich 15 Minuten Vorbereitungszeit.

Anschließend erfolgt das auftragsbezogene Fachgespräch in weiteren 30 Minuten. Das auftragsbezogene Fachgespräch bezieht sich auf die Arbeitsaufgabe und unterstützt deren Bewertung. Es werden Vorgehensweisen, Probleme und Lösungen sowie damit zusammenhängende Sachverhalte und Fachfragen besprochen.

Prüfungsbereich **Organisieren der Verwaltungsprozesse und Abrechnen von Leistungen**

Im Prüfungsbereich „Organisieren der Verwaltungsprozesse und Abrechnen von Leistungen“ zeigen Sie Ihre komplette Abrechnungsfähigkeit, indem Sie bestätigen können, dass Sie

- betriebliche Arbeitsprozesse organisieren und verbessern,
- Patientendaten erfassen und verwalten,
- zahnärztliche Leistungen abrechnen und prüfen,
- Kostenpläne und Rechnungen erstellen und
- Zahlungsvorgange überprüfen und überwachen können.

Die Aufgaben sind schriftlich zu bearbeiten.
Die Prüfungszeit beträgt hierfür 120 Minuten.

Prüfungsbereich **Wirtschafts- und Sozialkunde**

Im Prüfungsbereich „Wirtschafts- und Sozialkunde“ sollen Sie nachweisen, dass Sie in der Lage sind, allgemeine wirtschaftliche und gesellschaftliche Zusammenhänge der Berufs- und Arbeitswelt darzustellen und zu beurteilen. Die Aufgaben sind schriftlich zu bearbeiten.
Die Prüfungszeit beträgt 60 Minuten.

Dieses Buch beinhaltet eine Mischung aus offenen Fragen und Multiple-Choice-Fragen, um Sie auf beide Aufgabentypen adäquat vorzubereiten. Ob Sie das Buch von vorne nach hinten durcharbeiten oder einzelne Kapitel bearbeiten, ist Ihnen überlassen.

Noch ein Tipp: Markieren Sie sich wichtige Aspekte und formulieren Sie Ihre Antworten bei den offenen Fragen aus, um Ihre sprachlichen Fähigkeiten für die Prüfung zu trainieren.

	DENTALZENTRUM AN DER ISAR **DR. ELIANE MROSEK** Öffnungszeiten: Mo–Fr. 8:00–19:00 Uhr | Sa. 9:00–13:00 Uhr	
Geschäftssitz	Am Flussblick 15 87654 München	
Telefon **Telefax** **Kontakt**	089 7654123 089 765000 info@dentalzentrumisar.de	
Praxisinhaberin	Dr. Eliane Mrosek (ZA-Nr. 657489215)	
Angestellte Zahnärztinnen und Zahnärzte	Dr. Emanuel Steiner Dr. Luzie Kotterer Dr. Julia Schmidt ZÄ Aurora Kruschek ZA Ismet Akbulut	Vollzeit (ZA-Nr. 128754825) Vollzeit (ZA-Nr. 358745987) Teilzeit (ZA-Nr. 585874235) 1. Assistenzjahr 2. Assistenzjahr
Zahnmedizinische Fachangestellte	Lisa Melanie Janine Irem Ilayda Rhianna Doreen Sonja Svetlana Mariana Artiola Nicole	Empfang, Verwaltung Empfang, Abrechnung Abrechnung, QM Assistenz Assistenz Assistenz Assistenz Prophylaxe Prophylaxe Azubi 1. Lehrjahr Azubi 3. Lehrjahr Azubi 2. Lehrjahr
Lehrzeitverkürzung	Eileen	Assistenz
Bankverbindung	APO-Bank Düsseldorf IBAN DE77 1254 5674 9870 54 BIC DADMEMU	

Situation zur 1. und 2. Aufgabe
Frau Singer, gesetzlich versichert, kommt heute, am 27.05.2025, zur eingehenden Untersuchung in die Praxis. Sie nehmen den Befund auf und dokumentieren die Behandlung.

1. Aufgabe

Welche Bestimmungen zur Abrechnung der 01, eingehende Untersuchung, müssen Sie beachten?

☐ ☐ ☐

1 Die 01 darf einmal/Kalenderjahr abgerechnet werden.

2 Die 01 darf einmal/Kalenderhalbjahr abgerechnet werden.

3 Zwischen zwei Abrechnungen nach 01 müssen mindestens 6 Monate liegen.

4 Zwischen zwei Abrechnungen nach 01 müssen mindestens 4 Monate liegen.

5 Sie dürfen in der gleichen Sitzung keine Ä1 abrechnen.

2. Aufgabe

Frau Singer war am 1.12.2024 zur letzten eingehenden Untersuchung in der Praxis. Dürfen Sie die 01 heute abrechnen? Begründen Sie.

____

____

____

____

____

____

____

Situation zur 3. und 4. Aufgabe
Bei der eingehenden Untersuchung stellen sie fest, dass zur genauen Befundung noch weitere diagnostische Maßnahmen notwendig sind. Sie klären Frau Singer mündlich darüber auf.

3. Aufgabe

Um eine genaue Kariesdiagnostik zu erstellen, sollen Bissflügelaufnahmen angefertigt werden. An den Zähnen 15 und 16 ist eine Vitalitätsprüfung notwendig. Welche Leistungen dürfen Sie dafür berechnen?

☐

1 ViPr, Rö2 – 1

2 ViPr, Rö2 – 0

3 2 × ViPr, 2 × Rö2 – 1

4 2 × ViPr, 2 × Rö2 – 0

4. Aufgabe

Welche Angaben müssen Sie zur 01 dokumentieren?

☐ ☐ ☐ ☐

1 Befund

2 Zst vorhanden

3 Mu vorhanden

4 Gingivitis vorhanden

5 Behandlungszimmer

6 Behandler/-in

7 Tageszeit

Erläuterungen und Lösungen

1. Aufgabe

Lösung: 2, 4, 5

Bei der Abrechnung der 01 muss darauf geachtet werden, dass es sich um verschiedene Kalenderhalbjahre handelt. Zwischen den beiden 01-Abrechnungen muss trotz der verschiedenen Kalenderhalbjahre ein Abstand von mindestens 4 Monaten eingehalten werden.
Eine Abrechnung der 01 und Ä1 in der gleichen Sitzung ist nicht möglich.

2. Aufgabe

Ja, Sie dürfen die 01 abrechnen.
Begründung: Die letzte Abrechnung nach 01 erfolgte im vergangenen Jahr (somit sind die Kalenderhalbjahre eingehalten).
Frau Singer war im Dezember 2024 da und jetzt im Mai (somit ist der Abstand von mindestens 4 Monaten eingehalten).

Bei der Abrechnung der 01 müssen die Kalenderhalbjahre und ein Mindestabstand von 4 Monaten zwischen zwei 01-Abrechnungen eingehalten werden. Beide Vorgaben sind in diesem Fall eingehalten.

3. Aufgabe

Lösung: 2

1 Hier wurde bei der Röntgenleistung die falsche Nummer zur Begründung angegeben.

2 Die Lösung ist richtig.

3 Die Abrechnung der Vipr ist nur einmal je Sitzung möglich. Die Röntgenleistung Rö2 enthält bereits bis zu zwei Aufnahmen, daher kann Sie nur einmal berechnet werden. Ebenso ist die Begründung für die Röntgenleistung nicht richtig.

4 Auch hier ist die Vipr mehrmals je Sitzung angesetzt worden, was nicht möglich ist. Auch die Röntgenleistung ist für ein bis zwei Röntgenaufnahmen abrechenbar und daher nur einmal richtig. Die Begründung für die Aufnahme ist hier aber richtig.

4. Aufgabe

Lösung: 1, 2, 3, 6

Zur genauen Dokumentation bei der 01 müssen Sie den aktuellen Befund eintragen. Zum Befund gehört auch die Angabe, ob Zahnstein oder eine Gingivitis vorhanden ist. Durch diese Angaben ist die Abrechnung von Zst und Mu für die KZV bzw. KK nachvollziehbar. Sollten Sie die Angaben nicht machen, aber trotzdem die Leistungen abrechnen, kann es vorkommen, dass die Leistungen gestrichen werden oder nach der Quartalsabrechnung eine Rückfrage der entsprechenden KZV kommt.
Jede Zahnärztin und jeder Zahnarzt hat mittlerweile eine eigene Zahnarztnummer. Über diese Nummer werden die Leistungen mit der KZV und KK abgerechnet. Daher müssen immer die Behandelnden angegeben werden. Bei Rückfragen ist dadurch immer nachvollziehbar, wer die Behandlung durchgeführt hat.

Situation zur 5. bis 7. Aufgabe
Frau Dr. Mrosek möchte zur Dokumentation des Gingivazustandes auch einen PSI-Code erstellen.

5. Aufgabe

Unter welcher Nummer können Sie die Erstellung des PSI-Codes berechnen?

1 Ist in der 01 enthalten.
2 Zst
3 04 PSI
4 04 PA

6. Aufgabe

Wie lautet die Abrechnungsbestimmung für den PSI-Code?

1 1-mal/Jahr
2 1-mal/Kalenderhalbjahr
3 1-mal in zwei Jahren
4 frühestens im 8. Folgequartal
5 frühestens im 6. Folgequartal

7. Aufgabe

Sie haben den PSI-Code am PC eingetragen und das dazugehörig Formular handschriftlich ausgefüllt. Was machen Sie mit dem Formular?

1 einscannen und entsorgen
2 dem Patienten mitgeben
3 in einem Ordner abheften.

Situation zur 8. bis 10. Aufgabe
Frau Singer möchte nach der Behandlung einen Termin für die nächste 01 vereinbaren. Sie geben diese Information an die Kollegin in der Rezeption weiter.

8. Aufgabe

Ab welchem Zeitpunkt kann frühestens eine 01 abgerechnet werden?

1 ab dem 1. Juli
2 ab dem 28.07.
3 ab dem 23.09.
4 ab dem 23.11.
5 ab dem 1. Januar

9. Aufgabe

Welche Abrechnungsbestimmungen für die 01 sind richtig?

1 Sie darf einmal je Jahr berechnet werden
2 Sie darf nicht mit der Ä1 kombiniert werden
3 Sie darf einmal je Kalenderhalbjahr berechnet werden
4 die Befundaufnahme muss immer schriftlich erfolgen
5 Füllungen müssen nicht im Befund notiert werden.

10. Aufgabe

Frau Singer möchte für die eingehende Untersuchung einen Stempel in ihrem digitalen Bonusheft. Dürfen Sie dies berechnen?

1 Nein, diese Leistung ist kostenlos.
2 Ja, weil es ein digitales Bonusheft ist.
3 Ja, wir dürfen jede Leistung berechnen.
4 Ja, ich rechne eine Ä1 dafür ab.

Erläuterungen und Lösungen

5. Aufgabe

Lösung: 3

Die 04 umfasst die Messung der Taschentiefen an mindestens einem Zahn je Sextant. Dafür muss je Sextant mindestens ein bleibender Zahn vorhanden sein.
In den BEMA wurde für diese Leistung eine separate Position – 04 PSI – aufgenommen.
Die 04 PA steht für die Taschenmessung bei der PA-Behandlung.
Die Leistungen 01 und Zst beinhalten die Leistungsbeschreibung der 04 PSI nicht. Es handelt sich um eine eigenständige Leistung.

6. Aufgabe

Lösung: 5

Die Nr. 04 PSI darf nur einmal in zwei Jahren berechnet werden, frühestens nach Ablauf von 7 Leerquartalen. Dies beschreibt den Zeitraum eines Quartals, in dem die Abrechnung der 04 nicht möglich ist.

7. Aufgabe

Lösung: 2

Sie geben das Formular dem Patienten mit. In der Leistungsbeschreibung der Position 04 PSI ist hinterlegt, dass der Versicherte eine Information über das Untersuchungsergebnis auf dem Vorblatt Vordruck 11 erhalten muss.

8. Aufgabe

Lösung: 3

1 Sie haben ein anderes Kalenderhalbjahr, aber die 4 Monate nicht eingehalten.

2 Sie haben ein anderes Kalenderhalbjahr, aber nur einen Abstand von 2 Monaten eingehalten.

3 richtige Lösung

4 Sie haben ein anderes Kalenderhalbjahr, die Monate sind bereits schon überschritten.

5 Sie sind bereits im nächsten Jahr und haben das 2. Halbjahr ohne Termin verstreichen lassen.

Laut der Abrechnungsbestimmung der 01 darf diese einmal je Kalenderhalbjahr berechnet werden. Der Abstand zur nächsten 01 muss mindestens 4 Monate sein. Dies muss auch beim Wechsel in die zweite Jahreshälfte beachtet werden. Die Frage war nach der frühest möglichen 01. Wenn es nur um das Halbjahr geht, wäre auch Lösung 4 möglich gewesen. Grundsätzlich ist es aus betriebswirtschaftlicher Sicht sinnvoll, dem Patienten alle möglichen Termine vorzuschlagen (bei Lösung 5 ist ein Termin ungenutzt verstrichen).

9. Aufgabe

Lösung: 3

Sie darf einmal je Kalenderhalbjahr berechnet werden. Die Befundaufnahme muss immer schriftlich erfolgen. Hierfür gibt es in allen Praxissoftwareprogrammen ein Befundfenster in dem alle Befundkürzel eingetragen werden können. Auch vorhandener Zahnstein oder eine Gingivitis müssen notiert werden.

10. Aufgabe

Lösung: 2

Für den Eintrag in einem digitalen Bonusheft gibt es im BEMA die Abrechnungspositon ePA2. Mit der Einführung der elektronischen Versicherungskarte wurden Abrechnungspositionen für die Bearbeitung der elektronischen Patientenakte mit in den BEMA aufgenommen.

Situation zur 11. bis 13. Aufgabe
Herr Stark, privat versichert, hat einen Termin wegen Schmerzen im Unterkiefer vereinbart. Er erscheint pünktlich zum Termin und Sie führen ihn gleich in das Behandlungszimmer. Dort führt Dr. Steiner eine Untersuchung des stomatognathen Systems durch.

11. Aufgabe

Der Zahn 36 wird geröntgt und es wird eine Vitalitätsprüfung durchgeführt. Der freiliegende Zahnhals wird mit einem Lack geschützt. Welche Positionen können Sie berechnen?

1 0010, Ä1, Ä5000, 0070, 2010
2 Ä5, Ä6, Ä5000, 0070, 2010
3 Ä1, Ä6, Ä5000, 0070, 2010
4 Ä1, Ä6, Ä5004, 0070, 2010

12. Aufgabe

In der GOZ/GOÄ gelten bei den Leistungen verschiedene Faktoren. Notieren Sie den jeweilig gültigen Faktor.

Zuschläge	Leistungen der GOZ	Leistungen der GOÄ	Röntgenpositionen

13. Aufgabe

Welche Angaben müssen Sie zu dem Röntgenbild am Zahn 36 dokumentieren?

1 Region des Zahnes
2 Indikation der Aufnahme
3 Zeit der Aufnahme
4 Befund der Aufnahme
5 Behandlungszimmer der Aufnahme

Fortführung der Situation zur 14. und 15. Aufgabe
Nach dem Röntgenbild bespricht Dr. Steiner mit Herrn Stark den Befund und machen an allen Zähnen im Unterkiefer noch eine Vitalitätsprobe.

14. Aufgabe

Wie berechnen Sie dies?
(Sie haben bereits die 0070 für den Zahn 36 abgerechnet)

1 keine weitere Möglichkeit
2 Die 0070 kann je Kiefer berechnet werden.
3 Die 0070 kann je Zahn berechnet werden.
4 Der Steigerungsfaktor kann erhöht werden.

15. Aufgabe

Welche Möglichkeiten haben Sie, eine Vitalitätsprobe in der Praxis durchzuführen? Nennen Sie mindestens drei.

Erläuterungen und Lösungen

11. Aufgabe

Lösung: 3

Es wird keine eingehende Untersuchung (0010) durchgeführt, sondern einen Untersuchung des stomatognahten Systems (Ä6). Dies schließt auch die Untersuchung der gesamten Mundhöhle, die Inspektion und Palpation der Zunge und beider Kiefergelenke sowie die Befundaufnahme ein.

Es wird zudem keine symptombezogene Untersuchung (Ä5) durchgeführt. Dies wäre eine Untersuchung auf spezielle Beschwerden, die der Patient nennt. Es wird eine Einzelaufnahme angefertigt und keine Panoramaschichtaufnahme.

12. Aufgabe

Zuschläge	Leistungen der GOZ	Leistungen der GOÄ	Röntgenpositionen
1,0	2,3	2,3	1,8

Zuschläge dürfen grundsätzlich nur mit dem Faktor 1,0 abgerechnet werden. Je nach Abrechnungsposition gibt es verschiedene Zuschläge. Diese sind oft auch den Positionen der GOZ-Leistungen angepasst.

GOZ- und GOÄ-Leistungen werden mit dem Schwellenwert von 2,3 abgerechnet. Gibt es bei der Behandlung überdurchschnittliche Schwierigkeiten, einen erhöhten Zeitaufwand oder besondere Umstände, kann der Faktor bis zu 3,5 mit der Angabe einer entsprechenden Begründung erhöht werden. Wird der Faktor über 3,5 erhöht, ist das schriftliche Einverständnis des Patienten auf einem gesonderten Formular notwendig.

Röntgenleistungen werden mit dem 1,8-fachen Faktor berechnet. Ist hier eine Faktorsteigerung aufgrund besonderer Umstände, eines erhöhten Zeitaufwandes oder überdurchschnittlicher Schwierigkeiten notwendig, ist der höchste Faktor mit 2,5 anzusetzen.

13. Aufgabe

Lösung: 1, 2, 4

Zur genauen Dokumentation einer Röntgenaufnahme ist die Region des Zahnes notwendig. Es muss notiert werden, warum die Aufnahme notwendig ist, z. B. Verdacht auf Fraktur. Nach der Anfertigung der Röntgenaufnahme muss der Befund des Bildes dokumentiert werden, z. B. Längsfraktur der Wurzel. Aus dem angegebenen Befund lässt sich die notwendige Behandlung ableiten.

14. Aufgabe

Lösung: 4

Sie können den Steigerungsfaktor erhöhen.

Die Leistung 0070 kann einmal je Sitzung berechnet werden, egal an wie vielen Zähnen die Vitalitätsprobe durchgeführt wurde. Entsteht Ihnen ein Mehraufwand, z. B. zeitlich, können Sie dies mit einem erhöhten Steigerungsfaktor angeben.
Beispiel: 0070, Faktor 3,5, erhöhter Zeitaufwand aufgrund von Vitalitätsproben an allen Zähnen.

15. Aufgabe

Lösung: Kältetest, Wärmetest, Luft-Wasser-Spritze mit Wasser oder Luft

Sie können mit einem Kältespray (wird meist auf ein Wattepellet aufgesprüht und an den Zahn gehalten) testen, ob der Zahn noch vital ist. Spürt die Patientin oder der Patient die Kälte, ist alles in Ordnung. Manche Patientinnen und Patienten reagieren auf die Kälte auch sehr stark. Spürt die Patientin oder der Patient die Kälte nicht oder nur sehr verzögert, kann das ein Hinweis auf eine Pulpitis sein. Möglicherweise ist der Nerv auch schon ganz abgestorben.
Zum Vergleich werden oft auch noch andere Zähne getestet, da die Patientin oder der Patient vielleicht an allen Zähnen eine verzögerte Reaktion hat.
Auch ein Test mit Wärme ist möglich. Mit der Luft-Wasser-Spritze kann der Zahn mit Luft leicht angeblasen werden. Sind Zahnhälse freiliegend, reagiert die Patientin oder der Patient meist schon nur auf die Luft. Sie sollten immer dokumentieren, welchen Test Sie durchgeführt haben, an welchen Zähnen und wie die Reaktion (+ oder −) war.

Situation
Sie haben am heutigen Sonntag Notdienst in der Praxis und müssen von 10:00–12:00 Uhr arbeiten.
Ihr erster Patient (GKV) kommt um 10:00 Uhr mit starken Schmerzen und einer dicken Backe im Oberkiefer links.

16. Aufgabe

Welche Leistung können Sie bei dem Patienten für die Behandlung im Notdienst berechnen und was müssen Sie dabei beachten?

Situation
Sie haben auf Anweisung von Dr. Steiner bei dem Patienten einen Röntgenaufnahme angefertigt. Dr. Steiner hat einen Vitalitätsprüfung von 23–27 gemacht und am Zahn 26 eine Anästhesie gelegt.
Nun warten Sie die Wirkung der Anästhesie ab.

17. Aufgabe

Welche Leistungen können Sie bisher abrechnen?

1 Ä1, 03, ViPr, 26 Rö2 – 1, I
2 Ä1, 03 – 1000, ViPr, 26 Rö2 – 1, I
3 Ä1, ViPr, 26 Rö2, I
4 Ä1, ViPr, Rö2, I

Situation zur 17. bis 20. Aufgabe
Dr. Steiner möchte mit der Behandlung weitermachen, aber der Patient hat Kreislaufprobleme und wird ohnmächtig.

18. Aufgabe

Unter welcher Nummer rechnen Sie die Behandlung einer Ohnmacht ab?

19. Aufgabe

Dr. Steiner bricht die Behandlung die Behandlung aufgrund der Ohnmacht für heute ab und verschreibt dem Patienten ein Analgetikum und Antibiotikum. Was müssen Sie beachten, damit Sie die Anästhesie trotzdem über Ihre KZV abrechnen können?

20. Aufgabe

Welche Angaben müssen Sie zusätzlich zu den Abrechnungspositionen mit in die Dokumentation aufnehmen?

Erläuterungen und Lösungen

16. Aufgabe

Lösung: 03

Für die Behandlung außerhalb der Sprechstunde (20:00 Uhr bis 8:00 Uhr) und an Sonn- und Feiertagen

Die Leistung darf abgerechnet werden, wenn eine Behandlung außerhalb der Praxissprechzeiten erbracht wird. Auch für die Behandlung im Notdienst (meist am Samstag, Sonntag und Feiertag) darf die Leistung abgerechnet werden.
Hat Ihre Praxis am Samstag reguläre Sprechzeiten, darf in dieser Zeit die Leistung nicht abgerechnet werden. Erfolgt die Behandlung außerhalb der Sprechzeiten, muss die Uhrzeit angegeben werden.

17. Aufgabe

Lösung: 1

2 Bei der Position 03 muss die Uhrzeit angegeben werden, wenn sie außerhalb der Sprechzeit erfolgt, Ausnahme sind Sonn- und Feiertage. Da es sich hier um einen Sonntag handelt, muss die Uhrzeit nicht angegeben werden.

3 Hier wird die Leistung 03 gar nicht berechnet. Ebenso fehlt die notwendige Röntgenbegründung.

4 Auch hier wird die 03 gar nicht angegeben, die Röntgenbegründung fehlt wieder sowie die zur Abrechnung für Röntgenaufnahmen auch dringend notwendige Zahnangabe.

18. Aufgabe

Lösung: 02

Die Hilfestellung bei einer Ohnmacht oder bei einem Kollaps wird mit der 02 berechnet.

Wichtig

Wird die 02 erbracht, ist in der gleichen Sitzung die Abrechnung der Ä1 ***nicht*** *möglich.*

In der 02, Ohnmacht, sind die Betreuung der Patientinnen und Patienten sowie medizinisch notwendige Maßnahmen durch Zahnärztinnen und Zahnärzte abgegolten.

19. Aufgabe

Sie können die Anästhesie, die Sie bereits erbracht haben, abrechnen und geben als Information für die KZV mit an, dass aufgrund einer Ohnmacht eines Schwindels, eines Kollapses (je nach Situation) die Behandlung nicht fortgeführt werden konnte.

Durch die Eingabe einer Information für die KZV kann diese nachvollziehen, warum es zu dem Behandlungsabbruch kam. Auch andere Besonderheiten können jederzeit an die KVZ übermittelt werden. Dies erleichtert die Abrechnung der KZV und Rückfragen können dadurch verringert oder auch vermieden werden.

20. Aufgabe

Behandler bzw. Behandlerin, Maßnahmen, die für die Behandlung der 02 erbracht wurden, Dauer der Behandlung

Für eine rechtssichere Dokumentation ist es notwendig zu dokumentieren, wer die behandelnde Person war, wann die Ohnmacht auftrat und welche Maßnahmen ergriffen wurden, z. B.
Behandler: Dr. Braun
Dauer: 15 Minuten
Maßnahmen: Füße hochgelagert, Traubenzucker gegeben, Fenster geöffnet

Situation
Der PKV-Patient Simon Sirch kommt zur eingehenden Untersuchung in die Praxis. Dr. Steiner führt im Anschluss einen Beratung durch und macht eine Panoramaschichtaufnahme zur Lagekontrolle der „8er". Aufgrund des hohen Würgereizes setzen Sie bei der Röntgenaufnahme den höchsten Schwellenwert an.

21. Aufgabe

In der GOZ ist in den Paragraphen die Berechnung des Faktors mit den einzelnen Leistungsbereichen geregelt.
Geben Sie bei den folgenden Beispielen die jeweils richtige Lösung an. ☐

1 0010 – 2,3, Ä1 – 2,3, Ä5004 – 1,8

2 0010 – 2,3, Ä1 – 2,3, Ä5004 – 3,5

3 0010 – 2,3, Ä1 – 2,3, Ä5004 – 2,5

4 0010 – 3,5, Ä1 – 3,5, Ä5004 – 3,5

Situation
Frau Motz kommt zur Untersuchung in die Praxis und möchte eine professionelle Zahnreinigung durchführen lassen. Sie haben nur eine Untersuchung zeitlich eingeplant.
Dr. Steiner führt bei Frau Motz eine eingehende Untersuchung durch, entfernt den Zahnstein und notiert den PSI-Code. Für die PZR vereinbaren Sie einen neuen Termin mit der Patientin.

22. Aufgabe.

Geben Sie die **richtige** Lösung an. ☐

1 01, Zst, Mu, 04

2 01, Zst, 04

3 Ä1, Zst, 04

4 Ä1, Zst, 04, Mu

Situation zur 23. und 24. Aufgabe
Thomas Miller (GKV) kommt mit Schmerzen am Zahn 46 zu seinem Termin.
Sie machen auf Anweisung von Dr. Steiner ein Röntgenbild, klären den Patienten über den Befund und die weitere Behandlung auf. Dr. Steiner entfernt den Zahnstein im Unterkiefer und behandelt die Mund-Schleimhauterkrankung.

23. Aufgabe

Notieren Sie, welche Leistungen Sie abrechnen können.

____

Situation
Frau Sokol kommt mir Ihrem neunjährigen Sohn Jonas (GKV) nach einem Fahrradsturz in die Praxis. Jonas ist auf die Frontzähne gefallen.

24. Aufgabe

Sie machen auf Anweisung von Dr. Steiner eine Röntgenaufnahme von den Zähnen 13–23, anschließend führt er eine Vitalitätsprobe an diesen Zähnen durch.
Sie dokumentieren den Unfallhergang.
Die Mutter wird über den weiteren Verlauf aufgeklärt.

____

____

____

____

____

____

____

Erläuterungen und Lösungen

21. Aufgabe

Lösung: 3

1 Sie haben den Faktor des Röntgenbildes nicht gesteigert – hier ist der Höchstfaktor 2,5 möglich.

2 Sie haben bei Röntgenbildern einen Spielraum für den Faktor von 1,0–2,5. 3,5 ist hier nicht möglich.

3 richtige Lösung

4 Sie haben alle Faktoren gesteigert. Um einen Faktor zu steigern, benötigen Sie eine Begründung über besondere Umstände, einen erhöhten Zeitaufwand oder überdurchschnittlicher Schwierigkeiten. Können Sie dies nicht angeben, ist eine Steigerung des Faktors nicht möglich.

In der Aufgabe lautet die Begründung „Würgereiz". Dies deutet auf einen erhöhten Zeitaufwand und überdurchschnittliche Schwierigkeiten hin. Für die eingehende Untersuchung und Beratung ist nichts angegeben, somit auch keine Steigerung des Faktors möglich.

22. Aufgabe

Lösung: 2

In der Aufgabe ist nicht angegeben, dass Sie eine Gingivitis behandeln, somit können Sie keine Mu abrechnen.
Sie führen bei der Patientin eine eingehende Untersuchung durch, dies entspricht der Leistungsnummer 01.
Die Ä1 ist für eine Beratung, die in diesem Fall nicht durchgeführt wird.

23. Aufgabe

Ä1, 46 Rö2 – 1, Zst, Mu

Beachten Sie bei der Abrechnung die Angabe der Begründung sowie der Zahnangabe bei Röntgenleistungen.
Bei der Abrechnung von Zst und Mu ist keine Zahnangabe notwendig.
Es erfolgt laut Situation keine eingehende Untersuchung, sondern eine Aufklärung über die weitere Behandlung – Ä1.

24. Aufgabe

Ä1, 13-23 Rö2 – 1, ViPr

Dr. Steiner berät die Mutter über den heutigen Verlauf der Behandlung und wie es im Anschluss weitergeht – Ä1.

Sie machen Röntgenbilder der Zähne 13–23 – dies ergibt 2 Aufnahmen, die Rö2 enthält bis zu zwei Aufnahmen.

Die Angabe 1 als Begründung gibt an, dass es sich um Röntgenbilder für konservierendchirurgische Maßnahmen handelt.

Die ViPr ist je Sitzung abrechenbar, unabhängig von den Zähnen, an denen sie durchgeführt wurde (diese sollten sie aber in der Dokumentation auf jeden Fall aufführen, auch wenn es für die Abrechnung nicht notwendig ist).

Kürzel	Bedeutung
Rö2	bis zu zwei Aufnahmen
Rö5	bis zu fünf Aufnahmen
Rö8	bis zu acht Aufnahmen
Stat	Röntgenstatus
OPG	Panoramaschichtaufnahme

Begründung für Röntgenaufnahmen

0	Bissflügel
1	KCH
2	Gelenkaufnahmen
3	KFO
4	PA
5	ZE

Situation zur 25. und 26. Aufgabe
Eine GKV-Patientin kommt mit Beschwerden in die Praxis. Sie kann die Schmerzen nicht genau lokalisieren und hat in allen vier Quadranten immer mal wieder Zahnfleischbluten. Es sollen nun vier Einzelbildaufnahmen erstellt werden.

25. Aufgabe

Unter welcher Position rechnen Sie diese Aufnahmen ab? ☐

1 Rö2
2 Rö3
3 Rö4
4 Rö5
5 Rö8

26. Aufgabe

Sie haben die Aufnahmen zur Planung einer PA-Behandlung erstellt.
Was müssen Sie bei der Abrechnung beachten?

____
____
____
____
____

Situation
Vor jeder Röntgenaufnahme müssen Sie bei Ihren Patientinnen und Patienten bestimmte Dinge notieren und abklären.

27. Aufgabe

Was müssen Sie die Patientinnen und Patienten fragen bzw. was müssen Sie beachten?

____
____
____
____
____

Situation
Sie möchten bei der 16-jährigen Sina ein OPG zur Lagebestimmung der 8er durchführen. Sina ist heute zum ersten Mal in Ihrer Praxis.

28. Aufgabe

Was müssen Sie beachten? ☐

1 Sie können die Aufnahme erstellen und müssen nichts beachten.
2 Sie brauchen die Einverständniserklärung der Mutter.
3 Sie brauchen die Einverständniserklärung des Vaters.
4 Sie brauchen die Einverständniserklärung beider Eltern.
5 Sie fragen, ob bei einem Vorbehandler eine Aufnahme vorhanden ist.

Erläuterungen und Lösungen

25. Aufgabe

Lösung: 5

Im BEMA gibt es zur Erstellung von Einzelaufnahmen, die Leistungen Rö2 (Ä925a), Rö5 (Ä925b), Rö8 (Ä925c) und den Status (Ä925d).

Die Leistung Rö2 enthält bis zu 2 Aufnahmen – 1 oder 2 Röntgenbilder können hierfür berechnet werden.

Die Leistung Rö5 enthält bis zu 5 Aufnahmen – 3, 4 oder 5 Röntgenbilder können hierfür berechnet werden.

Die Leistung Rö8 enthält bis zu 8 Aufnahmen – 6, 7 oder 8 Röntgenaufnahmen können hierfür berechnet werden.

Die Leistung Status enthält die Röntgenbilder für einen PA-Status.

Mittlerweile wird bei mehr als 5 Aufnahmen oder einem Status meist eine OPG angefertigt.

Hinweis

Die Aufnahmen dürfen nur berechnet werden für die erste Anfertigung. Ist bei der Einstellung o. Ä. ein Fehler unterlaufen, ist eine nochmalige Abrechnung nicht möglich.

26. Aufgabe

Bei der Abrechnung muss die Begründung 4 angegeben werden.

Die KZV bzw. KK erkennt die Abrechnung der Aufnahmen für eine PA-Behandlung nur an, wenn Sie bei der Abrechnung die Begründung 4 für PA angeben.

27. Aufgabe

Schwangerschaft, letzte Aufnahme, Schmuck abnehmen, herausnehmbaren ZE entfernen, Hörgeräte entfernen

Sie müssen bei Frauen im gebärfähigen Alter nachfragen, ob eine Schwangerschaft besteht.

Jeder Zahnersatz, der entfernt werden kann, muss vor der Aufnahme herausgenommen werden.

Bei der Anfertigung einer Panoramaschichtaufnahme müssen auch Hörgeräte entfernt werden.

Handelt es sich um keine Stammpatientinnen oder -patienten, sollten sie unbedingt nach der letzten Aufnahme fragen. Ist diese jünger als sechs Monate, ist eine Neuanfertigung evtl. nicht notwendig.

28. Aufgabe

Sie brauchen die Einverständniserklärung der Mutter.
Sie fragen, ob bei einer Vorbehandlerin/einem Vorbehandler eine Aufnahme vorhanden ist.

Sie brauchen bei minderjährigen Patientinnen und Patienten vor der Anfertigung von Röntgenbildern die schriftliche Einverständniserklärung der Mutter oder des Vaters (der erziehungsberechtigten Begleitperson). Sind die Eltern geschieden oder getrennt lebend, müssen beide Eltern schriftlich das Einverständnis bestätigen.

Da Sina heute zum ersten Mal in Ihrer Praxis ist, fragen Sie nach, ob die Vorbehandlerin/der Vorbehandler evtl. bereits eine Aufnahme angefertigt hat. Ist diese jünger als 6 Monate, reicht sie evtl. aus.

Situation zur 1. bis 5. Aufgabe
Frau Steiner kommt mit ihren drei Kindern zur Kontrolluntersuchung in die Praxis. Tim ist 10 Monate alt und kommt zum ersten Mal. Sina ist 36 Monate alt und war schon einmal hier, Lukas ist 7 Jahre alt und war schon mehrmals zur Untersuchung hier (alle in der GKV versichert).

1. Aufgabe

Welche Leistungen können Sie für Tim abrechnen, wenn eine Früherkennungsuntersuchung mit Unterweisung der Mutter durchgeführt wurde. Anschließend wurden die Zähne fluoridiert.

☐ ☐ ☐

1 FU 1a
2 FU 1b
3 FU 1c
4 FU 2
5 FU Pr
6 FLA

2. Aufgabe

Notieren Sie, welche Leistungen Sie für Sina abrechnen dürfen, wenn auch hier eine Früherkennungsuntersuchung durchgeführt wurde.
Die Mutter wurde auch bei Sina über die Pflegemaßnahmen und die Ernährung aufgeklärt und alles wurde fluoridiert.

____
____
____
____

3. Aufgabe

Bei Lukas werden alle Zähne angefärbt, ihm werden die Schwachstellen gezeigt und der API wird notiert.
Anschließend werden alle Zähne poliert und fluoridiert.
Was können Sie berechnen?

☐ ☐ ☐

1 IP 1
2 IP 2
3 IP 4
4 IP 5

4. Aufgabe

Für Lukas soll ein weiterer Termin zur Versiegelung der 6er vereinbart werden. Welche Leistung dürfen Sie hierfür berechnen?

____
____
____
____

5. Aufgabe

Wann kann für Lukas wieder ein Termin für die nächste Individualprophylaxe vereinbart werden? Begründen Sie.

____
____
____

Erläuterungen und Lösungen

1. Aufgabe

Lösung: 2, 5, 6

Bei Kindern im Alter von 10–20 Monaten wird die FU 1b für die Früherkennungsuntersuchung abgerechnet.

Die Aufklärung der Begleitperson über Pflege und Ernährung wird über die Position FU Pr – Praktische Unterweisung der Begleitperson – abgerechnet.

Für die Fluoridierung bei Kindern unter 6 Jahren gibt es die Abrechnungsposition FLA – Fluoridlackanwendung.

2. Aufgabe

FU 2, FLA

Da Sina 36 Monate alt ist, kann die FU2 berechnet werden. Für die Aufklärung über Pflegemaßnahmen und die Ernährung kann bei der FU2 keine zusätzliche Leistung mehr berechnet werden. Die FLA (Fluoridlackanwendung) kann bis zum 72 Lebensmonat und in diesem Fall zur FU2 zusätzlich berechnet werden.

3. Aufgabe

Lösung: 1, 2, 3

Für Lukas kann die IP 1 für die Erstellung des Index abgerechnet werden. Die Mundgesundheitsaufklärung, das Zeigen und Üben von Pflegemaßnahmen und das Besprechen der Ernährungsgewohnheiten wird mit der IP 2 berechnet. Für die Fluoridierung kann die IP 4 berechnet werden.

4. Aufgabe

Für die Versiegelung darf je Zahn die Leistung IP 5 abgerechnet werden. Die Versiegelung kann nach den Richtlinien des BEMA für die 6er und 7er im Alter vom 6. bis zum vollendeten 18. Lebensjahr berechnet werden.

5. Aufgabe

Lukas kann im nächsten Kalenderhalbjahr wieder zur Individualprophylaxe in die Praxis kommen.
Die Leistungen sind je Kalenderhalbjahr abrechenbar.

Die Leistungen der Individualprophylaxe sind je Kalenderhalbjahr abrechenbar. Somit können Kinder in dem entsprechenden Alterszeitraum zweimal jährlich zur IP einbestellt werden. Eine Einschränkung in den Abständen der Monate gibt es nicht. Als sinnvoll wird ein Abstand von mindestens vier Monaten betrachtet.

Übersicht Individualprophylaxe

Kürzel	Bedeutung
Fu1a	Früherkennungsuntersuchung 6–9 Monate
Fu1b	Früherkennungsuntersuchung 10–20 Monate
Fu1c	Früherkennungsuntersuchung 21–33 Monate
Fu 2	Früherkennungsuntersuchung 34–72 Monate
FLA	Fluoridlackanwendung
FUPr	Praktische Anleitung einer Beratungsperson zur Mundhygiene beim Kind
IP1	Mundhygienestatus
IP2	Mundgesundheitsaufklärung
IP4	Fluoridierung
IP5	Versiegelung

Merke

IP-Leistungen können ab dem vollendeten 6. Lebensjahr berechnet werden.

Situation zur 6. bis 9. Aufgabe
Ihre Kollegin kennt die Leistungen für die Früherkennungsuntersuchungen in der GKV noch nicht. Sie sollen ihr die Positionen erklären.

6. Aufgabe

Ordnen Sie den Leistungen die Abrechnungszeiträume zu.

Leistung		Zeitraum
Fu 1a	☐	1 10–20 Monate
Fu 1b	☐	2 34–72 Monate
Fu 1c	☐	3 21–33 Monate
Fu 2	☐	4 6– 9 Monate

7. Aufgabe

☐ ☐ ☐

Wann dürfen Sie die Leistung FU Pr abrechnen?

1 bei allen FU-Leistungen
2 bei Leistungen von FU 1a–c
3 nur bei FU 2
4 Wenn eine praktische Anleitung erfolgt.
5 Wenn eine Betreuungsperson unterwiesen wird.

8. Aufgabe

Die Leistung FLA beschreibt die Fluoridlackanwendung bei Kindern vom 6–72 Lebensmonat. Wie lautet die Abrechnungsbestimmung der FLA? ☐

1 Einmal je Kalenderjahr
2 Einmal je Kalenderhalbjahr
3 Zweimal je Kalenderjahr
4 Zweimal je Kalenderhalbjahr

9. Aufgabe

Ihre Kollegin hat zur Leistung FU2 die FUPr berechnet. Erklären Sie Ihrer Kollegin, warum das nicht möglich ist und begründen Sie.

____

____

____

____

Situation zur 10. und 11. Aufgabe
Sie dürfen heute zum ersten Mal selbst eine Individualprophylaxe bei einer Kassenpatientin durchführen.

10. Aufgabe

Nennen Sie **drei** verschiedenen Indizes, um die Beurteilung der Mundhygiene und des Gingivazustands zu bestimmen.

- ______________________________
- ______________________________
- ______________________________

11. Aufgabe

Nach dem Anfärben führen Sie die IP 2 durch. Über welche Punkte müssen Sie aufklären? Nennen Sie **drei**.

- ______________________________
- ______________________________
- ______________________________

Erläuterungen und Lösungen

6. Aufgabe

Lösung: 4. 1, 3, 1

Die einzelnen Früherkennungsuntersuchungen sind nach dem Alter der Kinder eingestuft und können in dem jeweiligen Alterszeitraum erbracht werden.
Die FU 1a-c kann je 1-mal abgerechnet werden.
Die FU 2 kann in dem gesamten Zeitraum maximal dreimal berechnet werden.
Zwischen den einzelnen FU-2-Leistungen müssen zwölf Monate Abstand sein.
Sollte ein Termin nicht in dem vorgegebenen Zeitraum stattgefunden haben, gibt es keine Ersatzmöglichkeit.

7. Aufgabe

Lösung: 2, 4, 5

Sie dürfen die FU Pr nur bei den Leistungen nach FU 1a, FU 1b und FU 1c berechnen. Die Unterweisung wird bei der Begleitperson durchgeführt, da das Kind noch zu klein ist. Die Unterweisung sollte die Pflege- und Ernährungsmaßnahmen enthalten.

8. Aufgabe

Lösung: 4

Die Leistung darf zweimal je Kalenderhalbjahr für Kinder vom 6–72 Lebensmonat abgerechnet werden. und wird je Sitzung angesetzt. In einem Kalenderhalbjahr gibt es zwischen zwei FLA-Leistungen keine Einschränkung. Es sollte jedoch mindestens ein zeitlich sinnvoller Abstand von ca. 2 Monaten eingehalten werden.

9. Aufgabe

Die FUPr kann zur Unterweisung von Begleitpersonen nur für Kinder vom 6. bis zum vollendeten 33. Lebensmonat nur im Zusammenhang mit der Fu1a–Fu1c berechnet werden.

10. Aufgabe

Für die Beurteilung des Gingivazustandes gibt es verschiedene Indizes (Einzahl: Index):

API – Approximalplaqueindex
Es wird kontrolliert, ob in den Zahnzwischenräumen Plaque vorhanden ist.

SBI – Sulcusblutungsindex
Es wird kontrolliert, ob beim Abtasten des Sulcus mit der Sonde eine Blutung entsteht.

PBI – Papillenblutungsindex
Es wird kontrolliert, ob beim Abtasten der Papille mit der Sonde eine Blutung entsteht.

Die Indizes werden meist mit Zahlen von 0–5 oder + und – aufgenommen.

11. Aufgabe

- Ursachen und Vermeidung von Karies
- Ernährungshinweise
- Mundhygieneberatung
- Fluoridierung
- Praktische Anleitung zur Pflege

In der Aufklärung anhand des erhobenen Index sollten alle diese Punkte mit der Patientin bzw. dem Patienten und evtl. auch der Begleitperson angesprochen werden.

Situation
Laura ist heute, am 28.05., zur eingehenden Untersuchung in der Praxis und es wird auch die Individualprophylaxe durchgeführt.

12. Aufgabe

Wann kann Laura zur nächsten Individualprophylaxe einbestellt werden? ☐

1 im nächsten Kalenderjahr
2 im nächsten Kalenderhalbjahr
3 im nächsten Kalenderhalbjahr, frühestens aber nach vier Monaten
4 Laura kann den Zeitpunkt selbst wählen.
5 Die Leistung wird nur einmalig erbracht.

Fortführung der Situation zur 13. und 14. Aufgabe
Laura kommt nächste Woche noch einmal, um die Versiegelung der 7er durchführen zu lassen.

13. Aufgabe

Welche Leistungen können abgerechnet werden, wenn die Versiegelung im Oberkiefer unter relativer Trockenlegung erfolgt und im Unterkiefer aufgrund der Zunge ein Kofferdam angelegt wird?
An den Zähnen 17 und 27 wird noch Zahnstein entfernt. ☐

1 IP 5 4 ×, bMF 4 ×, Zst 2 ×
2 IP 5 4 ×, bMF 4 ×, Zst
3 IP 5 4 ×, bMF 4 ×, Zst
4 IP 5 4 ×, bMF 4 ×, IP1, IP2

14. Aufgabe

Bei der Versiegelung hat Dr. Steiner festgestellt, dass am Zahn 27 occlusal auch eine Karies vorhanden ist. Dürfen Sie die Füllung in der gleichen Sitzung berechnen? Begründen Sie.

____
____
____
____

Situation zur 15. und 16. Aufgabe
Für den Unterricht lesen Sie nochmals die Abrechnungsbestimmung der IP5 durch. Wie alle IP-Leistungen darf die IP5 vom 6 bis zum vollendeten 17. Lebensjahr berechnet werden.

15. Aufgabe

Welche Ausnahme gibt es?

____
____
____
____

16. Aufgabe

Darf einen Versiegelung bei getrennten Fissuren auch mehrmals je Zahn berechnet werden?

____
____

Erläuterungen und Lösungen

12. Aufgabe

Lösung: 3

Die Leistungen können 1-mal je Kalenderhalbjahr erbracht werden.
Um eine sinnvolle Mundhygiene zu erreichen, sollte der Abstand zwischen den Terminen nicht weniger als 4 Monate betragen.

13. Aufgabe

Lösung: 2

Für die Versiegelung kann je Zahn die IP 5 berechnet werden.
Die relative Trockenlegung ist bereits in der Leistung enthalten.
Die absolute Trockenlegung mit Kofferdam kann mit der bMF berechnet werden.
Für die Entfernung des Zahnsteines können wir Zst berechnen.

14. Aufgabe

Ja, sie kann in der gleichen Sitzung berechnet werden, wenn es sich um eine separate Füllung handelt.

Befindet sich die Karies in der Fissur, handelt es sich um eine erweiterte Fissurenversiegelung und diese wird unter der Nummer 13a berechnet.

Ist die Karies an einer anderen Stelle, kann die Füllung berechnet werden und zusätzlich die Fissurenversiegelung.

15. Aufgabe

Bei vorzeitigem Durchbruch der 6er kann sie auch vor dem 6. Lebensjahr abgerechnet werden.

Bei manchen Kindern brechen die 6-Jahres-Molaren bereits vor dem 6. Geburtstag durch. Um die Zähne rechtzeitig zu schützen, kann ab dem Zeitpunkt des Durchbruchs die Versiegelung erfolgen. Da der Befund bei jeder Kontrolle angepasst wird, kann die KZV bzw. KK klar erkennen, dass die Molaren schon durchgebrochen sind.

16. Aufgabe

Nein.
Eine Versiegelung kann nur einmal je Molar berechnet werden, auch wenn getrennte Fissuren oder Grübchen versiegelt werden.

Hinweis

Individualprophylaxe BEMA
IP 1 – Mundhygienestatus à einmal im Kalenderhalbjahr
IP 2 – Mundgesundheitsaufklärung à einmal im Kalenderhalbjahr
IP 4 – Fluoridierung à einmal im Kalenderhalbjahr
IP 5 – Versiegelung à einmal je Zahn

→ Abrechenbar vom 6. bis zum vollendeten 17. Lebensjahr.

Ausnahme:
IP4 – bei hohem Kariesrisiko zweimal pro Kalenderhalbjahr abrechenbar
IP5 – bei vorzeitigem Durchbruch der Sechsjahresmolaren auch vor dem 6. Lebensjahr abrechenbar

Situation
Familie Schneider ist privat versichert und kommt mit ihren beiden Kindern zur Individualprophylaxe in die Praxis.

17. Aufgabe

Lina ist 14 Jahre alt. Es werden alle Zähne angefärbt, ein Index über die Mundhygiene erstellt, die Pflege- und Ernährungsgewohnheiten besprochen und alle Zähne poliert. Im Anschluss werden alle Zähne fluoridiert.
Die Behandlung dauert insgesamt 35 Minuten.
Welche Leistungen können abgerechnet werden? ☐ ☐

1 1000
2 1010
3 1020
4 1030
5 1040

Fortführung der Situation
Bei ihrem Bruder Simon, 19 Jahre alt, werden die gleichen Leistungen erbracht.

18. Aufgabe

Welche Leistungen können Sie bei Simon abrechnen? Begründen Sie.

____

____

____

____

____

____

____

Situation zur 19. bis 21. Aufgabe
Lina kommt in 5 Monaten erneut zur Individualprophylaxe in die Praxis, da sie zwei Wochen später eine feste Spange bekommt.

19. Aufgabe

Sie führen die gleichen Leistungen wie in der letzten Sitzung durch. ☐
Was dürfen Sie berechnen?

1 1000, 1020
2 1000, 1010, 1020
3 1010, 1020
4 1010, 1020, 1040

20. Aufgabe

Wie oft dürfen Sie folgenden Leistungen pro Jahr abrechnen?

Leistung		Zeitraum
1000	☐	1 3-mal
1010	☐	2 4-mal
1020	☐	3 1-mal

21. Aufgabe

In der Leistungsbeschreibung der 1000 und 1010 ist von einem Jahr die Rede.
Was ist der Unterschied zu einem Kalenderjahr?

____

____

____

Erläuterungen und Lösungen

17. Aufgabe

Lösung: 1, 3

Für die Erstellung des Mundhygienestatus, die Aufklärung der Pflege- und Ernährungsgewohnheiten und die Politur können wir die Leistung 1000 abrechnen. Die Fluoridierung wird mit der 1020 berechnet.

18. Aufgabe

Es können die 1000 und die 1020 abgerechnet werden.

In der GOZ gibt es in der Leistungsbeschreibung der Individualprophylaxeleistungen keine Alterseinschränkungen wie im Bema. Die Leistungen können bei allen Patienten, unabhängig des Alters berechnet werden, wenn sie erbracht wurden. Dies kann – wie bei den Früherkennungsuntersuchungen in der BEMA – bereits mit 6 Monaten erfolgen, aber auch bei einem Patienten notwendig sein, der 50 oder 60 Jahre alt ist.

19. Aufgabe

Lösung: 3

Da es sich um eine Folgebehandlung handelt, können wir nun die 1010 – Remotivation – berechnen statt der 1000.

Die Leistung 1010 ist in einem Zeitraum von einem Jahr dreimal berechnungsfähig.

20. Aufgabe

Lösung: 3, 1, 2

1000 – Die Mundhygieneuntersuchung einschließlich der Unterweisung darf pro Jahr einmal berechnet werden (hier geht es tatsächlich um ein Jahr – 365 Tage –, nicht um ein Kalenderjahr).

1010 – Die Remotivation kann nach der 1000 bis zu dreimal in einem Jahr erbracht werden.

1020 – Die lokale Fluoridierung kann je Sitzung bis zu viermal je Jahr abgerechnet werden.

21. Aufgabe

Ein Kalenderjahr geht vom 01.01. bis zum 31.12 eines Jahres. Ein Jahr startet mit dem Zeitpunkt der Abrechnung der Position und dauert dann 365 Tage.

Beispiel: Abrechnung der 1000 am 10.04.2025 – nächster möglicher Termin für die 1000 wäre dann der 11.04.2026

Hinweis

Individualprophylaxe GOZ

1000 Mundhygienestatus → einmal im Jahr

1010 Kontrolle Übungserfolg → dreimal im Jahr

1020 Fluoridierung → viermal im Jahr

1030 lokale Anwendung Medi. → viermal im Jahr

1040 professionelle Zahnreinigung → je Zahn

2000 Versiegelung → je Zahn

Merke

- *keine Alterseinschränkung*
- *Versiegelung an jedem Zahn möglich, auch Milchzahn und 8er*
- *1040 auch an Brückengliedern, Kronen und Implantaten*

Ein Jahr bezieht sich auf einen Abrechnungszeitraum von 365 Tagen und startet am Tag der Abrechnung. Ein Kalenderjahr geht vom 01.01 bis 31.12.

Situation zur 22. bis 27. Aufgabe
Sie lernen für die Abschlussprüfung die Abrechnungsbestimmungen der Individualprophylaxe bei GKV- und PKV-Patientinnen und -Patienten.

22. Aufgabe

Welche Aussagen **stimmen**?

1 In der GKV gibt es keine Alterseinschränkung.
2 In der PKV gibt es keine Alterseinschränkung.
3 Die IP 1 kann beliebig oft abgerechnet werden.
4 Die IP 4 kann höchstens 2-mal/Kalenderjahr berechnet werden.
5 Die 1000 setzt eine Mindestdauer von 25 Minuten voraus.
6 Die 1010 setzt eine Mindestdauer von 25 Minuten voraus.

23. Aufgabe

Welche Ausnahme für die IP 4 **stimmt**?

1 Sie darf bei hohem Kariesrisiko öfter berechnet werden.
2 Sie darf bei Kindern ab 5 Jahren berechnet werden.
3 Sie darf auch nach Füllungen berechnet werden.
4 Sie darf je nach Bedarf abgerechnet werden.

24. Aufgabe

Welche Zeitabstände müssen zwischen den Früherkennungsuntersuchungen FU 1a–c eingehalten werden?

1 mindestens 4 Monate
2 mindestens 6 Monate
3 Es kann jeweils einmal im Zeitraum berechnet werden, unabhängig vom letzten Mal.
4 Es muss nur ein Abstand zur 01 eingehalten werden.

25. Aufgabe

Ihre Patientin hat eine FU-1-Untersuchung verstreichen lassen. Holen Sie diese nach? Begründen Sie.

26. Aufgabe

Dürfen Sie für einen vierjährigen privat versicherten Patienten die 1000 und 1020 berechnen?

27. Aufgabe

Dürfen Sie neben der Leistung 1040 auch die Leistung 1020 berechnen? Begründen Sie Ihre Antwort.

Erläuterungen und Lösungen

22. Aufgabe

Lösung: 2, 4, 5

1 IP-Leistungen haben in der GOZ eine Alterseinschränkung vom 6. bis zum vollendeten 18. Lebensjahr.

2 Richtig, es gibt in der GOZ keine Alterseinschränkung.

3 Die IP1 darf je Kalenderhalbjahr maximal 1-mal berechnet werden.

4 Stimmt, die IP 4 kann max. zweimal pro Kalenderjahr berechnet werden, es gibt nur die Ausnahme des erhöhten Kariesrisikos, dann ist es bis zu zweimal je Kalenderhalbjahr möglich, dies muss mit dem dmft-Index dokumentiert werden.

5 Richtig, die Behandlungsdauer muss mindestens 25 Minuten betragen und sollte dokumentiert werden.

6 Die 1010 setzt eine Mindestdauer von 15 Minuten voraus.

23. Aufgabe

Lösung: 1

Bei erhöhtem Kariesrisiko darf die IP 4 bis zu 4-mal je Kalenderjahr/2-mal je Kalenderhalbjahr berechnet werden. Dies muss mit dmft-Wert in der Karte dokumentiert werden.

Beim Eintragen des Befundes in das Karteiblatt wird der Wert aus den fehlenden, kariösen und bereits gefüllten Zähnen ermittelt.

24. Aufgabe

Lösung: 1

Der Abstand zwischen zwei FU-1-Positionen muss mindestens 4 Monate betragen und in dem angegebenen Zeitraum stattfinden.

25. Aufgabe

Nein, da die Untersuchung nur in dem angegebenen Zeitraum möglich ist.

Die FU-1-Positionen sind auf die Altersangaben beschränkt.
Wird ein Termin nicht wahrgenommen oder für diesen Zeitraum nicht vereinbart, hat dies keine weiteren Konsequenzen. Es wird dann mit der nächsten Früherkennungsuntersuchung entsprechend weitergemacht.

26. Aufgabe

Ja, in der GOZ gibt es bezüglich des Alters der Patientinnen und Patienten bei Leistungen der Individualprophylaxe keine Einschränkungen.

27. Aufgabe

Nein. Eine Berechnung der 1040 ist neben der 1020 in der gleichen Sitzung nicht möglich. Die 1020 (Fluoridierung) ist bereits Leistungsbestandteil der 1040 (Professionelle Zahnreinigung). Wird die Leistung in einer separaten Sitzung erbracht, kann sie berechnet werden. Die Leistung kann auch nicht in der gleichen Sitzung erbracht werden, wenn die Leistungen an unterschiedlichen Zähnen erbracht werden.

Situation
Susanne Seiler, gesetzlich versichert, kommt mit einem abgebrochenen Schneidezahn in die Praxis. Sie hat auf einen Kirschkern gebissen und ihr ist die mesiale Ecke am Zahn 11 abgebrochen.

1. Aufgabe

Frau Dr. Schmidt berät Frau Seiler über die möglichen Therapien, macht eine Vitalitätsprobe, separiert den Zahn und legt eine Kunststofffüllung in Mehrschichttechnik. Anschließend wird die Füllung noch poliert.
Welche Leistungen können Sie abrechnen?

1 Ä 1, ViPr, bMF, F1

2 Ä 1, ViPr, bMF, F4

3 01, ViPr, bMF, F1

4 01, ViPr, bMF, F4, sK

Fortführung der Situation
Frau Seiler wollte die Behandlung ohne Anästhesie.
Während der Behandlung stellt Frau Dr. Schmidt jedoch fest, das eine Caries profunda vorliegt. Sie legt eine Anästhesie und versorgt die Caries profunda.

2. Aufgabe

Wie rechnen Sie dies ab?

1 I, P

2 L1, P

3 I, Cp

4 L1, Cp

5 O, I, Cp

Situation
Frau Winter kommt mit ihrem Sohn Luis, 9 Jahre alt, zur Kontrolluntersuchung. Es wird am Zahn 55 eine okklusale Karies festgestellt. Frau Dr. Schmidt klärt die Mutter auf und versorgt den Zahn sofort mit einer Kunststofffüllung.

3. Aufgabe

Welche Füllungsposition ist **richtig**?

1 13 a

2 13 b

3 13 c

4 13 d

Fortführung der Situation
Da Luis sehr ängstlich ist, legt Frau Dr. Schmidt eine Anästhesie vor der Präparation. Auf die Vitalitätsprüfung hat der Zahn positiv reagiert. Es liegt eine Caries profunda vor, die auch behandelt wird. Unter relativer Trockenlegung wird die Füllung gelegt.

4. Aufgabe

Rechnen Sie die Leistungen **richtig** ab.

1 Vipr, bMF, Cp, 13e, I

2 Vipr, bMF, Cp, 13a, L1,

3 Vipr, Cp 13a, I

Erläuterungen und Lösungen

1. Aufgabe

Lösung: 2

Für die Beratung können Sie Ä1 berechnen, die Vitalitätsprobe entspricht der ViPr und die bMF dem Separieren. Da es sich um den Aufbau der mesialen Ecke handelt, erbringen Sie eine F4.

2. Aufgabe

Lösung: 3

Für die Anästhesie berechnen Sie die I – Infiltrationsanästhesie.
Die Caries profunda wird mit der Cp abgerechnet.

Eine Oberflächenanästhesie können wir nach BEMA nicht berechnen. Da es sich um den oberen Schneidezahn handelt, machen Sie eine Infiltrationsanästhesie und keine Leitungsanästhesie.

3. Aufgabe

Lösung: 1

Sie dürfen die Kunststofffüllung unter der Leistungsposition 13a/F1 berechnen da es sich um eine einflächige Füllung handelt. In der BEMA sind die Positionen der Füllungen nach der Anzahl der Flächen aufgegliedert.

4. Aufgabe

Lösung: 3

Für die Vitalitätsprüfung berechnen Sie die ViPr. Für die Behandlung der Caries profunda berechnen Sie die Cp. Die Anästhesie erfolgt wieder unter der I.

Da es sich um eine einflächige Füllung handelt, können Sie die relative Trockenlegung nicht extra berechnen. Die bMF kann berechnet werden für Separieren, Beseitigen störenden Zahnfleisches, Anlegen von Spanngummi oder Stillung einer Papillenblutung.
All diese Dinge treffen bei Luis nicht zu.

Füllungslagen und ihre Abkürzungen

Füllungslage	Abkürzung
1	m (mesial)
2	o (occlusal)
3	d (distal)
4	v (vestibulär*)
5	l (lingual**)
7	z (zervikal)

* vestibulär = bukkal, labial
** lingual = lingual, palatinal

Hinweis

Die Füllungslagen müssen bei allen Füllungen angegeben werden. Handelt es sich um einen Zahnhalsfüllung, wird der Buchstabe z bzw. die Zahl 7 zusätzlich angefügt.
Aufbaufüllungen dürfen nur unter der 13a und 13b abgerechnet werden. Hat die Aufbaufüllung mehr als zwei Flächen, werden diese trotzdem angegeben. In der Bemerkungszeile muss dann der Vermerk 5 ergänzt werden, da es sich um eine Leistung in Verbindung mit Zahnersatz handelt.

Situation zur 5. und 6. Aufgabe
Joshua, 10 Jahre, kommt mit mehreren kariösen Zähnen in die Praxis.
Am Zahn 13 sowie am Zahn 65 müssen Füllungen gemacht werden. Für beide Zähne entscheidet sich die Mutter für Kunststofffüllungen.

5. Aufgabe

Rechnen Sie die Leistungen für den Zahn 13 ab: Vitalitätsprüfung, Separieren, Anästhesie, Stillen einer Papillenblutung, Füllung MDP.

Zahn	Anzahl	Leistung

Bemerkung:

6. Aufgabe

Rechnen Sie nun die Leistungen für den Zahn 65 ab: Anästhesie, Legen einer Matrize, Caries profunda, Füllung Mo, anschließend wird der Zahn noch fluoridiert.

Zahn	Anzahl	Leistung

Bemerkung:

Situation zur 7. und 8. Aufgabe
Herr Schwedler benötigt am Zahn 46 eine Füllung. Er entscheidet sich nach der Beratung für eine Kunststofffüllung in Mehrschichttechnik. Dies ist im Leistungskatalog des BEMA nicht enthalten.

7. Aufgabe

Wie rechnen Sie diese Leistung **richtig** ab?

1 als reine Privatleistung einschl. der Begleitleistungen

2 als Kassenleistung

3 als Privatleistung mit Abzug des Kassenanteils

4 als Privatleistung und zusätzlich den Kassenanteil

8. Aufgabe

In welchem Paragrafen ist geregelt, dass Sie bei Kassenpatientinnen und -patienten eine Mehrkostenvereinbarung treffen dürfen?

Erläuterungen und Lösungen

5. Aufgabe

Zahn	Anzahl	Leistung
13	1	ViPr
13	1	bMF
13	1	I
13	1	bMF
13	1	13c/F3

Da eine Papillenblutung vorliegt und separiert wird, dürfen Sie die Leistung bMF berechnen.

Beim Zahn 13 handelt es sich um einen Frontzahn, daher die Berechnung der 13c bzw. F3.

6. Aufgabe

Zahn	Anzahl	Leistung
65	1	I
65	1	Cp
65	1	13f

Für das Anlegen der Matrize können Sie nichts berechnen, da dies bereits im Leistungsinhalt der Füllungsposition enthalten ist (Anlegen von Matrizen oder weiteren Formgebungshilfen).

Die Fluoridierung kann nicht extra berechnet werden.

7. Aufgabe

Lösung: 3

Bei Füllungen in Mehrschichttechnik können wir mit gesetzlich versicherten Patientinnen und Patienten eine Mehrkostenvereinbarung treffen.

Dann wird die Füllung als Privatleistung berechnet und der Anteil, den die Krankenkasse trägt, wird von den Kosten abgezogen. Den Restbetrag müssen die Patientinnen und Patienten begleichen.

Patientinnen und Patienten müssen immer vor der Füllung über die Mehrkosten unterrichtet werden und ihr schriftliches Einverständnis geben.

8. Aufgabe

§ 28 SGB V

Im SGB V (Füntes Buch Sozialgesetzbuch) sind die meisten Bestimmungen zur gesetzlichen Krankenversicherung zusammengefasst. Im Paragraph 28 wird geregelt, dass die Mehrkosten, die für eine Füllung entstehen, wenn diese über die wirtschaftliche, zweckmäßige und ausreichende Versorgung der Krankenkasse hinaus geht, den Patientinnen und Patienten in Rechnung gestellt werden dürfen. Dies muss den Patientinnen und Patienten vor der Behandlung erklärt werden und sie müssen die Einwilligung schriftlich bestätigen.

Ausschnitt aus dem SGB V § 28

„Wählen Versicherte bei Zahnfüllungen eine darüber hinausgehende Versorgung, haben sie die Mehrkosten selbst zu tragen. In diesen Fällen ist von den Kassen die vergleichbare preisgünstigste plastische Füllung als Sachleistung abzurechnen.
In Fällen des Satzes 2 ist vor Beginn der Behandlung eine schriftliche Vereinbarung zwischen dem Zahnarzt und dem Versicherten zu treffen. Die Mehrkostenregelung gilt nicht für Fälle, in denen intakte plastische Füllungen ausgetauscht werden.“

Situation zur 9. und 10. Aufgabe
Herr Robert, privat versichert, kommt zur Füllung am Zahn 16. Er möchte eine dentinadhäsive Füllung in Mehrschichttechnik und hat Probleme mit dem vielen Wasser bei der Präparation der Kavität.

9. Aufgabe

Ordnen Sie die Leistungen den Beschreibungen zu.

Beschreibung	
Kofferdam	☐
Zweiflächige Füllung	☐
Stillung einer Papillenblutung	☐
Einflächige Füllung	☐

Leistung

1 2060
2 2040
3 2080
4 2030

10. Aufgabe

Welche Leistungen können Sie für die Behandlung berechnen? Berücksichtigen Sie die folgenden Behandlungen: Oberflächenanästhesie, Infiltrationsanästhesie, Füllung dentinadhäsiv odp, anschließende Politur, Matrize zur Formgebung, Stillen einer Papillenblutung während der Präparation.

Zahn	Anzahl	Leistung

Situation
Sabine Frauscher, privat versichert, benötigt am Zahn 15 ein Inlay, da die alte Füllung insuffizient ist. Das Inlay wird direkt in der Praxis hergestellt und in der gleichen Sitzung eingegliedert.

11. Aufgabe

Rechnen Sie die Behandlung ab:
Zahn 15 Vitalitätsprüfung, Infiltrationsanästhesie, Entfernen der alten Füllung, Entfernen der Karies, digitale Abformung, absolute Trockenlegung, dentinadhäsive Eingliederung des zweiflächigen Inlays, Überprüfung der Okklusion

Zahn	Anzahl	Leistung

Situation
Herr Häring, gesetzlich versichert, möchte am Zahn 45 ebenfalls eine Versorgung mit einem Inlay.

12. Aufgabe.

Wie rechnen Sie ein Inlay bei Kassenpatientinnen und -patienten ab?

Erläuterungen und Lösungen

9. Aufgabe

Lösung: 2, 3, 4, 1

Die 2060 entspricht einer einflächigen, dentinadhäsiven Füllung.

Die 2040 entspricht dem Anlegen von Kofferdam.

Die 2080 entspricht einer zweiflächigen dentinadhäsiven Füllung.

Die 2030 wird abgerechnet für besondere Maßnahmen beim Präparieren oder Füllen, Papillenblutungen etc.

10. Aufgabe

Zahn	Anzahl	Leistung
16	1	0080
16	1	0090
16	1	2100
16	2	2030

Nach GOZ kann eine Oberflächenanästhesie mit der Nr. 0080 berechnet werden.

Die dentinadhäsive Füllung wird mit der 2100 berechnet, da es sich um drei Flächen handelt.

Die 2030 kann in diesem Fall zweimal berechnet werden. Zum ersten Mal für das Stillen der Papillenblutung während der Präparation. Für das Legen der Füllung war eine Matrize notwendig – dies löst zum zweiten Mal die Berechnung der 2030 aus, da es sich einmal um einen Schritt während der Präparation handelt und beim zweiten Mal um einen Schritt bei der Füllung.

11. Aufgabe

Zahn	Anzahl	Leistung
15	1	0070
15	1	0090
15	1	0065
15	1	2040
15	1	2160
15	1	2197

Sie können für die Vitalitätsprüfung die 0070 je Sitzung berechnen, die 0090 für die Infiltrationsanästhesie und die 0065 für die digitale Abformung. Eine absolute Trockenlegung erhalten Sie nur durch den Kofferdam – 2040. Ein zweiflächiges Inlay wird mit der 2160 berechnet (2150 – einflächig, 2160 – zweiflächig, 2170 – drei oder mehrflächig).

Da das Inlay dentinadhäsiv eingesetzt wird, dürfen Sie die Leistung 2197 dafür berechnen.

12. Aufgabe

Sie berechnen die Inlayposition aus der GOZ und dürfen den Kassenanteil der entsprechenden Füllung in Abzug bringen.

Im BEMA gibt es keine Position für ein Inlay. Sie können auch hier eine Mehrkostenvereinbarung mit dem Patienten treffen. Dann rechnen Sie entsprechend der Füllungslage die Inlayposition ab und bringen den Kassenanteil wieder in Abzug. Die Differenz muss der Patient selbst tragen.

Beispiel: Zahn 45 3-flächiges Inlay → 2170 abzgl. 13c

Situation zur 13. bis 17. Aufgabe
Ihre Lehrerin stellt Ihnen im Unterricht Fragen zu den Füllungsleistungen nach der BEMA und der GOZ. Sie möchte wissen, ob Sie die Abrechnungsbestimmungen kennen. Können Sie alle Fragen richtig beantworten?

13. Aufgabe

Was ist der Unterschied zwischen den Füllungen nach 2050 – 2070 – 2090 – 2110 und 2060 – 2080 – 2100 – 2120?

14. Aufgabe

Eine gesetzlich versicherte Patientin hat zwei intakte Amalgamfüllungen und möchte diese gerne ausgetauscht haben.
Wie berechnen Sie dies?

1 als Kassenleistung

2 als Kassenleistung mit Mehrkosten

3 als Privatleistung

15. Aufgabe

Eine gesetzlich versicherte Patientin benötigt am Zahn 15 eine dreiflächige Aufbaufüllung, bevor der Zahn mit einer Krone versorgt wird. Unter welcher Leistung berechnen Sie die Füllung? Begründen Sie Ihre Antwort.

16. Aufgabe

Bei einem Kind ist die Füllung am Milchzahn nach 6 Monaten herausgebrochen. Der Zahn soll erneut gefüllt werden.
Wie berechnen Sie dies?

1 über die Krankenkasse

2 als Privatleistung

3 Gar nicht, da wir in der Gewährleistung sind.

17. Aufgabe

Begründen Sie Ihre Antwort aus Aufgabe 15.

Erläuterungen und Lösungen

13. Aufgabe

2050 – 2070 – 2090 – 2100 – plastische Füllungen
2060 – 2080 – 2100 – 2120 – dentinadhäsive Füllungen

Der Unterschied liegt in dem verwendeten Material.
Bei den „ungeraden" Zahlen handelt es sich um plastische Füllungen. Diese können in der Regel meist selbst aushärten. Es werden keine Kompositmaterialien verwendet. Das Anlegen einer Matrize oder weiterer Hilfsmittel zur Formung ist mit der Füllungsleistung abgegolten.

Bei den „geraden" Zahlen handelt es sich um Füllungen mit Kompositmaterialien in Mehrschichttechnik, die in Adhäsivtechnik eingebracht werden.

Bei diesen Füllungen können Matrizen und Formgebungshilfen zusätzlich berechnet werden.

14. Aufgabe

Lösung: 3

Da es sich bei der Behandlung um den Austausch von „intakten" Füllungen handelt, gibt es keinen medizinischen Grund, diese auszutauschen.
Somit kann die Berechnung nur privat erfolgen.

15. Aufgabe

Sie berechnen die dreiflächige Aufbaufüllung unter der Nummer 13b – 5.

Aufbaufüllungen dürfen in der BEMA unabhängig von der Anzahl der Flächen nur unter den Leistungen 13a (einflächige Aufbaufüllung) und 13b (zwei- und mehrflächige Aufbaufüllungen) berechnet werden. Als Begründung müssen Sie die Ziffer 5 angeben. Dies ist der Hinweis für die KZV bzw. Krankenkasse, dass die Leistung 13a/13b in Verbindung mit einer Zahnersatzversorgung durchgeführt wurde.

16. Aufgabe

Lösung: 1

Bei einem Milchzahn gibt es keine Gewährleistung, die Füllung kann wieder über die Krankenkasse berechnet werden.

Sie sollten jedoch darauf achten, dass dies nicht zu oft vorkommt, sonst kommen Nachfragen der KZV bzw. KK.

17. Aufgabe

Milchzahnfüllungen gelten nach den Richtlinien als Ausnahmefälle.

Zu den Ausnahmefällen zählen die KZBV und der Spitzenverband:

- Milchzahnfüllungen
- Zahnhalsfüllungen
- mehr als dreiflächige Füllungen
- Eckaufbauten im Frontzahnbereich unter Einbeziehung der Schneidekante

Merke

Gewährleistungspflicht bei Füllungen

Die zweijährige Gewährleistung für Füllungen gilt für ein- bis dreiflächige Füllungen, wenn sie identisch wiederholt werden und Aufbaufüllungen. Müssen Füllungen wiederholt werden ohne verschulden des Zahnarztes, gilt diese Frist nicht.

Ausnahmen der Gewährleistungspflicht sind
– Milchzahnfüllungen
– Zahnhalsfüllungen
– mehr als dreiflächige Füllungen
– Eckaufbauten im Frontzahnbereich einschließlich der Schneidekante

Situation zur 18. und 19. Aufgabe
Sie erklären dem Auszubildenden im ersten Ausbildungsjahr die unterschiedlichen Leistungspositionen für Füllungen bei PKV-Patientinnen und -Patienten.

18. Aufgabe

Ordnen Sie die Füllungsleistungen den **richtigen** Beschreibungen zu:

Beschreibung		Leistung
Einflächiges Inlay	☐	1 2060
		2 2070
Einflächige dentinadhäsive Füllung	☐	3 2080
		4 2150
Zweiflächige plastische Füllung	☐	
Zweiflächige dentinadhäsive Füllung	☐	

19. Aufgabe

Welche Leistung können Sie für einen Eckenaufbau des Zahnes 21 berechnen? ☐

1 2170
2 2120
3 2110
4 2050
5 2060

Situation zur 20. und 21. Aufgabe
Bei einer Patientin muss aufgrund einer starken Papillenblutung die Behandlung abgebrochen und der Zahn provisorisch verschlossen werden – Fläche mod.

20. Aufgabe

Wie wird die Füllung berechnet? ☐

1 2090
2 2100
3 2020
4 2330

21. Aufgabe

Wie berechnen Sie die provisorische Füllung bei gesetzlich versicherten Patientinnen und Patienten? Begründen Sie Ihre Antwort.

____

____

____

____

Fortführung der Situation
In der nächsten Sitzung wird die provisorische Füllung entfernt und die definitive Füllung gelegt.

22. Aufgabe

Wie berechnen Sie die Entfernung? ☐

1 Sie ist bereits in der Leistung der provisorischen Füllung enthalten.
2 Sie ist in der Leistung der Füllung enthalten.
3 als Zst
4 als Ekr

Erläuterungen und Lösungen

18. Aufgabe

Lösung: 4, 1, 2, 3

Bei den Füllungslagen wird mit „geraden“ und „ungeraden“ Positionen unterschieden zwischen plastischen und dentinadhäsiven Füllungen (2050 – 2070 – 2090 – 2100 zu 2060 – 2080 – 2100 – 2120).

Die Leistungen 2150, 2160 und 2170 betreffen Inlays.

19. Aufgabe

Lösung: 2

Ein Eckenaufbau des Frontzahnes ist immer eine vierflächige Füllung, da alle Flächen des Zahnes aufgebaut werden müssen. Dies kann mesial und distal separat berechnet werden.

1 Die Leistung 2170 entspricht einem dreiflächigem Inlay und keinem Eckenaufbau.

2 Die Leistung 2120 entspricht einer vierflächigen dentinadhäsiven Füllung und ist die richtige Lösung

3 Die 2110 entspricht einer vierflächigen plastischen Füllung – ein Eckenaufbau an einem Frontzahn wird nicht mit einem plastischen Füllungsmaterial durchgeführt (schlechtere Haltbarkeit, schlechte Ästhetik)

4 Die 2050 entspricht einer einflächigen plastischen Füllung. Dies passt nicht zu den Füllungsflächen eines Eckenaufbaus und beinhaltet das falsche Material.

5 Die 2060 ist eine dentinadhäsive Füllung, allerdings nur für eine Fläche und nicht für einen Eckenaufbau.

20. Aufgabe

Lösung: 3

In der GOZ gibt es eine separate Leistung für das Einlegen einer provisorischen Füllung.

Die Nummern 2090 und 2100 entsprechen definitiven Füllungsleistungen.
Die Nr. 2330 entspricht der indirekten Überkappung.

21. Aufgabe

Bei gesetzlich versicherten Patientinnen und Patienten kann der provisorische Verschluss nicht berechnet werden, wenn die definitive Füllung in der Folgesitzung gelegt wird.
Steht jedoch fest, das die Patientin oder der Patient für die definitive Füllung nicht mehr in die Praxis kommt, kann die Nummer 11 (pv in BEMA) berechnet werden. Dies ist z. B. im Notdienst möglich, oder wenn Sie Patientinnen und Patienten behandeln, die auf der Durchreise sind. Dies müssen Sie in der Karteikarte aber sehr gut dokumentieren.

22. Aufgabe

Lösung: 1

In der Leistungsbeschreibung der Nr. 2020 ist das Legen und Entfernen der provisorischen Füllung beschrieben.

Füllungspositionen GOZ

	Plastische Füllungen	**dentinadhäsive Füllungen**
einflächig	2050	2060
zweiflächig	2070	2080
dreiflächig	2090	2100
vierflächig	2110	2120

Hinweis

Bei den plastischen Füllungen ist das Anlegen einer Matrize bereits in der Leistungsbeschreibung enthalten und kann nicht zusätzlich berechnet werden.

Bei den dentinadhäsiven Füllungen kann das Anlegen einer Matrize mit der Position 2030 zusätzlich berechnet werden.

Situation
Herr Murr, gesetzlich versichert, kommt mit Schmerzen am Zahn 16 in die Praxis. Auf dem angefertigten Röntgenbild ist eine deutliche apikale Aufhellung an den Wurzelspitzen zu sehen. Sie vereinbaren einen Termin zur Endo-Behandlung.

1. Aufgabe

Welche Leistungen können Sie für eine endodontische Behandlung über den BEMA abrechnen? Tragen Sie (1) für ja und (2) für nein ein.

Medikamentöse Einlage ☐

Trepanation ☐

Längenmessung ☐

Prov. Verschluss ☐

Fortführung der Situation
Die Wurzelbehandlung wird bei Herrn Murr in zwei Sitzungen durchgeführt. In der ersten Sitzung wird das Pulpenkavum unter Anästhesie eröffnet, die Kanäle werden aufbereitet, ein Medikament wird eingebracht und der Zahn wird provisorisch verschlossen.

2. Aufgabe

Welche Leistungen können Sie hierfür berechnen? ☐ ☐ ☐

1 Trepanation
2 Vitalexstirpation
3 Wurzelkanalaufbereitung
4 Wurzelkanalfüllung
5 Prov. Verschluss
6 Infiltrationsanästhesie

Fortführung der Situation
Dr. Kotterer möchte bei Herrn Murr die Kanäle zur genauen Längenbestimmung digital vermessen und mit elektrophysikalisch-chemischen Methoden spülen.

3. Aufgabe

Wie können Sie dies berechnen bzw. was müssen Sie hierbei beachten? ☐ ☐ ☐

1 Sie dürfen bei der Endodontie keine Privatleistungen berechnen.
2 Sie dürfen die Leistungen ohne Absprache berechnen, dies ist in Ihrer Praxis Qualitätsstandard.
3 Sie müssen den Patienten über einen Eigenanteil aufklären.
4 Sie benötigen eine schriftliche Einverständniserklärung des Patienten.
5 Sie dürfen bei der Endodontie bestimmte Privatleistungen mit dem Patienten privat vereinbaren.

Fortführung der Situation
Herr Murr stimmt bei den Zusatzkosten zu.

4. Aufgabe

Es wird eine elektrometrische Längenbestimmung in der ersten Sitzung je Kanal dreimal durchgeführt.
Wie oft dürfen Sie die Position in der ersten Sitzung berechnen? ☐

1 zweimal
2 viermal
3 sechsmal

Erläuterungen und Lösungen

1. Aufgabe

Lösung: 1, 1, 2, 2

Die elektrometrische Längenbestimmung ist im BEMA nicht enthalten.
Der provisorische Verschluss ist in der Leistungsbeschreibung der „Med“ bereits eingeschlossen.

2. Aufgabe

Lösung: 2, 3, 6

Der provisorische Verschluss kann nach dem BEMA nicht separat berechnet werden. Eine Wurzelkanalfüllung wurde noch nicht erbracht. Eine Trepanation wird an einem wurzeltoten Zahn durchgeführt.

3. Aufgabe

Lösung: 3, 4, 5

Sie dürfen bei endodontischen Behandlungen bestimmte Leistungen aus der GOZ mit Patientinnen und Patienten zusätzlich vereinbaren. Diese Vereinbarung muss vor der Behandlung schriftlich erfolgen. Dadurch bestätigt die Patientin bzw. der Patient das Einverständnis mit der Behandlung und die erfolgte Aufklärung über einen Eigenanteil.

4. Aufgabe

Lösung: 2

Sie dürfen die Leistung je Kanal maximal zweimal berechnen.
In diesem Fall haben wir am Zahn 16 zwei Kanäle, die jeweils zweimal berechnet werden können.

Wurzelbehandlung GKV-Patient:

Zahn vital	Zahn devital
Vite (je Kanal)	Trep 1 (je Zahn)
WK (je Kanal)	WK (je Kanal)
evtl. Med (je Zahn)	evtl. Med (je Zahn)
WF (je Kanal)	WF (je Kanal)

Hinweis

Je nach Anzahl der notwendigen Röntgenaufnahmen und Sitzungen können diese mit der Rö2 berechnet werden.
1x Rö2 → Messaufnahme
1x Rö2 → Kontrollaufnahme
Die Abrechnung ist außerdem in einer Sitzung möglich, da es sich um einen Befundveränderung handelt!

Situation
Herr Murr kommt zwei Tage nach der Wurzelbehandlung wieder mit Schmerzen in die Praxis. Dr. Kotterer entfernt die provisorische Füllung und spült die Kanäle nochmals durch.

5. Aufgabe

Bei der Spülung und weiteren Aufbereitung findet Dr. Kotterer einen weiteren Kanal.
Können Sie die Aufbereitung des Kanals berechnen?

1 Ja, Sie ändern einfach in der letzten Sitzung die Anzahl der WK.

2 Ja, Sie können in der heutigen Sitzung eine weitere WK berechnen.

3 Ja, Sie berechnen die WK privat.

4 Nein, es ist keine weiter Abrechnung der WK möglich.

Fortführung der Situation
In der gleichen Sitzung führt Dr. Kotterer nochmals eine Längenbestimmung durch, macht eine Messaufnahme, legt nochmals ein Medikament und verschließt den Zahn wieder provisorisch.

6. Aufgabe

Welche Leistungen dürfen Sie berechnen?

1 WK × 1, Med, 2420 × 1, Rö2, pV

2 WK, Med Rö2, pV

3 WK × 3, Med Rö2, 2420 × 3

4 WK × 1, Med, Rö2, 2420 × 3

5 WK × 1, Med x 3, Rö2, 2420 × 3

Fortführung der Situation
Heute kommt Herr Murr zur Wurzelfüllung in die Praxis. Dr. Kotterer macht eine erneute Messaufnahme, füllt alle Kanäle ab, macht eine Kontrollaufnahme und legt anschließend eine okklusale Füllung.

7. Aufgabe

Welche Leistungen rechnen Sie für diese Sitzung ab?

1 Rö2, WF × 4, Rö2, F 1

2 Rö2, WF × 3, Rö2, F 1

3 Rö2, WF × 4, F 1

4 Rö2, WF × 3, F 1

Fortführung der Situation
Die Wurzelbehandlung des Zahnes 16 ist nun abgeschlossen.

8. Aufgabe

Wie ist das weitere vorgehen für diesen Zahn?

1 Es ist keine weitere Behandlung notwendig.

2 Bei der nächsten Kontrolluntersuchung wird eine Vitalitätsprüfung durchgeführt.

3 Bei der nächsten Kontrolluntersuchung wird eine Röntgenaufnahme zur Kontrolle gemacht.

4 Herr Murr muss zur Sicherheit noch zwei Wochen ein Antibiotikum einnehmen.

Erläuterungen und Lösungen

5. Aufgabe

Lösung: 2

Ja, Sie können an dem zusätzlichen Kanal eine Wurzelkanalaufbereitung berechnen. Die Leistungen in der vorausgegangenen Sitzung bleiben davon unberührt.
Bei der Wurzelkanalfüllung müssen Sie dann darauf achten, dass Sie die richtige Anzahl berechnen.

6. Aufgabe

Lösung: 4

Sie dürfen die Med nur 1-mal je Zahn berechnen, die WK nur 1-mal, da die anderen Kanäle bereits in der vorherigen Sitzung aufbereitet wurden.
Die provisorische Versorgung ist in der Med enthalten und kann nicht zusätzlich berechnet werden.

7. Aufgabe

Lösung: 2

Sie dürfen das Röntgenbild zweimal berechnen, da es sich aufgrund der Wurzelkanalfüllung um eine Befundveränderung handelt.
Es wurden in der ersten Sitzung zwei Kanäle und in der zweiten Sitzung eine weiteren Kanal aufbereitet, somit ergibt sich die WK dreimal.

8. Aufgabe

Lösung: 3

Bei der nächsten Kontrolluntersuchung machen Sie von der Region nochmals eine Röntgenaufnahme, um zu kontrollieren, ob die apikale Aufhellung dann weg ist.
Auf eine Vitalitätsprüfung kann der Zahn nicht mehr reagieren.
Wenn die Entzündung vollständig ausgeheilt und die Wurzelkanalfüllung erfolgt ist, ist meist kein Antibiotikum mehr erforderlich.

Röntgen im BEMA

Leistung	Beschreibung
Rö2 – Ä925a	Bis zu zwei Röntgenbilder
Rö5 – Ä925b	Bis zu fünf Röntgenbilder
Rö8 – Ä925c	Bis zu acht Röntgenbilder
Stat – Ä925d.	Mehr als acht Aufnahmen

In der BEMA ist es nicht möglich, jede Aufnahme zu berechnen. Die Leistungsbeschreibung gibt die Anzahl der Aufnahmen vor.

Hinweis

Erstellen Sie an 16 und 37 ein Röntgenbild, können Sie die Rö2/Ä925a berechnen. Machen Sie nur am Zahn 46 ein Röntgenbild, berechnen Sie ebenfalls eine Rö2/Ä925a. Machen Sie an den Zähnen 15, 27 und 45 Röntgenbilder, können Sie die Rö5/Ä925b berechnen.

Ausnahme:

- *Sie machen eine Wurzelbehandlung am Zahn 36 und es wird eine Messaufnahme sowie eine Kontrollaufnahme nach der Wurzelfüllung erstellt – hier dürfen Sie jede Aufnahme berechnen (2 x Rö2), da es sich um eine Befundveränderung handelt.*
- *Die zweite Ausnahme gibt es in der Chirurgie. Haben Sie vor der Extraktion eines Zahnes eine Röntgenaufnahme erstellt und machen danach nochmals eine zur Kontrolle, ob alle Zahnteile vollständig entfernt wurden, kann auch hier die Rö2 zweimal berechnet werden, da ebenfalls einen Befundveränderung vorliegt.*

Für die Abrechnung müssen Sie immer angeben, für welchen Leistungsbereich Sie die Aufnahme erstellt haben:
0 – Bißflügel, 1 – KCH, 2 – Gelenkaufnahme, 3 – KFO, 4 – PA, 5 – ZE

Situation zur 9. bis 14. Aufgabe
Beantworten Sie die allgemeinen Fragen zu den endodontischen Leistungen nach dem BEMA.

9. Aufgabe

Welche Leistungen dürfen je Zahn (1) und welche je Kanal (2) berechnet werden?

Wurzelkanalaufbereitung ☐

Trepanation ☐

Vitalexstirpation ☐

Medikamentöse Einlage ☐

10. Aufgabe

Wie oft dürfen Sie eine medikamentöse Einlage maximal in einem Krankheitsfall abrechnen? ☐

1 zweimal
2 dreimal
3 viermal
4 Keine Einschränkung

11. Aufgabe

Welche Bestimmungen gelten für eine Wurzelkanalfüllung? ☐

1 Abrechenbar je Kanal
2 Abrechenbar je Zahn
3 Provisorischer Verschluss kann zusätzlich berechnet werden.
4 Nicht abrechenbar neben einer Wurzelspitzenresektion

12. Aufgabe

Woran erkennen Sie, dass der Zahn noch vital ist? ☐

1 Es wird eine Trepanation durchgeführt.
2 Es wird eine Vitalexstirpation durchgeführt.
3 Daran, dass der Patient Schmerzen hat oder nicht.

13. Aufgabe

Welche Leistung können Sie nicht zusammen mit einer „VitE“ berechnen? ☐

1 WK
2 Med
3 WF
4 Dev
5 F 1

14. Aufgabe

Am devitalen Zahn 24 wurde eine Wurzelkanalbehandlung in einer Sitzung mit einer Messaufnahme und einer Kontrollaufnahme durchgeführt. Welche Leistungen rechnen Sie ab? ☐

1 vite 2x, wk 2x, wf 2x, rö2
2 trep1 2x, wk, wf, 2x rö2
3 trep1, wk, wf
4 trep1, wk 2x, wf 2x, rö2 2x

Erläuterungen und Lösungen

9. Aufgabe

Lösung: 2, 1, 2, 1

Bei der Abrechnung müssen Sie unterscheiden, ob die Behandlung je Zahn oder je Kanal stattfindet. Meist können Sie anhand dessen schon ersehen, ob die Abrechnung je Zahn oder Kanal möglich ist. Eine Ausnahme ist die „Med". Sie wird in jeden Kanal eingebracht, kann aber nur einmal je Zahn berechnet werden.

10. Aufgabe

Lösung: 2

In einem endodontischen Behandlungsverlauf eines Zahnes dürfen Sie die medizinische Einlage maximal dreimal erbringen.

11. Aufgabe

Lösung: 1

Sie dürfen eine Wurzelkanalfüllung einmal je Kanal berechnen. Die provisorische Füllung ist in der Leistung enthalten und kann nicht zusätzlich berechnet werden. Auch neben einer Wurzelspitzenresektion können Sie eine Wurzelkanalfüllung abrechnen.

12. Aufgabe

Lösung: 2

1 Eine Trepanation erfolgt meist ohne Anästhesie, da der Zahn bereits devital ist. Patientinnen und Patienten spüren das aufbohren des Zahnes nicht mehr, da der Nerv bereits abgestorben ist.

2 Richtig. Der Zahn reagiert oftmals noch auf die Vitalitätsprobe. Manchmal auch sehr stark. Um den Nerv entfernen zu können, muss eine Anästhesie gelegt werden, damit der Patient keine Schmerzen hat.

3 Auch an einem divitalen Zahn können Patientinnen und Patienten Schmerzen empfinden. Es kann sich z. B. trotz bereits erfolgter Wurzelbehandlung eine apikale Entzündung bilden. Ist ein Zahn noch nicht endodontisch behandelt und reagiert nicht mehr auf eine Vitalitätsprüfung, kann er auf Druck schmerzhaft reagieren.

13. Aufgabe

Lösung: 4

Sie können nicht die Dev mit der VitE in der gleichen Sitzung berechnen, da sich die Leistungsinhalte komplett widersprechen. BEMA 29: Devitalisieren einer Pulpa einschließlich des Verschlusses der Kavität, je Zahn

Bema 28: Exstirpation der vitalen Pulpa, je Kanal

Bei der Leistung 29 wird die Pulpa devitalisiert (mit einem Medikament abgetötet). Dies erfolgt einmal je Zahn. Ist eine weitere Behandlung notwendig, kann dies nicht zusätzlich berechnet werden.
Bei der Leistung 28 wird die vitale Pulpa entfernt. Dies erfolgt je Kanal.

14. Aufgabe

Lösung: 4

Sie dürfen für die Trepanation des Zahnes die trep 1 berechnen da der Zahn bereits devital ist. Die Leistung wird pro Kavität berechnet, nicht je Kanal. Die WK und WF wird je Kanal berechnet. Da der Zahn 14 zwei Kanäle hat, können die Leistungen jeweils zweimal berechnet werden. Da es sich bei der Mess- und Kontrollaufnahme jeweils um unterschiedliche Befunde handelt, kann die Leistung je Aufnahme abgerechnet werden.

> ***Merke***
>
> *Wird die Wurzelbehandlung in einer Sitzung durchgeführt, kann keine med berechnet werden.*

Situation
Simon, 21 Jahre alt und privat versichert, kommt nach einem Fahrradsturz mit einem frakturierten Zahnfragment an Zahn 21 in die Praxis. Sie machen auf Anweisung von Dr. Steiner zu Beginn der Behandlung ein Röntgenbild.
Dr. Steiner stellt fest, dass die Fraktur sehr nah an der Pulpa verläuft. Der Zahn reagiert auf die Vitalitätsprobe stark positiv. Dr. Steiner legt eine Anästhesie, führt eine direkte Überkappung durch, macht an dem Zahn einen mesialen und distalen Eckenaufbau unter Kofferdam und kontrolliert im Anschluss die Okklusion.

15. Aufgabe

Welche Leistungen rechnen Sie ab?

Leistung	Anzahl	Faktor

Fortführung der Situation
Am nächsten Tag kommt Simon mit starken Schmerzen regio 21 in die Praxis. Der Zahn reagiert auf die Vitalitätsprobe nicht mehr. Dr. Steiner eröffnet den Zahn, bereitet den Kanal auf, spült den Kanal und legt nach der Trocknung ein Medikament ein. Anschließend verschließt er den Zahn provisorisch.

16. Aufgabe

Was können Sie berechnen?

1 0070, 2390, 2410, 2420, 2430, 2020
2 0070, 0090, 2360, 2410, 2420, 2430
3 0070, 2360, 2390, 2400, 2420, 2430

Fortführung der Situation
Eine Woche später kommt Simon erneut in die Praxis. Der Zahn hat sich wieder beruhigt und Dr. Steiner kann die Wurzelfüllung legen. Dr. Steiner legt einen Kofferdam, führt eine Längenmessung durch und macht ein Röntgenbild. Anschließend spült er den Kanal, trocknet ihn, legt die Wurzelfüllung, füllt den Zahn dentinadhäsiv inzisal und macht ein erneutes Röntgenbild.

17. Aufgabe

Welche Leistungen können Sie berechnen?

1 2040
2 2440
3 2400
4 Ä5000
5 2430
6 2060
7 2050

Fortführung der Situation
Bei der Wurzelfüllung wurden zwei Röntgenbilder angefertigt.

18. Aufgabe

Wie oft dürfen Sie diese berechnen?

1 Einmal je Sitzung
2 je Röntgenbild
3 je Sitzung

Erläuterungen und Lösungen

15. Aufgabe

Leistung	Anzahl	Faktor
Ä5000	1	1,8
0070	1	2,3
0090	1	2,3
2340	1	2,3
2040	1	2,3
2120	2	2,3

Bei der Röntgenaufnahme dürfen Sie nur den Faktor 1,8 verwenden, wenn keine spezielle Begründung angegeben ist. Da Sie einen mesialen und distalen Eckenaufbau machen, handelt es sich um zwei Füllungen, die Sie jeweils extra berechnen dürfen.

16. Aufgabe

Lösung: 1

2 In der Lösung ist einen Anästhesie angegeben, diese wird aber in der Situation nicht beschrieben. Auch eine vitE wird in der Situation nicht beschrieben, der Zahn reagiert auf die Vitalitätsprobe bereits nicht mehr. Der provisorische Verschluss, der in der Situation beschrieben wird, ist nicht berechnet worden.

3 Auch hier ist eine vitE aufgeführt, die aufgrund der negativen Vitalitätsprobe nicht notwendig ist. Die Wurzelkanalaufbereitung ist nicht abgerechnet und der provisorische Verschluss fehlt.

17. Aufgabe

Lösung: 1, 2, 3, 4, 6

Da an dem Zahn bereits in der gleichen Sitzung die Wurzelkanalfüllung durchgeführt wird, kann keine medizinische Einlage mehr durchgeführt werden. Diese müsste ja wieder entfernt werden.

Die Leistung 2050 entspricht einer plastischen Füllung. In der Situation wird jedoch eine dentinadhäsive Füllung beschrieben.

In der GOZ wird zwischen plastischen und dentinadhäsiven Füllungen unterschieden. Plastische Füllungsmaterialien haben ungerade Zahlen: 2050, 2070, 2090, 2100. Dentinadhäsive Füllungen haben gerade Leistungspositionen: 2060, 2080, 2100, 2120.

18. Aufgabe

Lösung: 2

In der GOZ dürfen wir jedes Röntgenbild separat berechnen.
Es gibt keine Abstufung wie im BEMA.

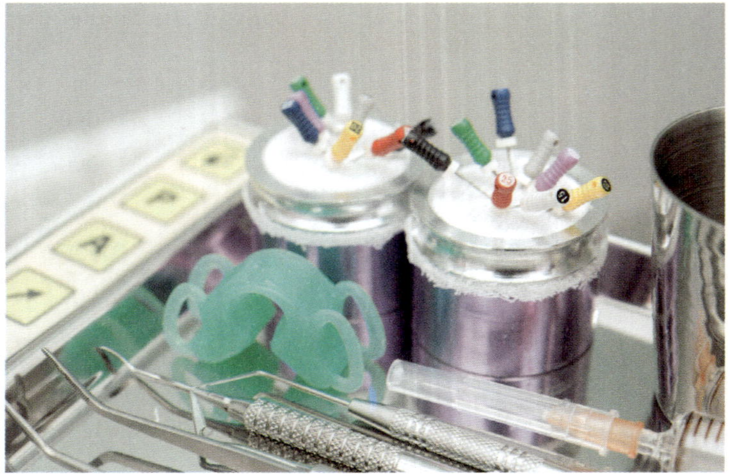

Verschiedene Endo-Nadeln mit farblicher Größenkennzeichnung

Situation zur 19. bis 22. Aufgabe
Dr. Schmidt macht bei einem privat versicherten Patienten die Endo-Behandlung des Zahnes 14 in einer Sitzung. Der vitale Zahn wird eröffnet, die Aufbereitung durchgeführt, eine Längenbestimmung und Spülung der Kanäle vorgenommen. Nach der Messaufnahme erfolgt eine weitere Aufbereitung und Längenbestimmung. Anschließend werden die Kanäle gefüllt und der Zahn inzisal mit einer dentinadhäsiven Füllung versorgt. Die gesamte Behandlung findet unter Kofferdam statt. Dieser wird zur Messaufnahme abgenommen und wieder angelegt. Zum Schluss wird eine Kontrollaufnahme gemacht.

19. Aufgabe

Welche Leistungen können Sie für diese Fälle berechnen? ☐

1 2390, 2410, 2420, 2400, 2440, ä5000, 2040, 2050

2 0090, 2390, 2410, 2420 × 2, 2440 × 2, ä5000, 2040 × 2, 2060

3 0090, 2360, 2410 x 2, 2400 × 2, 2420, 2440 × 2, ä5000 × 2, 2040 × 2, 2060

4 0090, 2360, 2410, 2400, 2420, 2440, ä5000, 2040, 2060

20. Aufgabe

Bringen Sie die Positionen nach dem Ablauf einer Wurzelbehandlung in die **richtige** Reihenfolge.

Wurzelkanalfüllung ☐

Messaufnahme ☐

Trepanation ☐

Dentinadhäsive Füllung ☐

Wurzelkanalaufbereitung ☐

Kontrollaufnahme ☐

Vitalitätsprüfung ☐

21. Aufgabe

Rechnen Sie die Leistungen bei dem Patienten ab, wie Sie es bei einem gesetzlich versicherten Patienten berechnen würden (Keine Zuzahlung vereinbart).

22. Aufgabe

Welche Vereinbarung müssen Sie mit einem gesetzlich versicherten Patienten treffen, wenn Sie die Längsbestimmung und Spülung in Rechnung stellen möchten?

Erläuterungen und Lösungen

19. Aufgabe

Lösung: 3

Der vitale Zahn wird eröffnet, somit wird auf jeden Fall eine Anästhesie benötigt.
Darauf folgt die Vitalexstirpation, dann kann aufbereitet werden.
Da der Kofferdam für die Messaufnahme abgenommen und anschließend wieder angelegt wird, kann die 2040 auch zweimal berechnet werden.
Die Abrechnung der Röntgenaufnahme erfolgt in der GOZ je Aufnahme daher auch zweimal.

20. Aufgabe

Lösung: 7, 3, 5, 2, 1, 6, 4

Die Schritte dentinadhäsive Füllung und Kontrollaufnahme variieren in manchen Praxen. Sinnvoll ist es jedoch, zuerst die Aufnahme zu machen, bevor die Füllung gelegt wird, da man bei evtl. nochmaligem Entfernen die Füllung nicht wieder ausschleifen muss.

21. Aufgabe

Lösung:
14 I 1x
14 vite 2x
14 wk 2x
14 bmf
14 Rö2 1x / 1 (ä925a)
14 wf 2x
14 f1 / 2 (13a)
14 Rö2 1x / 1 (925a)

Da Sie mit dem Patienten keine Zuzahlung vereinbart haben, können die Längsbestimmung und Spülung nicht separat berechnet werden. Der Kofferdamm kann als bmf berechnet werden. Die Röntgenbilder werden aufgrund der Befundveränderung je Aufnahme berechnet.
Bei der Abrechnung der Röntgenbilder und der Füllung müssen Sie auf die Angabe der Begründung bzw. Füllungsfläche achten.

22. Aufgabe

Der Patient muss vor der Behandlung schriftlich darauf hingewiesen werden, dass die Leistungen nicht zu Lasten der Krankenkasse abgerechnet werden können und er mit der Behandlung auf private Kosten einverstanden ist.

Zur rechtssicheren Dokumentation gibt es hierfür ein Formular: Vereinbarung einer privatärztlichen Behandlung außerhalb der vertraglichen Regelung der GKV gemäß § 8 Abs. 7 Bundesmantelvertrag – Zahnärzte

Vereinbarung einer privatzahnärztlichen Behandlung außerhalb der vertraglichen Regelungen der GKV gemäß § 8 Abs. 7 Bundesmantelvertrag – Zahnärzte

zwischen

____
Patient/-in bzw. Zahlungspflichtige/-r

und

____
Zahnärztin/Zahnarzt

für

____
Patient (falls abweichend vom Zahlungspflichtigen)

Die unterzeichnenden Vertragspartner vereinbaren eine privatzahnärztliche Behandlung nach der Gebührenordnung für Zahnärzte (GOZ) auf der Grundlage des beigefügten Heil- und Kostenplans

Nr. ________________ vom ________________.

Erklärung des Versicherten
Mir ist bekannt, dass ich als gesetzlich versicherter Patient das Recht habe, unter Vorlage einer gültigen Krankenversichertenkarte nach den Bedingungen der gesetzlichen Krankenversicherung behandelt zu werden und Anspruch auf eine ausreichende, zweckmäßige und wirtschaftliche Behandlung habe.

Ich wünsche ausdrücklich, auf der Grundlage des oben genannten Heil- und Kostenplans privat behandelt zu werden.

Ich weiß, dass die Kosten dieser Behandlung gemäß der Gebührenordnung für Zahnärzte (GOZ) berechnet werden und verpflichte mich, die anfallenden Kosten selbst zu tragen. Mir ist bekannt, dass eine Erstattung oder Bezuschussung dieser Behandlungskosten durch meine Krankenkasse nicht gewährleistet ist.

Ort, Datum	Ort, Datum
Unterschrift Patient/-in bzw. Zahlungspflichtige/-r	Unterschrift Zahnärztin/Zahnarzt

Quelle: Kassenzahnärztliche Bundesvereinigung (KZBV), Körperschaft des öffentlichen Rechts, Berlin, online unter: https://www.kzbv.de/musterformulare-goz-leistungen.969.de.html

Situation zur 1. und 2. Aufgabe
Herr und Frau Hüber kommen mit ihren beiden Kindern Dominik, 15 Jahre alt, und Stefanie, 11 Jahre alt, zur Prophylaxebehandlung.

1. Aufgabe

Tragen Sie die **richtige** Leistung bei den Patientinnen und Patienten ein. Handelt es sich um eine IP (1) oder eine Prophylaxe (2)?

Herr Hüber ☐

Frau Hüber ☐

Dominik ☐

Stefanie ☐

2. Aufgabe

Warum rechnen Sie nicht bei allen vier Personen die gleichen Leistungen ab?

____

____

____

____

Situation
Sabrina Jahn, gesetzlich versichert, kommt zur Zahnreinigung in die Praxis. Frau Jahn hat folgenden Befund: Alle 8er fehlen, 17–15 und 34–36 Brücken.

3. Aufgabe

Rechnen Sie die PZR ab. ☐

1 32 × 1040
2 28 × 1040
3 26 × 1040

Fortführung der Situation
Im Anschluss an die PZR fluoridieren Sie alle Zähne.

4. Aufgabe

Wie rechnen Sie die Fluoridierung ab? ☐

1 Gar nicht, da eine IP 4 bei erwachsenen Patientinnen und Patienten nicht möglich ist.
2 als 1020
3 Gar nicht, da Sie in der 1040 mit enthalten ist.
4 als 2010

Situation zur 5. und 6. Aufgabe
In der Berufsschule hat Ihnen Ihre Lehrerin die Abrechnungsbestimmungen der 1040 erklärt.

5. Aufgabe

Welche Aussage stimmt? ☐

1 Die 1040 kann nur an eigenen Zähnen berechnet werden.
2 Die 1040 kann auch an Prothesenzähnen berechnet werden.
3 Die 1040 kann an eigenen Zähnen, Kronen, Brückengliedern und Implantaten berechnet werden.
4 Die 1040 muss an Implantaten analog berechnet werden.

6. Aufgabe

Welche Aussage zur 1040 stimmt **nicht**? ☐

1 Die Fluoridierung ist in der Leistung enthalten.
2 Die Leistung darf auch an Brückengliedern, Kronen oder Implantaten durchgeführt werden.
3 Die Reinigung der Brackets und Bänder ist inbegriffen.
4 Materialkosten können zusätzlich berechnet werden.
5 Die Leistung wird je Zahn, Krone, Implantat, Brückenglied berechnet.

Erläuterungen und Lösungen

1. Aufgabe

Lösung: 2, 2, 1, 1

Da Dominik und Stefanie noch nicht volljährig sind, können wir bei ihnen noch die Individualprophylaxe durchführen.
Bei den Eltern wird eine Prophylaxe nach der GOZ durchgeführt, da diese Leistung im BEMA für volljährige Personen nicht zur Verfügung steht.

2. Aufgabe

Aufgrund des Alters der Kinder können wir nicht alle gleich abrechnen.
Die Kinder haben noch Anspruch auf die Individualprophylaxe.

Sollten die Kinder die Anzahl der IP-Leistungen im Kalenderjahr schon überschritten haben, wäre eine Privatvereinbarung möglich.
Grundsätzlich besteht bis zur Vollendung des 18. Lebensjahres pro Kalenderjahr ein Anspruch auf die Individualprophylaxe auf Kosten der Krankenkasse.

3. Aufgabe

Lösung: 2

Die 8er fehlen, somit ergibt sich ein Befund mit 28 Zähnen.
Die 1040 darf auch an Brückengliedern und Kronen berechnet werden.
Somit bleibt die Anzahl bei 28 Zähnen.

4. Aufgabe

Lösung: 3

Die Fluoridierung ist Leistungsbestandteil der 1040 und kann in der gleichen Sitzung nicht separat abgerechnet werden.

Erfolgte die Fluoridierung in einer gesonderten Sitzung, wäre die 1020 richtig.

5. Aufgabe

Lösung: 3

In der Leistungsbeschreibung der 1040 ist definiert, dass die Leistung auch an Kronen, Brückengliedern und Implantaten berechnet werden kann. Eine Berechnung an herausnehmbarem Zahnersatz oder Verbindungselementen (Riegel, Stege etc.) ist nicht möglich.

6. Aufgabe

Lösung: 4

Die Materialkosten bei der PZR, z. B. Polierpaste, Airflow-Pulver, OptraGate etc. dürfen nicht gesondert berechnet werden.

Zuschläge in der GOZ

In der GOZ gibt es allgemeine Zuschläge und chirurgische Zuschläge.

Allgemeine Zuschläge:
- 0110 – OP-Mikroskop: Abrechnung für die Verwendung eines OP-Mikroskopes in einer Sitzung. Es ist klar definiert, bei welchen Leistungen ein OP-Mikroskop verwendet werden kann. Eine Behandlung mit Lupenbrille ersetzt kein OP- Mikroskop.
- 0120 – Anwendung eines Lasers: Abrechnung für die Anwendung eines Lasers. Es ist ist klar definiert, bei welchen Leistungen ein Laser angesetzt werden kann. Das Honorar für den Zuschlag des Lasers ist abhängig von der zuschlagberechtigten Leistung.

Chirurgischen Zuschläge:
- 0500 – 0530 (abhängig von Punktzahl der zuschlagberechtigten Leistungsnummer)

Merke

- *Zuschläge werden immer mit dem 1.0 fachen Faktor berechnet.*
- *Zuschläge nach den Nr. 0500 – 0530 können nicht nebeneinander in der gleichen Sitzung berechnet werden. Es wird der höchstbewertete mögliche Zuschlag angesetzt.*
- *Zuschläge nach 0110, 0120 und der Chirurgie können kombiniert werden, da es sich um verschiedene Leistungsbereiche handelt.*

Situation
Sie haben bei einem privat versicherten Patienten aufgrund tiefer Taschen und starker Blutung länger als geplant für die PZR benötigt.

7. Aufgabe

Wie können Sie diesen Zeitaufwand berechnen?

1 Gar nicht, PZR berechnen wir pauschal.
2 Gar nicht, sie ist eine Serviceleistung.
3 Ich erhöhe den Faktor mit entsprechender Begründung.
4 Ich erhöhe den Faktor.
5 Ich rechne Begleitleistungen ab, um auf den Stundensatz zu kommen.

Situation
Bei Herrn Bender führt Ihre Kollegin eine PZR an allen Zähnen durch. An den Zähnen 46, 17 und 25 entfernt sie auch subgingivale Konkremente.

8. Aufgabe

Wie rechnen Sie die Behandlung bei Herrn Bender bei folgendem Befund richtig ab?
Alle 8er fehlen, 17–14 K, 25–27 Brücke, 43–33 K.

1 28 × 1040, 2 × 4075, 1 × 4070
2 25 × 1040, 2 × 4075, 1 × 4070
3 24 × 1040, 3 × 4075

Fortführung der Situation
Herr Bender kommt nach 3 Wochen zur Nachkontrolle in die Praxis.

9. Aufgabe

Berechnen Sie die Nachkontrolle.

1 28 × 4060
2 25 × 4060
3 24 × 4060
4 30 × 4060

Situation
Bei Frau Sirch, privat versichert, wurde vor 14 Tagen eine PZR durchgeführt.
Nun kommt Frau Sirch mit einem überempfindlichen Zahn 32 in die Praxis.
Bei der Untersuchung des Zahnes 32 findet Fr. Dr. Kotterer nochmals Zahnstein.

10. Aufgabe

Wie können Sie die Entfernung berechnen?

1 in diesem kurzen Zeitraum gar nicht
2 mit der GOZ-Leistung 4050
3 mit der GOZ-Leistung 4070
4 mit der GOZ-Leistung 1040

Fortführung der Situation
Frau Sirch sollte aufgrund eingeschränkter Pflegemöglichkeiten regelmäßig und in kürzeren Abständen zur PZR kommen.

11. Aufgabe

Welche zeitlichen Regelungen gibt es bei der Abrechnung?

Erläuterungen und Lösungen

7. Aufgabe

Lösung: 3

Eine pauschale Abrechnung der PZR ist nicht gestattet. Die Abrechnung erfolgt nach Zahn und Zeitaufwand. Um den Zeitaufwand bzw. die Umstände tatsächlich wirtschaftlich berechnen zu können, muss dokumentiert werden, wie lange für die Behandlung gebraucht wurde. Dokumentieren Sie auch besondere Umstände, z. B. Engstände, Retainer oder erhöhten Zeitaufwand wegen Würgereiz. Dies benötigen Sie als Begründung bei der korrekten Rechnungsstellung, wenn der Faktor über 2,3 gesteigert wird.

8. Aufgabe

Lösung: 2

Die Leistungen 1040 und 4070/4075 dürfen in einer Sitzung nicht am gleichen Zahn berechnet werden.
Wenn eine Entfernung der Konkremente durchgeführt wurde, rechnen Sie statt der 1040 diese an den entsprechenden Zähnen ab.

In unserem Beispiel verringert sich die Zahnanzahl der PZR dadurch auf 25 Zähne. Die Entfernung der Konkremente kommt noch hinzu.

9. Aufgabe

Lösung: 1

Sie berechnen die Nachkontrolle für jeden Zahn oder jedes Brückenglied.

Die Leistung darf nach der PZR und nach der Entfernung von Konkrementen abgerechnet werden.. Sie könnten für die Nachkontrolle der Konkremente an den Zähnen auch die Leistung 4150 an den drei Zähnen berechnen.

10. Aufgabe

Lösung: 2

Sie dürfen auch nach 14 Tagen erneut die Entfernung von Zahnstein berechnen, wenn dieser vorhanden war und entfernt wurde. Eine Berechnung nach 4070 ist nicht möglich, da es sich um die Entfernung von Zahnstein handelt und nicht um die Entfernung von Konkrementen.

Die Nummer 1040 kann nicht nochmals berechnet werden, da laut der Situation nur Zahnstein entfernt wurde und nicht der Leistungsinhalt der 1040 erbracht wurde.

11. Aufgabe

Es gibt keine zeitlichen Einschränkungen für die Berechnung der 1040. Sie sollte in sinnvollen Zeitabständen erfolgen, sodass der ganze Leistungsinhalt erbracht werden kann. Der Patient muss die Behandlung selbst bezahlen, da es sich um eine GOZ-Leistung handelt. Evtl. bekommt er von einer Zusatzversicherung bei mehrmals durchgeführten Zahnreinigungen nicht alles erstattet. Wichtig ist bei der Abrechnung, dass alle Leistungsinhalte der Abrechnungsposition auch wirklich erbracht werden.

Situation zur 1. und 2. Aufgabe
Frau Sedelmayr war in den letzten Jahren nicht in Ihrer Praxis zur Vorsorgeuntersuchung. Sie kommt nun mit stark entzündetem Zahnfleisch und mehreren schmerzhaften Stellen. Zur genauen Diagnose erstellen Sie ein OPG, bei dem Frau Dr. Kotterer einen starken Knochenrückgang feststellt. Bei der eingehenden Untersuchung diagnostiziert Frau Dr. Kotterer eine generalisierte Parodontitis.

1. Aufgabe

Was müssen Sie bei der Abrechnung der OPGs beachten? ☐

1 Es muss die Begründung 1 angegeben werden.
2 Es muss die Begründung 3 angegeben werden.
3 Es muss die Begründung 4 angegeben werden.
4 Sie dürfen das OPG erst berechnen, wenn der Antrag genehmigt ist.

2. Aufgabe

Sie müssen für eine Parodontosebehandlung einen Antrag bei der Krankenkasse stellen. Welche Angaben benötigen Sie hierfür? ☐ ☐ ☐

1 Name, Anschrift des Patienten
2 Raucher
3 Medikamente
4 Diabetes
5 Anzahl der Kinder

Fortführung der Situation
Frau Sedelmayr kommt zum Taschenmessen und Ausfüllen des PA-Planes in die Praxis.

3. Aufgabe

Welche Angaben benötigen Sie auf dem zweiten Formblatt? ☐ ☐ ☐

1 Fehlende Zähne
2 Kariöse Zähne
3 Taschentiefen
4 Lockerungsgrade
5 Vorhandene Füllungen

Fortführung der Situation zur 4. und 5. Aufgabe
Frau Dr. Mrosek gibt Ihnen die Taschentiefen der Zähne an und Sie füllen den PA-Bogen, Teil 2, gleich am PC aus.

4. Aufgabe

Ab welcher Taschentiefe ist eine PA-Behandlung nach Richtlinie der GKV möglich? ☐

1 unabhängig von der Taschentiefen
2 ab 3 mm
3 ab 6 mm
4 ab 4 mm

5. Aufgabe

Welche Leistung können Sie für das Erstellen und die Befundaufnahme des PA-Planes berechnen? ☐

1 04 PSI
2 01
3 04 PA
4 ä1

Erläuterungen und Lösungen

1. Aufgabe

Lösung: 3

Bei der Abrechnung mit der KZV bzw. KK gibt die Begründung an, um welche Art der Behandlung es sich handelt. Wird die 4 angegeben, ist sofort ersichtlich, dass eine PA-Behandlung geprüft wird.

2. Aufgabe

Lösung: 1, 2, 4

Zur Genehmigung eines PA-Antrages benötigt die KK den Namen und die Anschrift der Patientinnen oder Patienten. Ebenso die Angabe, ob sie Raucherinnen bzw. Raucher sind oder an Diabetes erkrankt sind, da dies eine PA begünstigen kann.

3. Aufgabe

Lösung: 1, 3, 4

Beim Ausfüllen des PA-Status müssen Sie die Taschentiefen an mindestens zwei Messstellen je Zahn angeben. Lockerungsgrade werden eingetragen und Furkationen markiert.
Der Befund der Patientin wird auf das Formblatt übertragen, dadurch ist automatisch ersichtlich, welche Zähne fehlen. Sollten Zähne noch extrahiert werden müssen, müssen Sie dies in den Befund auch eintragen.

4. Aufgabe

Lösung: 4

Um eine PA-Behandlung auf Kosten der Krankenkasse abrechnen zu können, müssen an den betroffenen Zähnen Taschentiefen von mindestens 4 mm vorliegen.

5. Aufgabe

Lösung: 3

Mit der Einführung der neuen PA-Positionen wurde die BEMA-NR. 04 PA eingeführt. Diese dürfen Sie berechnen, wenn der PA Status mit Blatt eins und zwei vollständig ausgefüllt wurde. Sollte die Behandlung nicht durchgeführt werden, dürfen Sie diese Leistung trotzdem berechnen, da alle Leistungsinhalte der Position bereits erbracht wurden.
Die 01 können Sie nicht berechnen, da das Taschenmessen kein Leistungsinhalt ist. Auch eine Berechnung der Ä1 für die Erstellung ist nicht möglich.

Ausfüllhinweise zum PAR-Status (Blatt 1)

Krankenkasse bzw. Kostenträger
Name, Vorname des Versicherten
geb. am
Kostenträgerkennung | Versicherten-Nr. | Status
Abrechnungs-Nr. | Zahnarzt-Nr. | Datum

PARODONTALSTATUS Blatt 1

vom ____________

Allgemeine und parodontitisspezifische Anamnese
☐ Diabetes mellitus ☐ Sonstiges: ____________
☐ Tabakkonsum

Spezielle Vorgeschichte
Frühere PAR-Therapie
Angabe des Jahres: ca. ______

Diagnose
☐ Parodontitis
☐ Parodontitis als Manifestation systemischer Erkrankungen ____________
☐ Andere das Parodont betreffende Zustände: generalisierte gingivale Vergrößerungen

Stadium (Schweregrad, der Patient wird durch das höchste Stadium charakterisiert)

	☐ **Stadium I**	☐ **Stadium II**	☐ **Stadium III**	☐ **Stadium IV**
Röntg. Knochenabbau (KA) (oder interdentaler CAL)	☐ < 15% ☐ (1–2 mm)	☐ 15–33% ☐ (3–4mm)	☐ > 33% ☐ (≥ 5 mm)	
Zahnverlust aufgrund von Parodontitis	☐ Nein		☐ ≤ 4 Zähne	☐ ≥ 5 Zähne
Komplexitätsfaktoren (anzukreuzen, auch wenn nur ein Faktor aus der jeweiligen Gruppe vorliegt)		☐ ST = 5 mm, vorwiegend horizontaler KA	☐ ≥ 6 mm vertikaler KA ≥ 3 mm, FB Grad II oder III	☐ Komplexe Rehabilitation wegen mastikatorischer Dysfunktion erforderlich

Ausmaß/Verteilung (für das höchste Stadium)
☐ Lokalisiert (< 30% der Zähne) ☐ Generalisiert (≥ 30% der Zähne) ☐ Molaren-Inzisiven-Muster

Grad (Progression)	☐ **Grad A**	☐ **Grad B**	☐ **Grad C**
Knochenabbauindex (KA (%) Alter)	☐ < 0,25	☐ 0,25–1,0	☐ > 1,0
Diabetes	☐ Kein Diabetes	☐ HbA 1c < 7,0%	☐ HbA 1c ≥ 7,0%
Rauchen	☐ Kein Rauchen	☐ < 10 Zig./Tag	☐ ≥ 10 Zig./Tag

Anschrift Krankenkasse

Entscheidung der Krankenkasse
Die Kosten der vorgesehenen systematischen PAR-Behandlung werden übernommen ☐ werden nicht übernommen ☐

Datum, Unterschrift und Stempel der Krankenkasse

Quelle: Kassenzahnärztliche Bundesvereinigung (KZBV), Körperschaft des öffentlichen Rechts, Berlin, online unter: https://www.kzbv.de/par-richtlinie

Situation zur 6. bis 8. Aufgabe
Sie haben den PA-Plan von Frau Sedelmayr vollständig ausgefüllt. Alle Molaren und Prämolaren haben Taschentiefen von mehr als 4 mm. An den Frontzähnen sind sie unter 4 mm. Weisheitszähne sind nicht mehr vorhanden. Der Zahn 16 ist ein Brückenglied.

6. Aufgabe

Welche Leistungen können Sie berechnen?

1 4PA, ATG, MHU, AITa 6 ×, AITb 10 ×
2 4PA, ATG, MHU, AITa 6 ×, AITb 9 ×
3 4PA, ATG, MHU AITa 5 × AITB 9 ×
4 4PA, ATG, MHU, AITa 5 ×, AITB 10 ×

7. Aufgabe

Auf der ersten Seite des PA-Planes machen Sie auch Angaben zum Knochenrückgang und Verlust von Zähnen aufgrund von PA-Erkrankungen.
Aus allen Informationen ergibt sich der Grad der Behandlung.
Welche Behandlungsgrade gibt es?

1 Grad 1
2 Grad 2
3 Grad C
4 Grad A
5 Grad 1a

8. Aufgabe

Welche Unterlagen benötigen Sie für die Befundung des Knochenrückganges?

____

____

Fortführung der Situation
Der Grad der Behandlung wird immer nach der höchsten vorhandenen Stufe gemessen.

9. Aufgabe

Warum ist der Grad für die Krankenkasse von Bedeutung?

1 Rückschlüsse auf die Zahnpflege
2 Angabe der UPT-Anzahl
3 Gibt die Dauer der Behandlung vor.
4 Zur Kontrolle der Praxis, dass der Befund auch vollständig erhoben wird.

Fortführung der Situation
Der PA-Antrag von Frau Sedelmayr liegt in der Praxis nun genehmigt vor.

10. Aufgabe

Mit welchem Behandlungsschritt geht es nun weiter?

1 Ihre Kollegin macht zuerst eine PZR.
2 Es kann sofort mit der AIT begonnen werden.
3 Die Zahnärztin macht die ATG und MHU.
4 Die Kollegin übernimmt die ATG und MHU, damit die Ärztin nur die AIT machen muss.

Fortführung der Situation
Frau Sedelmayr möchte aus Zeitgründen möglichst wenige Termine wahrnehmen und mit dem ATG und MHU gleich auch die AIT durchführen lassen.

11. Aufgabe

Ist die Behandlung für Frau Sedelmayr so möglich? Begründen Sie Ihre Antwort.

____

____

____

Erläuterungen und Lösungen

6. Aufgabe

Lösung: 2

An allen Molaren wird eine AIT gemacht – 17, 16, 26, 27, 36, 37, 46, 47.

ACHTUNG – 16 ist ein Brückenglied → 7 × AITb

Wir machen an allen Prämolaren eine AIT.

a – 15, 25, 34, 35, 44, 45 → 6 × AITb

b – 24, 14 → 2 × AITb

7. Aufgabe

Lösung: 3, 4

Die Grade werden nach von A–C eingeteilt.

8. Aufgabe

Lösung: 3

Sie benötigen ein aktuelles Röntgenbild (darf nicht älter als 6 Monate sein). Anhand des Knochenverlaufes am Röntgenbild können Sie den Rückgang bestimmen.

9. Aufgabe

Lösung: 2

Die Angabe des Grades ist für die Krankenkasse wichtig, da sich daraus die Anzahl der UPT-Behandlungen ableiten lässt.

Grad A – 2-mal UPT in zwei Jahren

Grad B – 4-mal UPT in zwei Jahren

Grad C – 6-mal UPT in zwei Jahren

10. Aufgabe

Die Zahnärztin/der Zahnarzt macht die ATG und MHU.

Als nächstes wird ein Termin für das Aufklärungsgespräch und die Mundhygieneunterweisung vereinbart.

Das Aufklärungsgespräch muss auf jeden Fall von einer Zahnärztin bzw. einem Zahnarzt durchgeführt werden und kann nicht delegiert werden.

In Ausnahmefällen kann das ATG und MHU in der gleichen Sitzung wie die AIT gemacht werden. Dies sollte aber nicht die Regel sein.

11. Aufgabe

Ja, die Behandlungen können in einem Termin zusammengefasst werden. Grundsätzlich wäre eine Aufteilung in zwei Termine sinnvoll. Auch die AIT kann je nach Anzahl der Zähne in einer oder zwei Sitzungen erfolgen. Erfolgt die MHU bereits in der Sitzung vor der AIT kann der Erfolg bereits überprüft werden. Findet alles in einer Sitzung statt, kann die MHU nicht überprüft werden.

PARODONTALSTATUS Blatt 2

vom

Krankenkasse bzw. Kostenträger

Name, Vorname des Versicherten geb. am

Kostenträgerkennung | Versicherten-Nr. | Status

Abrechnungs-Nr. | Zahnarzt-Nr. | Datum

AIT AIT
FB FB

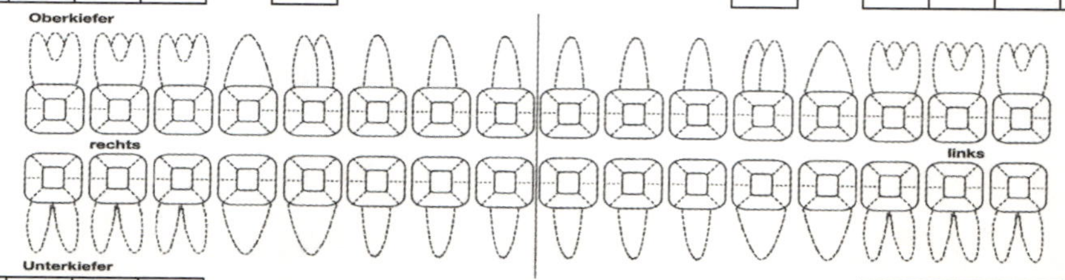

FB FB
AIT AIT

Bemerkungen:

Geplante Leistungen

Geb.-Nr.	Anzahl
4	1
ATG	1
MHU	1
AIT a	
AIT b	
BEV a	1

Frequenz der UPT	Anzahl

Datum, Unterschrift und Stempel des **Zahnarztes**

Gutachten

☐ Gutachtlich befürwortet

☐ Gutachtlich nicht befürwortet
(Begründung auf gesondertem Blatt)

Datum, Unterschrift und Stempel des **Gutachters**

Quelle: Kassenzahnärztliche Bundesvereinigung (KZBV), Körperschaft des öffentlichen Rechts, Berlin, online unter: https://www.kzbv.de/par-richtlinie

Fortführung der Situation
Die unterstützende Parodontitistherapie (UPT) ist in einzelne Behandlungsschritte unterteilt.

12. Aufgabe

Ordnen Sie die Leistungsbeschreibungen den Abkürzungen zu.

Leistungsbeschreibung		Abkürzung
Mundhygienekontrolle	☐	1 UPT C
Mundhygieneunterweisung	☐	2 UPT A
Supragingivale und gingivale Reinigung aller Zähne	☐	3 UPT G
Messung von Sondierungsbluten und Sondierungstiefen	☐	4 UPT B
Subgingivale Instrumentierung, je einwurzeligem Zahn	☐	5 UPT E
Subgingivale Instrumentierung je mehrwurzeligem Zahn	☐	6 UPT D
Untersuchung des Parodontalzustands	☐	7 UPT F

Fortführung der Situation
Bei der BEVa wird festgestellt, dass sich die Taschentiefen an einigen Zähnen sehr gut verbessert haben. An den Zähnen 17 und 15 sind sie nun jedoch bei 6,5 mm.

13. Aufgabe

Wie gehen Sie nun weiter vor? ☐

1 Die UPT-Behandlung wird wie geplant durchgeführt.

2 Es wird an den Zähnen nochmals einen AIT-Behandlung durchgeführt.

3 Es wird bei der Krankenkasse einen CPT-Behandlung angezeigt.

4 Die Patientin bzw. der Patient wird informiert, dass die Behandlung nicht erfolgreich war und brechen hier ab.

Fortführung der Situation
Dr. Kotterer hat bei der AIT-Behandlung an den betroffenen Zähnen eine Anästhesie gelegt, damit die Behandlung angenehmer ist.

14. Aufgabe

Was müssen Sie bei der Abrechnung der Anästhesie beachten? ☐

1 Es muss die Begründung 4 angegeben werden.

2 Da Sie die AIT abrechnen, benötigt die KK keine weiteren Informationen.

3 Die Patientin muss die Anästhesie privat bezahlen.

4 Die Anästhesie wird auch über das FA-Formular abgerechnet.

Fortführung der Situation
Die PA-Behandlung von Frau Sedelmayr ist nun abgeschlossen und alle UPT-Behandlungen wurden durchgeführt.

15. Aufgabe

Wie rechnen Sie die PA-Behandlung ab? ☐

1 Die gesamte Behandlung kann erst nach Abschluss der letzten UPT abgerechnet werden.

2 Sie können jeden Schritt extra abrechnen.

3 Sie rechnen jeden Monat Leistungen ab.

4 Sie rechnen alle Leistungen eines Jahres gesammelt ab.

Erläuterungen und Lösungen

12. Aufgabe

Lösung: 2, 4, 1, 4, 5, 7, 7

13. Aufgabe

Lösung: 3

Sind bei der BEVa Taschen tiefer als 6 mm (oder auch schon zu Beginn der Behandlung), kann an diesen Zähnen auch eine chirurgische PA-Behandlung durchgeführt werden. Der Krankenkasse muss dies wieder digital mitgeteilt werden.

Manche Praxen machen diese Behandlung nicht selbst und überweisen an eine chirurgische Praxis.

14. Aufgabe

Lösung: 1

Auch bei den Begleitleistungen muss die Nummer 4 als Begründung hinterlegt sein, damit für die KZV bzw. KK genau ersichtlich ist, warum die Anästhesie erbracht wurde.

15. Aufgabe

Lösung: 2

Die PA-Abrechnung erfolgt monatlich digital mit der KZV.

Sie können nach Abschluss der AIT zum ersten Mal eine Abrechnung übermitteln.

Dann kann jede weitere UPT-Sitzung mit der KZV abgerechnet werden.

Ein Sammeln über Monate hinweg ist nicht sinnvoll, da der Praxis dann das Geld, das ihr für erbrachte Leistungen zusteht, zum Wirtschaften fehlt.

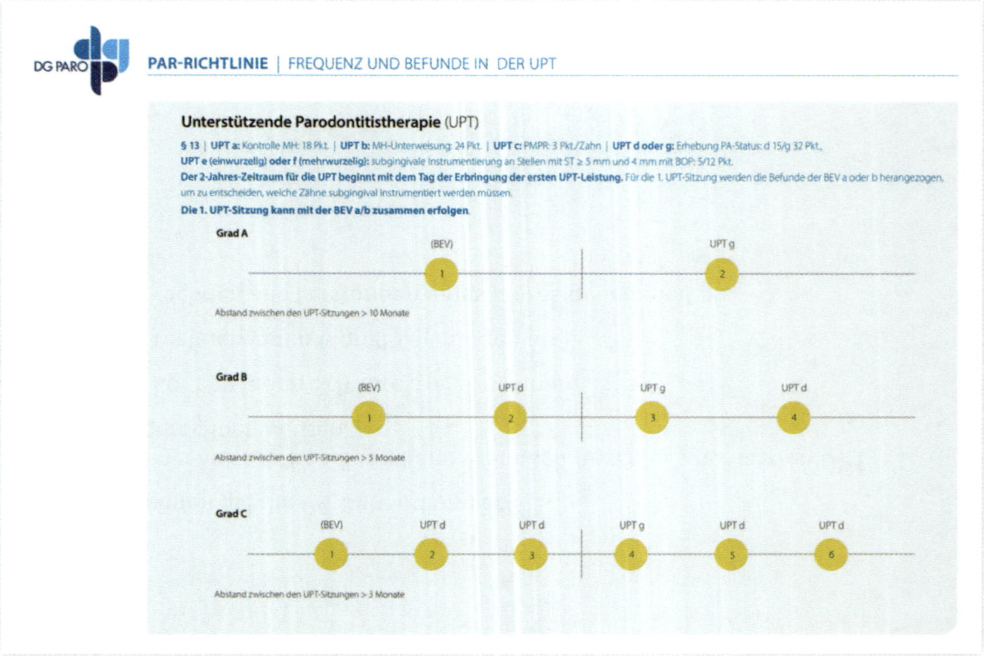

Situation zur 16. und 17. Aufgabe
Julius Seifert, privat versichert, kommt mit Schmerzen in die Praxis. Bei der symptombezogenen Untersuchung stellt Dr. Kotterer an mehreren Stellen eine Gingivitis fest. Außerdem ist im Röntgenbild ein PA-Spalt regio 35, 36 zu erkennen. Es werden an allen Zähnen die Taschentiefen gemessen und im Formblatt eingetragen.

16. Aufgabe

Welche Leistungen können Sie berechnen?

1 Ä5, 4000, Ä5004

2 Ä5 4000, Ä5000

3 A1, Ä5, 4000, Ä5000

4 Ä1, 4000, Ä5004

17. Aufgabe

Müssen Sie auf dem Formblatt die gleichen Angaben einholen wie bei einem Kassenpatienten?

1 Nein, es reicht das Formblatt 2.

2 Ja, die private Versicherung möchte die gleichen Angaben.

3 Nein, es muss auch kein Antrag gestellt werden.

4 Ja, sie machen es wie beim Kassenpatienten, da dies für das Personal einfacher ist.

5 Das darf jeder Patient selbst entscheiden.

Fortführung der Situation
Sie haben mit Herrn Seifert einen Termin für die PA-Behandlung vereinbart.
Die Zähne werden alle durch Anästhese betäubt und an allen Zähnen wird eine PA-Behandlung durchgeführt.
Befund: 18f, 26f, 28f, 38–36f, 45f

18. Aufgabe

Welche Leistungen dürfen Sie abrechnen?

1 0090 × 3, 0010 × 2, 4070 × 17, 4075 × 8

2 0090 × 6, 0010 × 2, 4070 × 15, 4075 × 3

3 0090 × 8, 0010 × 6, 4070 × 17, 4075 × 9

4 0090 × 8, 0010 × 2, 4070 × 17, 4075 × 7

Fortführung der Situation
Herr Seifert kommt zwei Wochen später zur Nachkontrolle in die Praxis.
Dr. Kotterer kontrolliert alle Zähne und bringt nochmals eine Seife auf.

19. Aufgabe

Welche Leistungen können Sie berechnen?

1 4060, 4020

2 4150, 4020

3 4150, 4025

4 4060, 4025

Erläuterungen und Lösungen

16. Aufgabe

Lösung: 2

Für die symptombezogene Untersuchung können Sie die Ä5 berechnen.
Das Ausfüllen des Formblattes kann mit der 4000 berechnet werden, egal ob auf dem Papier oder im PC. Das Röntgenbild wird mit der Ä5000 berechnet.

17. Aufgabe

Lösung: 1, 3

Nein, es muss auch kein Antrag gestellt werden.

Für die privaten Versicherungen ist es ausreichend, wenn Sie die Taschentiefen messen und weitere Befunde wie Furkationen oder Lockerungsgrade angeben. Raucher, Knochenabbau etc. müssen für eine PA-Behandlung nicht dokumentiert werden.

Bei privaten Versicherungen muss in der Regel kein Antrag für eine PA-Behandlung gestellt werden.

18. Aufgabe

Lösung: 1

Sie dürfen die Anästhesie für jeden zweiten Zahn berechnen. Ist in der Dokumentation notiert, an welchen Zähnen eine Einstichstelle für die Anästhesie war, kann die Anästhesie auch je Einstichstelle berechnet werden.
In der Regel reicht eine Anästhesie im Oberkiefer für zwei nebeneinanderstehende Zähne. Im Unterkiefer wird in jeder Kieferhälfte eine Anästhesie gemacht.

Für die Berechnung der Leistungen 4070/4075 müssen Sie im Befund überprüfen, wie viele einwurzelige bzw. mehrwurzelige Zähne Sie behandelt haben und können die Leistung entsprechend der Anzahl der behandelten Zähne berechnen.

19. Aufgabe

Lösung: 2

Sie dürfen für die Nachkontrolle die Nr. 4150 je Zahn berechnen, unabhängig von der Wurzelanzahl.

Für das Aufbringen der Salbe können Sie die Nr. 4020 berechnen.

Die 4025 ist für das Einbringen eines Medikamentes in eine Zahnfleischtasche vorgesehen.

PA in der GOZ:

	Position
PA-Status aufnehmen	4000
PA-Behandlung geschlossen	4070 einwurzeliger Zahn 4075 mehrwurzeliger Zahn
PA-Behandlung offen	4090 einwurzeliger Zahn 4100 mehrwurzeliger Zahn
Nachkontrolle	4150 je Zahn (wurzelunabhängig)

Hinweis

Seit in der BEMA die neuen PA-Positionen eingefügt wurden, gibt es in der GOZ vorgeschlagene Analogpositionen, um bei privat versicherten Patientinnen und Patienten den gleichen Ablauf durchführen zu können, wie bei gesetzlich Versicherten. Jede Behandlerin bzw. jeder Behandler kann für sich selbst entscheiden, ob der gleiche Ablauf durchführt werden soll, wie bei GKV-Patientinnen und -Patienten oder ob er nach den bisherigen PKV-Leistungen abgerechnet wird.

Zu den PA-Positionen in der GOZ kommen noch die Anästhesieleistungen hinzu. Beachten Sie, dass in der GOZ das Material der Anästhesie berechnet werden kann. Auch Oberflächenanästhesien können in der GOZ berechnet werden. Wird eine offene PA durchgeführt, kann auch das Nahtmaterial berechnet werden.

Situation zur 20. bis 22. Aufgabe
In der GOZ gelten für die Abrechnung der PA-Leistungen andere Bestimmungen als im BEMA.
Es wird auch zwischen Zahnstein und Konkrementen unterschieden.

20. Aufgabe

Beschreiben Sie die Begriffe:

Subgingival

Supragingival

21. Aufgabe

Wann dürfen Sie die Leistungen 4050/4055 abrechnen?

1 Immer wenn Zahnstein vorhanden ist.
2 Einmal in 30 Tagen.
3 Es gibt keine Einschränkung.
4 In der gleichen Sitzung wie die 1040.

22. Aufgabe

Gibt es zur Abrechnung der Leistung 4050/4055 eine Alterseinschränkung oder können die Leistungen auch an Milchzähnen erbracht werden?

Situation
Herr Kastner war am 12.05 zur Zahnsteinentfernung in der Praxis und kommt nun am 27.05 zur Kontrolle in die Praxis. An den Zähnen 43–33 hat sich aufgrund des vorhandenen Retainers bereits wieder Zahnstein gebildet.
Dieser wird nochmals entfernt.

23. Aufgabe

Wie rechnen Sie die Entfernung ab?

1 mit der 4050 auf ein anderes Behandlungsdatum
2 mit der 4060 je Zahn
3 mit der 1040
4 Das ist in diesem Zeitraum ein Service der Praxis.

Situation
Bei Herrn Laut, privat versichert, wurde eine PA-Behandlung durchgeführt.
Aufgrund der tiefen Taschen an den Molaren entstand ein erhöhter Zeitaufwand.

24. Aufgabe

Wie können Sie diesen bei der Abrechnung berücksichtigen?

1 Es gibt keine Möglichkeit.
2 Faktorsteigerung
3 Den Patienten darauf hinweisen, dass wir nun Verlust gemacht haben.
4 Zusätzliche Leistungen berechnen, um den Stundensatz zu erreichen.

Erläuterungen und Lösungen

20. Aufgabe

Subgingival – unterhalb des Zahnfleischsaumes gelegen
Supragingival – oberhalb des Zahnfleischsaumes gelegen

Zahnbeläge gingival/subgingival

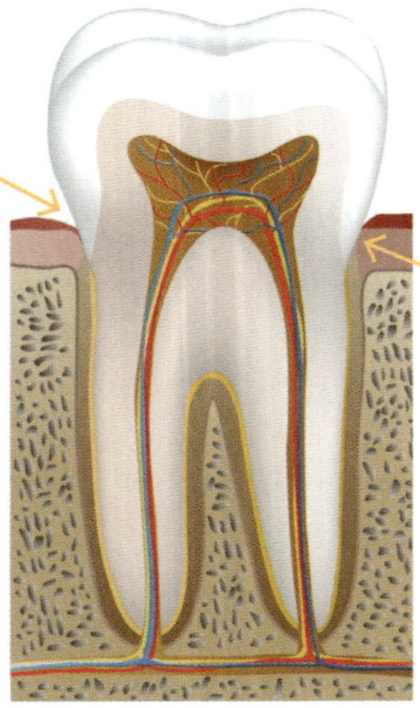

21. Aufgabe

Lösung: 2

Die Abrechnung der Positionen 4050/4055 sind auf einen Zeitraum von 30 Tagen beschränkt. Sollte innerhalb dieser Tage nochmals eine Behandlung notwendig sein, kann die Position 4060 abgerechnet werden.

Nach den 30 Tagen beginnt der Zeitraum erneut.

22. Aufgabe

Es gibt keine Alterseinschränkung.

Die Leistungen können bei allen Altersgruppen und an Milchzähnen sowie bleibenden Zähnen erbracht werden. Es muss nur auf die korrekte Anzahl der Wurzeln bei der Abrechnung geachtet werden (Unterschiede bleibende Zähne und Milchzähne).

23. Aufgabe

Lösung: 2

Sie berechnen die Leistung 4060 je Zahn, an dem die Leistung erbracht wurde.

24. Aufgabe

Lösung: 2

Sie dürfen in der GOZ einen erhöhten Zeitaufwand mit der Faktorsteigerung der entsprechenden Leistung berechnen.

Dies muss immer mit einer Begründung auf der Rechnung erfolgen.

Situation zur 1. und 2. Aufgabe
Die kleine Mia, GKV-Patientin, kommt mit einem wackelnden Zahn 51 in die Praxis. Der Zahn 11 ist schon durchgebrochen und nun bereitet ihr der Milchzahn Schmerzen. Dr. Kotterer entfernt den Zahn und legt im Anschluss einen Tupfer ein.

1. Aufgabe

Welche Leistungen können Sie für die Anästhesie und Entfernung des Zahnes 51 abrechnen? ☐

1 Anästhesie, X1
2 Oberflächenanästhesie, Anästhesie, X1
3 Anästhesie, X1, N
4 Oberflächenanästhesie, Anästhesie, X1, N
5 Anästhesie, XN

2. Aufgabe

Welche Leistungen können Sie abrechnen, wenn der Zahn 51 unter Anästhesie entfernt und die Wunde mit einer CHX-Lösung gespült wurde. ☐ ☐

1 I
2 O
3 L1
4 X1
5 X2
6 N
7 Mu

Situation zur 3. und 4. Aufgabe
Für Extraktionen stehen uns verschiedene Abrechnungspositionen zur Verfügung. Diese gelten für Milchzähne sowie für bleibende Zähne.

3. Aufgabe

Ordnen Sie die Extraktionsleistungen den entsprechenden Positionen nach der GKV zu.

Leistung		Position
Entfernung einwurzliger Zahn	☐	1 X2
Entfernung mehrwurzliger Zahn	☐	2 X3
Entfernung tieffrakturierter Zahn	☐	3 X1

4. Aufgabe

In der Leistungsbeschreibung der Extraktion sind bestimmte Maßnahmen schon enthalten. Geben Sie an, was in der Leistung schon enthalten ist. ☐ ☐ ☐

1 Legen einer Naht
2 Blutstillung mit erheblichem Aufwand
3 Auskratzen von Granulationsgewebe der Alveole
4 Entfernung von großen Zysten
5 Spülen der Wunde mit Kochsalzlösung

Erläuterungen und Lösungen

1. Aufgabe

Lösung: 1

2 Nach dem BEMA ist die Oberflächenanästhesie nicht möglich.
3 Eine N ist nicht in der gleichen Sitzung neben der X möglich.
4 Siehe 2 und 3.
5 Eine XN kann nur in einer Folgesitzung erbracht werden.

2. Aufgabe

Lösung: 1, 4

Sie können für die Spülung der Wunde nach der Extraktion (in der gleichen Sitzung) keine Mu berechnen, da es sich um eine Wundversorgung handelt. Diese ist in der Leistungsbeschreibung der Extraktion enthalten.

3. Aufgabe

Lösung: 3, 1, 2

Die Entfernung von einwurzeligen Zähnen wird laut BEMA nach der Nummer X1 berechnet.

Die Entfernung von zwei- oder mehrwurzeligen Zähnen wird mit der Nummer X2 berechnet.

Ist der Zahn tief frakturiert, kann die X3 berechnet werden.

Wird nur ein Wurzelrest entfernt, muss dies unter der Abrechnungsnummer erfolgen, die dem Zahn tatsächlich entspricht.
Beispiel: Wurzelrest an 36 – X2
Wurzelrest an 41 – X1

4. Aufgabe

Lösung: 1, 3, 5

Die einfache Wundversorgung ist bereits Leistungsbestandteil der Extraktion. Hierzu zählen das Glätten der Knochenränder, kleinere Blutstillungen, Auskratzen von Granulationsgewebe, Entfernung von kleineren Zysten.

Entsteht ein zusätzlicher Aufwand durch eine erhebliche Blutung oder durch die Entfernung von größeren Zysten, kann dies zusätzlich berechnet werden, erfordert aber genaue Dokumentation, damit bei Nachfragen alles vorhanden ist.

Situation
Simon, 17 Jahre und GKV-versichert, kommt nach der Abschlussuntersuchung beim Kieferorthopäden mit einem Arztbrief in die Praxis. Es wurde beim KFO ein OPG angefertigt und alle Weisheitszähne sollen nun entfernt werden.

5. Aufgabe

Ordnen Sie die Lagebeschreibung der Zähne den **richtigen** Abrechnungspositionen Ost1 (1) oder Ost2 (2) zu.

Verlagert ☐

Retiniert ☐

Tief zerstörter Zahn ☐

Impaktierter Wurzelrest ☐

Fortführung der Situation
Simon wurde in einem Vorgespräch über den Ablauf der Behandlung informiert und er möchte alle vier Weisheitszähne in einer Sitzung entfernt haben.
Die Zähne 18 und 48 sind verlagert, alle Zähne sind noch im Knochen.

6. Aufgabe

Geben Sie die **richtige** Lösung an. ☐

1 4 × Ost2, 4 × I

2 4 × Ost1, 2 × I, 2 × L1

3 2 × Ost2, 2 × Ost1, 4 × I

4 2 × Ost1, 2 × Ost2, 2 × I, 2 × L1

Fortführung der Situation
Da Simon in fünf Tagen für eine Woche in den Urlaub fährt, wurden die Wunden mit resorbierbaren Fäden vernäht.

7. Aufgabe

Wann muss Simon dann zur Entfernung der Fäden in die Praxis kommen? ☐

1 Die Fäden werden vor dem Urlaub entfernt.

2 Die Fäden werden nach dem Urlaub entfernt.

3 Er soll im Urlaub zu einem Zahnarzt gehen.

4 Die Fäden lösen sich von selbst auf und müssen nicht gezogen werden.

5 Er bekommt Instrumente von uns mit und er kann sie selbst entfernen.

Fortführung der Situation
Simon möchte morgen in den Urlaub fahren und kommt heute mit starken Schmerzen und einer Schwellung regio 48 in die Praxis. Die Naht regio 48 wird entfernt und die Wunde unter Anästhesie erneut ausgekratzt. Anschließend spült Dr. Steiner die Wunde aus und legt eine neue Naht.

8. Aufgabe

Welche Leistungen können Sie berechnen? Tragen Sie die Nummer in das Kästchen ein. ☐

1 L1, N

2 I, N

3 L1, XN

Erläuterungen und Lösungen

5. Aufgabe

Lösung: 2, 2, 1, 2

Verlagerte, retinierte und impaktierte Wurzelreste werden mit der Ost2 berechnet. Müssen Zähne aufgrund tiefer Zerstörung oder wegen Frakturen entfernt werden, wird dies unter der Nummer Ost1 berechnet.

6. Aufgabe

Lösung: 4

Sie müssen bei der Abrechnung der Ost-Leistungen die Abrechnungsbestimmung genau beachten. Die Ost 1 ist die Entfernung von Zähnen durch Osteotomie. Dies setzt eine Aufklappung des Zahnfleisches voraus.
Die Leistung Ost 2 beschreibt die Entfernung eines verlagerten oder retinierten Zahnes.
In der Situation sind die Zähne 18 und 48 verlagert (Berechnung der Ost 2), die Zähne 28 und 38 sind noch komplett im Knochen aber weder verlagert noch retiniert (Ost 1). Bitte beachten Sie auch bei der Abrechnung die Anästhesien für den jeweiligen Kiefer. Im Oberkiefer wird eine Infiltrationsanästhesie gelegt, im Unterkiefer wird eine Leitungsanästhesie gesetzt.

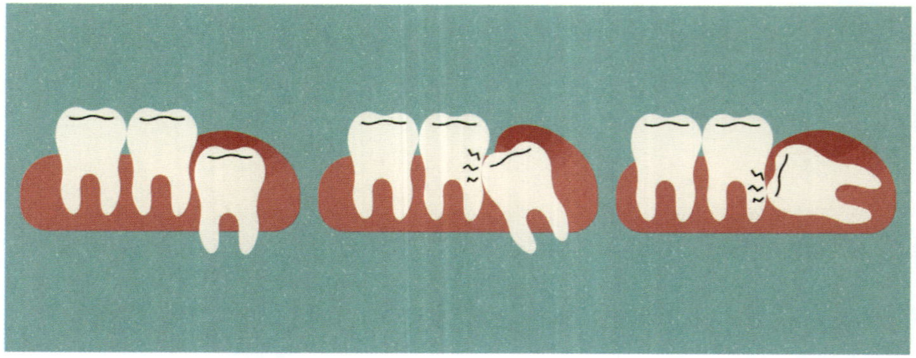

links: regelrechte Lage des Zahnes, mittig: Zahn wird zurückgehalten da er nicht regelrecht sitzt, rechts: Zahn ist verlagert und kann nicht durchbrechen

7. Aufgabe

Lösung: 4

Resorbierbare Fäden lösen sich von selbst auf und müssen nicht entfernt werden.

8. Aufgabe

Lösung: 3

Für die erneute Versorgung der Wunde steht uns die Leistung XN – Wundrevision – zur Verfügung. Diese beinhaltet auch das Legen einer erneuten Naht.

Situation zur 9. und 10. Aufgabe
In der GOZ gelten für Extraktionen im Unterschied zum BEMA andere Abrechnungsbestimmungen.

9. Aufgabe

Nach dem BEMA werden Extraktionen nach der Anzahl der Wurzeln in der Anatomie abgerechnet. Wie erfolgt die Berechnung nach der GOZ?

____

____

____

____

10. Aufgabe

Ordnen Sie die Leistungsbeschreibungen der GOZ-Positionen den Abrechnungspositionen zu.

GOZ-Position		Abrechnungsposition
Tief frakturiert	☐	1 3000
Einwurzeliger Zahn	☐	2 3010
Mehrwurzeliger Zahn	☐	3 3020
Wurzelrest 35	☐	

Situation zur 11. und 12. Aufgabe
Bei Herrn Schmidt, privat versichert, muss der Zahn 47 aufgrund starker Zerstörung entfernt werden. Der verlagerte Zahn 48 wird in der gleichen Sitzung ebenfalls entfernt. Frau Dr. Kotterer betäubt die Einstichstelle vor der Leitungsanästhesie und entfernt dann beide Zähne. Anschließend wird eine Röntgenaufnahme zur Kontrolle angefertigt und die Wunden werden vernäht.

11. Aufgabe

Welche Leistungen können Sie für die oben aufgeführte Behandlung berechnen? ☐

1 L1, X3, Ost2, Ä5000
2 O, L1, X3, Ost2, Ä5000
3 O, I, X3, Ost2, Ä5000
4 O, L1, X2, Ost1, Ä5000
5 O, L1, X2, Ost2, Ä5004

12. Aufgabe

Welche Materialien können Sie für die oben aufgeführte Behandlung berechnen?

____

____

Fortführung der Situation
Da es sich bei der Behandlung um einen privat versicherten Patienten handelt, können Sie möglicherweise einen Zuschlag für die chirurgische Behandlung berechnen.

13. Aufgabe

Kann in diesem Fall ein Zuschlag berechnet werden und woher wissen Sie das?

____

____

Erläuterungen und Lösungen

9. Aufgabe

Nach der tatsächlichen Anzahl der Wurzeln an dem extrahierten Zahn.

Nach der GOZ darf nach der Anzahl der tatsächlich vorhandenen Wurzeln an den entsprechenden Zähnen abgerechnet werden.
Hat z. B. der Zahn 25 zwei Wurzeln, darf ein X2 berechnet werden.

10. Aufgabe

Lösung: 3, 1, 2, 3

Ein tief frakturierter Zahn oder tief zerstörter Zahn darf nach der GOZ als 3020 berechnet werden.

11. Aufgabe

Lösung: 2

1 Die Oberflächenanästhesie fehlt.

3 falsche Anästhesie

4 kein verlagerter Zahn, kein tief zerstörter Zahn

5 kein zerstörter Zahn

12. Aufgabe

Anästhetikum, Nahtmaterial

Bei chirurgischen Leistungen können Sie das Nahtmaterial berechnen. Alle anderen Materialien wie z. B. Einmalbohrer können nicht separat berechnet werden.
Bei der Anästhesie können Sie nach der GOZ immer das Material für das Anästhetikum entsprechend der Anzahl der verwendeten Ampullen berechnen.

13. Aufgabe

Ja, aufgrund des verlagerten Zahnes wird einen Ost 2 durchgeführt.
Diese Position ist zuschlagberechtigt. Zuschläge werden in der GOZ nach den Punkten der Leistungen berechnet. Die Leistung Ost 2 liegt mit den Punkten im zuschlagberechtigten Bereich.

Extraktionen

GKV	PKV
Abrechnung nach anatomischer Vorgabe	Abrechnung nach tatsächlicher Wurzelanzahl
einwurzelig – X1	einwurzelig oder Implantat – GOZ 3000
mehrwurzelig – X2	mehrwurzelig – GOZ 3010
tief frakturiert – X3	tief frakturiert – GOZ 3020
tief zerstört – X1	tief zerstört – GOZ 3020
	Je nach Anzahl der Punkte, können in der GOZ noch zusätzlich Zuschläge berechnet werden.

Situation
Ruben, 7 Jahre alt und gesetzlich versichert, kommt mit einem stark ausgeprägten Lippenbändchen regio 11–21 in die Praxis.
Aufgrund der großen Lücke entschließt sich Frau Dr. Mrosek für die Korrektur des Diastemas.

14. Aufgabe

Welche Leistungen können Sie für das Diastema abrechnen? ☐

1 Dia
2 SMS
3 FI
4 Alv

Situation zur 15. und 16. Aufgabe
Bei Frau Singer wurden vor 3 Monaten die restlichen Zähne im Unterkiefer entfernt. Nun soll vor der Neuanfertigung der Prothese der Knochen geglättet werden.

15. Aufgabe

Welche Leistung können Sie berechnen? ☐

1 Alv
2 KNr
3 RI

16. Aufgabe

Im 3. Quadranten entfernen Sie in der gleichen Sitzung noch das hochansetzende Wangenbändchen. Welche Leistung können Sie berechnen? ☐

1 Dia
2 SMS
3 Alv

Situation
Herr Heinrich kommt mit Schmerzen regio 14 in die Praxis. Auf dem Röntgenbild erkennen Sie eine apikale Aufhellung. Der Zahn ist aber schon wurzelbehandelt. Frau Dr. Mrosek schlägt eine Wurzelspitzenresektion vor.

17. Aufgabe

Welche Leistungen können Sie berechnen, wenn beide Wurzelspitzen durch denselben Zugang entfernt werden? ☐

1 WR1, WR2
2 WR1, WR3
3 WR2, WR3
4 WR2 × 2

Situation zur 18. und 19. Aufgabe
Sebastian Marx, gesetzlich versichert, kommt mit einer starken Schwellung regio 25 in die Praxis. Frau Dr. Mrosek diagnostiziert einen Abszess und möchte diesen unter Anästhesie eröffnen. Zum Offenhalten wird eine Drainage gelegt.

18. Aufgabe

Was können Sie berechnen? ☐

1 I, Inz1
2 L1, Inz1
3 I, Inz2
4 L1, Inz2

19. Aufgabe

Aufgrund der starken Schwellung wirkt die Anästhesie kaum und Frau Dr. Mrosek spritzt erneut ein. Wie können Sie dies berechnen? ☐

1 gar nicht
2 erneute Infiltration
3 Leitungsanästhsie
4 private Berechnung

Erläuterungen und Lösungen

14. Aufgabe

Lösung: 1

Die Entfernung eines echten Diastema mediale wird mit der Position Dia berechnet.
Wird das Lippenbändchen entfernt, wird eine Frenektomie berechnet.

15. Aufgabe

Lösung: 2

Die Knochenglättung nach Abheilung der Wunde wird mit der KNR berechnet.
Voraussetzung ist die Abheilung der Wunde und eine separate Sitzung.
Sie kann nicht zeitgleich mit einer Ex oder Ost berechnet werden (im gleichen OP-Gebiet).

16. Aufgabe

Lösung: 2

Das Beseitigen von störenden Schleimhautbändern, Muskelansätzen oder eines Schlotterkammes können Sie einmal je Kieferhälfte oder Frontzahnbereich unter der Leistungsposition SMS berechnen.

17. Aufgabe

Lösung: 3

Die WR1 steht für die Wurzelspitzenresektion an einem Frontzahn.

Die WR2 steht für die Wurzelspitzenresektion an einem Seitenzahn.

Die WR3 steht für die Wurzelspitzenresektion an einer weiteren Wurzelspitze (bei demselben Zugang).

Erfolgt die Entfernung einer weiteren Wurzelspitze durch einen separaten Zugang, kann erneut die WR2 berechnet werden.

18. Aufgabe

Lösung: 1

Es wird eine Infiltrationsanästhesie gemacht und der Abszess eröffnet.

Eine Leitungsanästhesie erfolgt nur im Unterkiefer und die Inz2 ist für die Eröffnung eines tief liegenden Abszesses. Für das Offenhalten der Wunde kann keine separate Abrechnung erfolgen.

19. Aufgabe

Lösung: 2

Sie können die erneute Anästhesie wieder mit einer I – Infiltrationsanästhesie berechnen und geben für die KVZ eine Begründung an, z. B. schlechte Wirkung aufgrund starker Schwellung, schlechte Wirkung aufgrund starker Schmerzen, erneute Anästhesie aufgrund langer Dauer.

Situation für 1. bis 7. Aufgabe
Nach der GOZ dürfen für bestimmte zahnärztlich-chirurgische Leistungen Zuschläge berechnet werden.

1. Aufgabe

Welche Positionen sind für die Zuschläge abrechenbar?

1 0500
2 0490
3 0510
4 0530
5 0540

2. Aufgabe

Mit welchem Faktor dürfen die Zuschläge berechnet werden?

1 1,0
2 2,3
3 3,5

3. Aufgabe

Wie viele Zuschläge dürfen Sie in einer Sitzung berechnen? Begründen Sie?

4. Aufgabe

Dürfen Sie die Zuschläge 0100 bzw. 0120 neben den Zuschlägen nach 0500–0530 gleichzeitig berechnen?

5. Aufgabe

Dürfen Sie die Zuschläge der GOZ neben den Zuschlägen der GOÄ berechnen?

Erläuterungen und Lösungen

1. Aufgabe

Lösung: 1, 3, 4

Bei chirurgischen Leistungen können Zuschläge nach den Nummern 0500–0530 berechnet werden. Die Zuschläge sind abhängig von den Punkten der entsprechenden chirurgischen Leistung.

2. Aufgabe

Lösung: 1

Zuschläge dürfen grundsätzlich nur mit dem Faktor 1,0 berechnet werden, da sie zu einer Hauptleistung zusätzlich berechnet werden. Die Abrechnung eines Zuschlages ohne chirurgische Leistung ist nicht möglich.

3. Aufgabe

Nur ein Zuschlag darf berechnet werden. Die Berechnung eines Zuschlages ist je Behandlungstag nur einmal möglich.

Grundsätzlich ist die Berechnung eines Zuschlages in den Abrechnungsbestimmungen auf einmal je Behandlungstag beschränkt.

4. Aufgabe

Ja, das ist möglich.

Sie können die Zuschläge 0100 – OP-Mikroskop – und 0120 – Verwendung eines Lasers – neben den OP-Zuschlägen zusätzlich berechnen, da es sich hier um die Behandlung mit zusätzlichen Methoden handelt und der Zuschlag keiner chirurgischen Position zugeordnet ist.

5. Aufgabe

Handelt es sich um die Zuschläge für das OP-Mikroskop bzw. den Laser nach der GOÄ, dann ja.
Handelt es sich um Zuschläge für chirurgische Leistungen nach der GOÄ, die zeitgleich mit zuschlagsberechtigten chirurgischen Leistungen nach der GOZ erbracht werden, dann nicht.

Zuschläge bei chirurgischen Leistungen der GOZ

Zuschlag	Punkte
0500	250–499
0510	500–799
0520	800–1199
0530	1200 und mehr

Hinweis

Es kann nur ein Zuschlag pro Sitzung berechnet werden, auch wenn mehrere zuschlagberechtigte Leistungen erbracht wurden. Dabei wird immer der höchstbewertete, mögliche Zuschlag berechnet.
Der Zuschlag muss direkt nach der zuschlagberechtigten Leistungsposition angegeben werden. Zuschläge sind für Leistungen aus den Bereichen D – Chirurgie, E – Parodontose und K – Implantologie möglich.

6. Aufgabe

Für welche Leistungen dürfen Sie die zahnärztlichen-chirurgischen Zuschläge berechnen?

1 ja 2 nein

Leistungsbereiche	
Konservierende Leistungen	☐
Chirurgische Leistungen	☐
Kieferbruch	☐
Parodontosebehandlung	☐
Implantologie	☐
Funktionsanalytische Leistungen	☐

7. Aufgabe

Ihr Patient kommt am Vormittag zur Implantation und Sie berechnen den entsprechenden Zuschlag. Am Nachmittag kommt der Patient spontan nochmals in die Praxis und es wird eine weitere zuschlagberechtigte chirurgische Leistung erbracht. Dürfen Sie diese berechnen?
Begründen Sie.

____

____

____

____

Situation zur 8. und 9. Aufgabe
In einer Sitzung werden mehrere zuschlagberechtigte Leistungen erbracht.
Je Sitzung ist aber nur ein Zuschlag abrechenbar.

8. Aufgabe

In dem oben genannten Fall können die Zuschläge 0510 und 0530 zu den entsprechenden Leistungen abgerechnet werden.
Welchen Zuschlag berechnen Sie?

____

9. Aufgabe

Sie dürfen nur einen Zuschlag berechnen, es wurden aber zwei zuschlagberechtigte Leistungen erbracht. Dürfen Sie den Faktor nun steigern?
Begründen Sie.

____

____

____

____

Erläuterungen und Lösungen

6. Aufgabe

Lösung: 1, 1, 2, 1, 1, 2

Sie dürfen grundsätzlich für chirurgische Leistungen entsprechend den Punkten die Zuschläge berechnen. Hier wird nicht unterschieden, ob es sich um den Bereich reine Chirurgie, Implantologie oder PA handelt.

Für den Bereich Kons gibt es die Zuschläge für den Laser und das OP-Mikroskop.

Bei Kieferbruchbehandlungen, die in normalen Praxen meist eine Schienentherapie beinhalten, sind keine Zuschläge notwendig, ebenso bei den funktionsanalytischen Maßnahmen.

7. Aufgabe

Nein, der Zuschlag darf je Behandlungstag nur einmal angesetzt werden.

In den Abrechnungsbestimmungen ist klar definiert: Der Zuschlag nach der Nummer XXXX ist je Behandlungstag nur einmal berechnungsfähig.

Auch hier gilt die Regel, das Sie den Zuschlag für die Leistung mit den höchsten Punkten berechnen.

8. Aufgabe

Lösung: 0530

Der Zuschlag ist höher bewertet und es wurde in der Behandlung eine Leistung mit höheren Punkten erbracht.

9. Aufgabe

Nein, eine Faktorsteigerung ist bei chirurgischen Zuschlägen grundsätzlich ausgeschlossen.

Zuschläge sind grundsätzlich nicht steigerungsfähig, da es sich um Leistungen handelt, die zu einer weiteren Leistung zusätzlich abgerechnet werden.

Zuschläge bei chirurgischen Leistungen der GOZ:

Zuschlag	Punkte
0500	250–499
0510	500–799
0520	800–1199
0530	1200 und mehr

Merke

- *Es kann nur ein Zuschlag pro Sitzung berechnet werden, auch wenn mehrere zuschlagberechtigte Leistungen erbracht wurden.*
- *Es wird immer der höchstbewertete, mögliche Zuschlag berechnet.*
- *Der Zuschlag muss direkt nach der zuschlagberechtigten Leistungsposition angegeben werden.*
- *Zuschläge sind möglich für Leistungen aus den Bereichen D – Chirurgie, E – Parodontose und K – Implantologie.*

Situation zur 1. und 2. Aufgabe
Frau Braun kommt mit einem abgebrochenen Zahn regio 15 in die Praxis. Bei der eingehenden Untersuchung wird festgestellt, dass der Zahn überkront werden muss.

1. Aufgabe

Ordnen Sie die Begriffe des Zahnersatzes den Versorgungsformen (1) gleichartig GV und (2) Regelversorgung RV zu.

Zahnersatz

Keramikkrone ☐

Metallkrone ☐

Vestibulär verblendete Krone ☐

Metallische Teilkrone ☐

2. Aufgabe

Welche Krone bekommt Frau Brauns Zahn laut Kassenrichtlinien? Erklären Sie.

____

____

____

____

____

____

____

Fortführung der Situation
Frau Braun entscheidet sich für die gleichartige Versorgung.

3. Aufgabe

Welches Kürzel geben Sie auf dem HKP für die Regelversorgung an und welches in der Therapieplanung?

	Kürzel
Regelversorgung	
Therapieplanung	

Fortführung der Situation
Frau Braun möchte den Zahn sofort versorgen lassen. Sie erklären Ihr, das dies aufgrund der Genehmigungspflicht nicht möglich ist.

4. Aufgabe

Bringen Sie den Ablauf der Behandlung in die **richtige** Reihenfolge.

Diagnose, Planung ☐

Versenden des Planes an die Krankenkasse (digital) ☐

Erstellen eines Heil- und Kostenplanes ☐

Abrechnung des Heil- und Kostenplanes ☐

Behandlung nach Erhalt der Genehmigung durch die Krankenkasse ☐

Eingliederung der neuen Krone ☐

Rechnungsversand an Frau Braun ☐

Erläuterungen und Lösungen

1. Aufgabe

Lösung: 1, 2, 2, 2

Der Begriff Regelversorgung beschreibt die Versorgungsart, die den Richtlinien der Krankenkasse entspricht.

Der Begriff gleichartige Versorgung beschreibt die Versorgungsart, die in ihrer „Art“ gleich bleibt, sich in der Ausführung aber verändert.

Beispiel 15 KV – vestibulär verblendete Krone – entspricht der Regelversorgung, 16 KM – vollverblendete Krone – die Art bleibt gleich (es bleibt bei der Krone) nur die Ausführung ändert sich von einer vestibulären Verblendung zur Vollverblendung.

2. Aufgabe

Frau Brauns bekommt nach den Kassenrichtlinien eine vestibulär verblendete Metallkrone am Zahn 15.

Nach den Richtlinien der Krankenkasse ist eine Metallkrone die Regelversorgung. Im Verblendbereich (Oberkiefer von Zahn 5 – 5) ist eine zusätzliche vestibuläre Verblendung möglich. Dies entspricht dem Kürzel KV der Regelversorgung im Heil- und Kostenplan. Im Unterkiefer ist der Verblendbereich nach der Richtlinie von Zahn 4 – 4.

3. Aufgabe

	Kürzel
Regelversorgung	KV
Therapieplanung	KM

KV – das K steht für die Krone, das V wird für die vestibuläre Verblendung hinzugesetzt.

KM – das K steht für die Krone, das M wird für die komplette Verblendung hinzugesetzt.

4. Aufgabe

Lösung: 1, 3, 2, 6, 4, 5, 7

Ein Heil- und Kostenplan für die Herstellung eines neuen ZE muss der Krankenkasse immer vor der Behandlung zur Genehmigung gesendet werden.
Erst nach der Genehmigung darf mit der Behandlung begonnen werden.
Die letzten beiden Punkte können auch variieren oder zeitgleich erfolgen (je nach KZV-Bereich).

Kassenzahnärztliche Bundesvereinigung **KZBV**

Elektronischer Heil- und Kostenplan zum Zahnersatz/Listen zulässiger Befund- und Therapiekürzel

1. Befundkürzel

Kürzel	Beschreibung
a	Adhäsivbrücke (Anker)
ab	Adhäsivbrücke (Brückenglied)
abw	erneuerungsbedürftige Adhäsivbrücke (Brückenglied)
aw	erneuerungsbedürftige Adhäsivbrücke (Anker)
b	Brückenglied
bw	erneuerungsbedürftiges Brückenglied
e	ersetzter Zahn
ew	ersetzter, aber erneuerungsbedürftiger Zahn
f	fehlender Zahn
ix	zu entfernendes Implantat
k	klinisch intakte Krone
kw	erneuerungsbedürftige Krone
pkw	erneuerungsbedürftige Teilkrone
pw	erhaltungswürdiger Zahn mit partiellen Substanzdefekten
r	Wurzelstiftkappe mit ersetztem Zahn
rw	erneuerungsbedürftige Wurzelstiftkappe mit erneuerungsbedürftigem ersetztem Zahn
sb	implantatgetragenes Brückenglied
sbw	erneuerungsbedürftiges implantatgetragenes Brückenglied
se	ersetzter Zahn einer implantatgetragenen (Teil-)Prothese
sew	ersetzter, aber erneuerungsbedürftiger Zahn einer implantatgetragenen (Teil-)Prothese
sk	implantatgetragene intakte Krone
skw	erneuerungsbedürftige implantatgetragene Krone
so	implantatgetragenes Verbindungselement (Kugelknopfanker, Steg u. Ä.) mit ersetztem Zahn
sow	erneuerungsbedürftiges implantatgetragenes Verbindungselement (Kugelknopfanker, Steg u. Ä.) mit erneuerungsbedürftigem ersetztem Zahn
st	implantatgetragene Teleskopkrone
stw	erneuerungsbedürftige implantatgetragene Teleskopkrone
t	Teleskopkrone
t2w	erneuerungsbedürftiges Sekundärteil einer Teleskopkrone
tw	erneuerungsbedürftige Teleskopkrone
ur	unzureichende Retention
ww	erhaltungswürdiger Zahn mit weitgehender Zerstörung
x	nicht erhaltungswürdiger Zahn
)(	Lückenschluss

Quelle: Elektronischer HKP zum Zahnersatz / Übersicht der Änderungen bei Befund- und Therapiekürzeln, Kassenzahnärztliche Bundesvereinigung (KZBV), Berlin, 2022, S. 3

Situation zur 5. und 6. Aufgabe
Beim Ausfüllen eines Heil- und Kostenplanes müssen Sie die von der KZV vorgegebenen Kürzel verwenden.

5. Aufgabe

Ordnen Sie die Kürzel den Beschreibungen zu.

Beschreibung		Kürzel
nicht erhaltungswürdiger Zahn	☐	1 ww
vorhandene Krone	☐	2 E
Erneuerungsbedürftiges Brückenglied	☐	3 t
Erhaltungswürdiger Zahn mit partiellen Substanzdefekten	☐	4 k
Erhaltungswürdiger Zahn mit weitgehender Zerstörung	☐	5 pw
vorhandenes Teleskop	☐	6 x
zu ersetzender Zahn	☐	7 bw

6. Aufgabe

Tragen Sie für die folgenden Versorgungen das richtige Kürzel ein.

Versorgung	Kürzel
Metallkrone	
Vollverblendetes Brückenglied	
Vestibulär verblendetes Teleskop	
Vollkeramikkrone	
Vestibulär verblendete Krone	
Teilkrone aus Keramik	
Keramikkrone mit gegossener Halte- und Stützvorrichtung	

Situation zur 7. und 8. Aufgabe
Sie haben einen Heil- und Kostenplan zur Genehmigung an die Krankenkasse gesendet und diesen auch bereits zurückerhalten. Ihr Patient muss den Termin aus beruflichen Gründen verschieben und möchte sich selbst in der Praxis wieder melden.

7. Aufgabe

Welche Aussagen sind **richtig**? ☐ ☐ ☐

1 Wir notieren dies in der Behandlungsakte.

2 Der Heil- und Kostenplan ist nur 6 Monate gültig, wir weisen den Patienten darauf hin.

3 Wir erklären dem Patienten, dass eine Verschiebung aufgrund der Genehmigung nicht möglich ist.

4 Der Heil- und Kostenplan kann ggf. einmal bei der Krankenkasse verlängert werden.

5 Wenn die sechs Monate abgelaufen sind, hat der Patient keinen Anspruch mehr auf den Festzuschuss der Krankenkasse.

8. Aufgabe

Die Genehmigung des Heil- und Kostenplanes ist abgelaufen und der Patient möchte nun einen neuen Termin vereinbaren.
Wie gehen Sie vor? ☐

1 Sie senden den HKP zur Verlängerung.

2 Sie vereinbaren mit dem Patienten einen neuen Beratungstermin.

3 Sie stellen einen neuen Antrag bei der Krankenkasse da die Genehmigung bereits abgelaufen ist.

Erläuterungen und Lösungen

5. Aufgabe Lösung: 6, 4, 7, 5, 1, 3, 2

Für den Eintrag des Befundes auf dem Heil- und Kostenplan gibt es bundeseinheitliche Kürzel, die verwendet werden müssen. Dadurch ist überall ersichtlich, wie der Befund ist und welche Therapie geplant wurde.

6. Aufgabe

Versorgung	Kürzel
Metallkrone	K
Vollverblendetes Brückenglied	BM
Vestibulär verblendetes Teleskop	TV
Vollkeramikkrone	KM
Vestibulär verblendete Krone	KV
Teilkrone aus Keramik	PKM
Keramikkrone mit gegossener Halte- und Stützvorrichtung	KMH

Die Kürzel ergeben sich aus den Vorgaben der KZV. Die einzelnen Kürzel dürfen auch miteinander kombiniert werden, z. B. KMH (K – Krone, M – Vollverblendung, H – Halte- und Stützelement).

7. Aufgabe Lösung: 1, 2, 4

Der bereits genehmigte Plan ist 6 Monate ab dem Genehmigungsdatum gültig.

Sie notieren den Anruf und die Terminabsage des Patienten in der Akte und weisen ihn auf die Gültigkeit des Planes hin.

Der Plan kann einmal verlängert werden. Wird in diesem Zeitraum die Behandlung wieder nicht durchgeführt, muss der Plan erneut von der Krankenkasse genehmigt werden.

8. Aufgabe Lösung: 3

Da die Genehmigung bereits abgelaufen ist, können Sie keinen Verlängerung beantragen. Eine Verlängerung kann nur vor dem Ablauf der sechs Monate beantragt und genehmigt werden. Sie müssen einen neuen Antrag zur Kasse senden, der wiederum neu genehmigt werden muss. Ist nach Rücksprache mit dem Patienten keine Änderung eingetreten, muss nicht unbedingt eine neue Beratung durchgeführt werden.

Kassenzahnärztliche Bundesvereinigung **KZBV**

2. Therapiekürzel

Schlüssel	Inhalt/Erläuterungen
A	Adhäsivbrücke (Anker)
ABV	Adhäsivbrücke (Brückenglied mit vestibulärer Verblendung)
ABM	Adhäsivbrücke (Brückenglied vollkeramisch oder keramisch vollverblendet)
B	Brückenglied
BM	Brückenglied vollkeramisch oder keramisch vollverblendet
BV	Brückenglied mit vestibulärer Verblendung
E	zu ersetzender Zahn
EO	zu ersetzender Zahn mit Stegverbindung
H	gegossene Halte- und Stützvorrichtung
K	Krone
KH	Krone mit Halteelement
KM	Krone vollkeramisch oder keramisch vollverblendet
KMH	Krone vollkeramisch oder keramisch vollverblendet mit Halteelement
KMO	Krone vollkeramisch oder keramisch vollverblendet mit Geschiebe
KO	Krone mit Geschiebe
KV	Krone mit vestibulärer Verblendung
KVH	Krone mit vestibulärer Verblendung und Halteelement
KVO	Krone mit vestibulärer Verblendung und Geschiebe
PK	Teilkrone
PKM	Teilkrone vollkeramisch oder keramisch vollverblendet
PKV	Teilkrone mit vestibulärer Verblendung
R	Wurzelstiftkappe mit zu ersetzendem Zahn
SB	implantatgetragenes Brückenglied
SBV	implantatgetragenes Brückenglied mit vestibulärer Verblendung
SBM	implantatgetragenes vollkeramisches oder keramisch vollverblendetes Brückenglied
SE	zu ersetzender Zahn einer implantatgetragenen (Teil-)Prothese
SEO	zu ersetzender Zahn einer implantatgetragenen (Teil-)Prothese mit Stegverbindung
SK	implantatgetragene Krone
SKM	implantatgetragene vollkeramische oder keramisch vollverblendete Krone
SKMO	implantatgetragene vollkeramische oder keramisch vollverblendete Krone mit Ge- schiebe
SKO	Implantatgetragene Krone mit Geschiebe
SKV	implantatgetragene Krone mit vestibulärer Verblendung
SKVO	implantatgetragene Krone mit vestibulärer Verblendung und Geschiebe
SO	implantatgetragenes Verbindungselement (Kugelknopfanker, Steg u. Ä.) mit zu erset- zendem Zahn
ST	implantatgetragene Teleskopkrone
STM	implantatgetragene vollkeramische oder keramisch vollverblendete Teleskopkrone
STV	implantatgetragene Teleskopkrone mit vestibulärer Verblendung
T	Teleskopkrone
TM	Teleskopkrone vollkeramisch oder keramisch vollverblendet
TV	Teleskopkrone mit vestibulärer Verblendung
T2	Sekundärteil einer Teleskopkrone
T2M	Sekundärteil einer Teleskopkrone, vollkeramisch oder keramisch vollverblendet
T2V	Sekundärteil einer Teleskopkrone mit vestibulärer Verblendung

Quelle: Elektronischer HKP zum Zahnersatz / Übersicht der Änderungen bei Befund- und Therapiekürzeln, Kassenzahnärztliche Bundesvereinigung (KZBV), Berlin, 2022, S. 4

Situation zur 9. und 10. Aufgabe
Die Krankenkasse bezahlt zum Zahnersatz festgelegte Beiträge – Festzuschüsse. Diese richten sich in der Höhe nach einem Bonussystem.

9. Aufgabe

Ordnen Sie die Bonuszahlen den Zeiträumen **richtig** zu.

Zeitraum		Bonus
Härtefall	☐	1 60
mehr als 10 Jahre regelmäßige Zahnarztbesuche	☐	2 70
5–9 Jahre regelmäßige Zahnarztbesuche	☐	3 75
keine regelmäßigen Zahnarztbesuche	☐	4 100

10. Aufgabe

Wann tritt bei Ihren Patientinnen und Patienten die Härtefallregelung in Kraft? Nennen Sie **zwei** Beispiele:

Situation
Sie sollen für den Versand an das Dentallabor den Auftragszettel vollständig ausfüllen.

11. Aufgabe

Welche Angaben müssen auf dem Laborzettel enthalten sein? ☐ ☐ ☐ ☐ ☐ ☐

1 Name der Patientin/des Patienten
2 Anschrift und Alter der Patientin/des Patienten
3 Gesetzlich oder privat versichert
4 Art der Arbeit
5 Eingliederungstermin
6 Präparationsdatum
7 Zahnfarbe
8 XML-Nummer
9 Name der assistierenden Person

Situation
Der Zahntechniker sendet Ihnen die Rechnung als PDF-Datei und Sie bekommen einen Papierausdruck mit dem Zahnersatz mitgeliefert.

12. Aufgabe

Was benötigen Sie noch, um den HKP mit der KZV abzurechnen?

Erläuterungen und Lösungen

9. Aufgabe

Lösung: 4, 3, 2, 1

Das Bonussystem der Krankenkasse richtet sich nach den regelmäßigen Kontrolluntersuchungen der Patientinnen und Patienten in der Praxis.

Waren Patientinnen und Patienten nicht regelmäßig zu den Untersuchungen in der Praxis, bekommen sie den Mindestzuschuss von 60 %.

Können Patientinnen und Patienten mindestens 5 aufeinanderfolgende Jahre nachweisen, bekommen sie 70 %.

Können Patientinnen und Patienten mehr als 10 Jahre nachweisen, bekommen sie den höchsten Zuschuss von 75 %.

Haben Patientinnen und Patienten finanziell geringe Möglichkeiten (kann verschiedene Ursachen haben), können sie bei der Krankenkasse einen Antrag auf Härtefallregelung stellen. Dann erhöht sich der Zuschuss auf 100 %.

Die Festzuschüsse beziehen sich immer auf die Regelversorgung

10. Aufgabe

- Patientin/Patient bezieht Sozialhilfe.
- Patientin/Patient hat ein sehr geringes Einkommen.
- Patientin/Patient hat eine sehr geringe Rente.
- Patientin/Patient hat wenig Geld und hohe Ausgaben für Medikamente.

Es muss jedes Jahr erneut ein Antrag auf die Härtefallregelung von Patientinnen bzw. Patienten gestellt werden.

11. Aufgabe

Lösung: 1, 3, 4, 5, 7, 8

Der Zahntechniker benötigt zur Herstellung der Arbeit und der dazugehörigen Rechnung verschiedene Angaben der Praxis.

Wichtige Angaben

- *Der Name der Patientin/des Patienten zur genauen Zuordnung und Rechnungsstellung*
- *Die Art der Arbeit und die Zahnfarbe für die Herstellung*
- *Die XML-Nummer sowie die Information, ob gesetzlich oder privat versichert für die Erstellung der Rechnung (hängt auch von der Art der Versorgung ab – RV, GV oder AAV)*
- *Der Eingliederungstermin, damit der Zahnersatz rechtzeitig zurück in der Praxis ist*

12. Aufgabe

Für die Abrechnung mit der KZV benötigen Sie eine XML-Datei.
Die XML-Datei enthält alle Rechnungsdaten (Name der Patientin/des Patienten, Art der Arbeit, Leistungspositionen aus BEL und evtl. BEB, Rechnungsbetrag und Rechnungsdatum) in verschlüsselter Form. Diese Datei wird dem HKP angefügt und digital an die KVZ mit der Monatsabrechnung ZE übermittelt.

Situation zur 13. und 14. Aufgabe
Bei der gesetzlichen Krankenkasse gibt es drei verschiedene Versorgungsformen: Regelversorgung, gleichartige Versorgung, andersartige Versorgung.

13. Aufgabe

Beschreiben Sie die drei Begriffe:

Regelversorgung	
Gleichartige Versorgung	
Andersartige Versorgung	

14. Aufgabe

Für die drei oben genannten Versorgungsformen gelten verschiedene Abrechnungswege. Ordnen Sie zu.

Versorgungsform

Regelversorgung ☐

Gleichartige Versorgung ☐

Andersartige Versorgung ☐

Abrechnungsweg

1 KZV
2 Direktabrechnung

Situation
Herr Rampp, gesetzlich versichert, bekommt eine Brücke von 24–27, die Zähne 25 und 26 fehlen. Am Zahn 24 wird ein metallischer, konfektionierter Stift gesetzt.

15. Aufgabe

Welche Festzuschüsse können Sie für die Versorgung berechnen? ☐ ☐ ☐

1 2.2
2 2.7
3 1.1
4 1.3
5 1.4

Fortführung der Situation
Die oben aufgeführte Versorgung erfolgt nach den Richtlinien der Krankenkasse.

16. Aufgabe

Welche BEMA-Positionen können Sie berechnen? ☐ ☐ ☐ ☐

1 91a
2 91b
3 20a
4 20b
5 18a
6 92

Erläuterungen und Lösungen

13. Aufgabe

Regelversorgung	Regelversorgung entspricht den Richtlinien der Krankenkasse.
Gleichartige Versorgung	Art bleibt gleich, Ausführung ändert sich.
Andersartige Versorgung	Art ändert sich komplett.

Die Regelversorgung entspricht den Richtlinien der Krankenkasse.

Bei der gleichartigen Versorgung bleibt die Art gleich, z. B. Krone vestibulär verblendet zu Krone vollverblendet.

Bei der andersartigen Versorgung ändert sich auch die Art, z. B. von herausnehmbarem zu festsitzendem Zahnersatz.

14. Aufgabe

Lösung: 1, 1, 2

Die Regelversorgung und gleichartige Versorgung wird von der Praxis mit der KZV abgerechnet.

Bei der andersartigen Versorgung muss der Patient selbst direkt mit der Krankenkasse abrechnen und bekommt von dieser den Festzuschuss ausbezahlt.

15. Aufgabe

Lösung: 1, 2, 5

Sie bekommen für die Brücke den Festzuschuss 2.2, da 2 fehlende Zähne ersetzt werden.

Für die Verblendung an den Zähnen 24 und 25 können Sie jeweils die 2.7 ansetzen.

Für den Stift an Zahn 24 bekommen Sie den Festzuschuss 1.4.

16. Aufgabe

Lösung: 1, 2, 5, 6

Für die Ankerkrone am Zahn 24 berechnen Sie die Leistung 91b.

Für die Ankerkrone am Zahn 27 berechnen Sie die Leistung 91a.

Für die Brückenspanne 25–26 berechnen Sie einmal die 92.

Der metallische, konfektionierte Stift wird mit der 18a berechnet.

Die Nummern nach 20 sind falsch, da es sich dabei um Einzelkronen handelt.

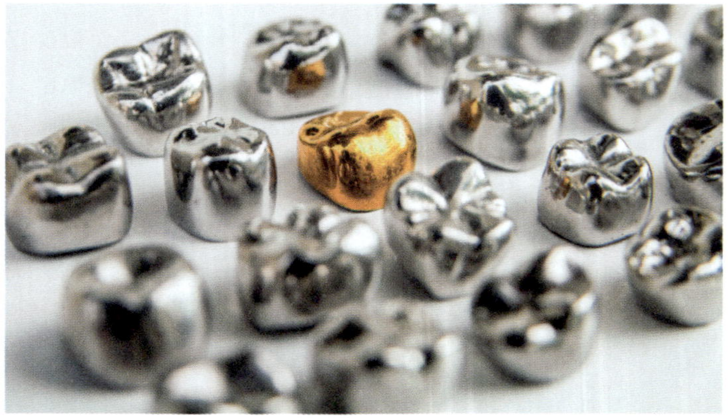

Metallkronen aus NEM und Gold

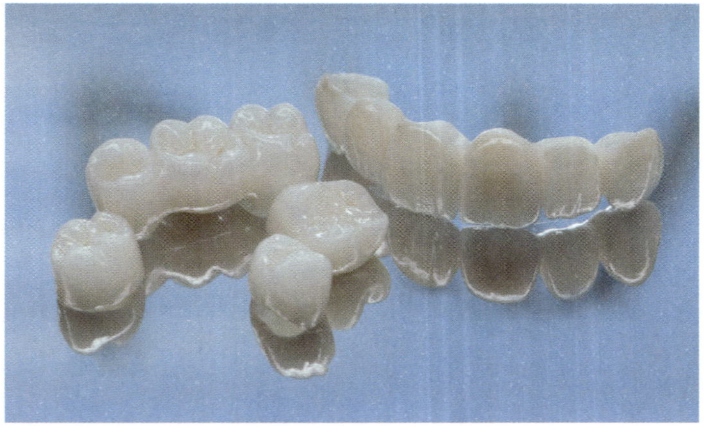

Vollkeramikkronen und Brücken

Situation zur 17. bis 19. Aufgabe
Frau Betz trägt im Oberkiefer eine Modellgussprothese. Sie hat nun Schmerzen an mehreren Zähnen. Bei der Untersuchung wird festgestellt, dass alle vorhandenen Zähne nicht mehr erhaltungswürdig sind.
An der Prothese ist eine Klammer abgebrochen. Eine Reparatur ist nicht möglich.

17. Aufgabe

Welche Versorgung bekommt Frau Betz nach der Regelversorgung? ☐

1 Erweiterung der Prothese
2 Teleskopprothese
3 Totale Prothese
4 Reparatur der Prothese

18. Aufgabe

Geben Sie die **richtigen** BEMA-Positionen und Festzuschüsse für die totale Prothese an. ☐

1 96c, 4.1
2 97a, 4.2
3 97b, 4.2
4 96c, 4.4
5 96a, 4.3

19. Aufgabe

Wann werden die Festzuschüsse für Prothesen nach der Festzuschussklasse 3 angesetzt und wann nach der Festzuschussklasse 4? Bitte erläutern Sie.

____

____

____

Fortführung der Situation zur 20. bis 22. Aufgabe
Herr Zwettler benötigt eine Teleskopprothese im Unterkiefer. Er entscheidet sich für eine gleichartige Versorgung.

20. Aufgabe

Berechnen Sie die Teleskopkronen an 43 und 33 nach BEMA oder GOZ? Begründen Sie.

____

____

____

____

21. Aufgabe

Berechnen Sie die Prothese nach BEMA oder GOZ? Begründen Sie.

____

____

____

____

22. Aufgabe

Welche Abrechnungsposition können Sie für die Teleskopkronen berechnen, wenn diese nach der Regelversorgung hergestellt werden?

____

____

____

Erläuterungen und Lösungen

17. Aufgabe

Lösung: 3

Da eine Reparatur aufgrund der Klammer nicht möglich ist, kann die Prothese nicht erweitert werden und Frau Betz bekommt eine totale Prothese.

18. Aufgabe

Lösung: 2

Totale Prothesen werden nach den Festzuschüssen 4 berechnet.

Da Frau Betz keine Zähne mehr hat, wird der Zuschuss 4.2 bezahlt.

Totale Prothesen werden laut BEMA nach der Nummer 97 berechnet. Das a steht für den Oberkiefer.

19. Aufgabe

Bei einem zahnlosen Kiefer bzw. einem Restzahnbestand von bis zu drei Zähnen werden die Festzuschüsse 4 angesetzt. Sind noch mehr als 3 Zähne in einem Kiefer vorhanden, wird der Festzuschuss nach der Klasse 3 angesetzt. Diese Regelung ergibt sich aus der Festzuschussrichtlinie. Bei der Berechnung der Festzuschüsse müssen Sie immer auf die Anzahl der vorhandenen Zähne achten, um den richtigen Festzuschuss ansetzen zu können.

20. Aufgabe

Nach der GOZ, da Herr Zwettler sich für eine gleichartige Versorgung entscheidet.

Die Regelversorgung wäre an den Eckzähnen TV, Herr Zwettler möchte eine gleichartige Versorgung – dadurch ändert es sich in TM und wird berechnet nach der GOZ.

21. Aufgabe

Nach dem BEMA, da sich hier nichts an der Versorgungsart ändert.

Egal ob Regelversorgung oder gleichartige Versorgung – die Prothesenversorgung wird in jedem Fall durchgeführt. Somit erfolgt die Berechnung nach dem BEMA.

22. Aufgabe

Sie können Teleskopkronen nach der BEMA (Regelversorgung) unter der Nummer 91d berechnen, wenn die Voraussetzungen nach den Richtlinien gegeben sind.

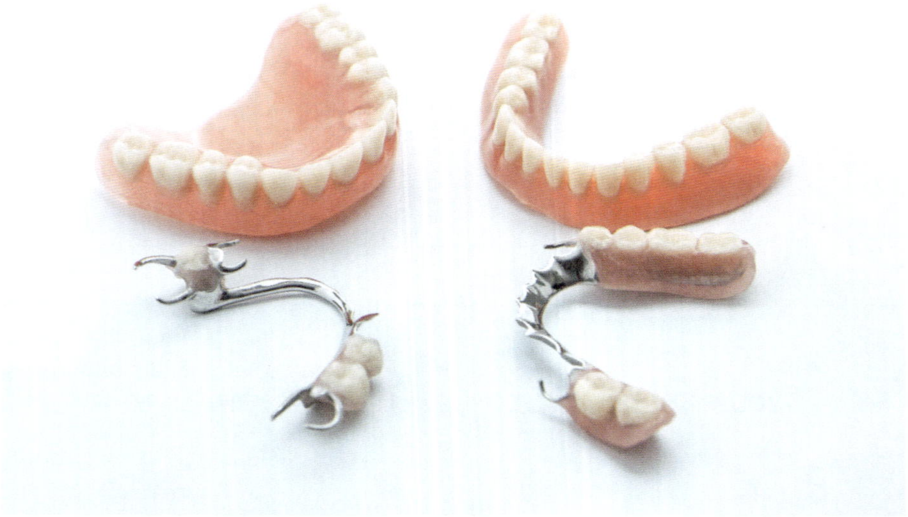

Totalprothesen und Modellgussprothesen

Situation
Frau Grigore, privat versichert, bekommt Kronen im Oberkiefer von 23–25. Sie entscheidet sich für Keramikkronen.

23. Aufgabe

Die Kronen werden dentinadhäsiv unter Kofferdam eingesetzt. Welche Leistungen können Sie abrechnen?

1 2200
2 2210
3 2220
4 2197
5 2195
6 2040
7 2400

Situation zur 24. und 25. Aufgabe
Frau Hebel benötigt von 44–46 eine Keramikbrücke. Sie führen in der Praxis digitale Abformungen durch.

24. Aufgabe

Welche Leistung können Sie für die digitale Abformung berechnen?

1 0050
2 0060
3 0065

25. Aufgabe

Welche Aussagen zur Abrechnungsbestimmung der 0065 sind **richtig**?

1 Abrechnung mehrmals je Sitzung möglich
2 Abrechnung je Zahn
3 Abrechnung je Kieferhälfte oder Frontzahnbereich
4 Abrechnung einmal je Sitzung

Situation
Sie erklären Ihrer Kollegin verschiedene Abrechnungspositionen der GOZ.

26. Aufgabe

Schreiben Sie die GOZ-Position zu der entsprechenden Leistung.

Leistung	GOZ-Position
Krone, Hohlkehlpräparation	
Teleskopkrone	
Modellgussprothese	
Gegossener Stiftaufbau	
Plastische Aufbaufüllung	

27. Aufgabe

Beschreiben Sie den Unterschied in der Abrechnung von Kronen in der GOZ und der BEMA.

Erläuterungen und Lösungen

23. Aufgabe

Lösung: 2, 4, 6

Für die Keramikkronen berechnen Sie die Leistung 2210 je Krone.
Die adhäsive Befestigung wird mit der 2197 je Zahn berechnet,
der Kofferdam über die Nummer 2040.

24. Aufgabe

Lösung: 3

Eine digitale Abformung wird mit der Leistung 0065 berechnet.

Die 0050 bzw. 0060 entsprechen analogen Abformungen für Planungsmodelle.

25. Aufgabe

Lösung: 2, 3

Die digitale Abformung kann je Kieferhälfte oder Frontzahnbereich abgerechnet werden. Für die Abrechnung ist unbedingt die Zahnangabe erforderlich.

26. Aufgabe

Leistung	GOZ-Position
Krone, Hohlkehlpräparation	2210
Teleskopkrone	5040
Modellgussprothese	5210
Gegossener Stiftaufbau	2195
Plastische Aufbaufüllung	2180

Nach der GOZ werden Kronen nicht nach der Art der Ausfertigung, sondern anhand der Präparationsart abgerechnet.

Bei den Stiften wird auch zwischen konfektionierten und gegossenen Stiften unterschieden.

27. Aufgabe

In der BEMA werden Kronen nach dem verwendeten Material berechnet – Metallkrone, vestibulär verblendete Krone; in der GOZ werden Kronen nach der Präparationsart berechnet – Hohlkehlpräparation, Stufenpräparation, Tangentialpräparation.

Situation
Herr Paul, privat versichert, bekommt eine Keramikbrücke von 35–37. Die Zähne werden digital abgeformt (einschl. Gegenkiefer und Bissabformung) und provisorisch versorgt. In der zweiten Sitzung wird die provisorische Brücke abgenommen und die endgültige Brücke dentinadhäsiv eingesetzt.

28. Aufgabe

Geben Sie zu den Behandlungen die **richtige** Leistungsabrechnung an. ☐

1 1 × 5010, 1 × 5070, 1 × 2197, 1 × 0065

2 2 × 5010, 2 × 5070, 2 × 2197, 2 × 0065

3 2 × 5010, 1 × 5070, 2 × 2197, 3 × 0065

4 2 × 5010, 1 × 5070, 2 × 2197, 2 × 0065, 5120, 5140

5 2 × 5010, 1 × 5070, 2 × 2197, 3 × 0065, 2 × 5120, 1 × 5140

Situation
Ricarda Meier, privat versichert, benötigt im Oberkiefer eine neue Krone regio 16. Die Krone wird im CAD-CAM-Verfahren hergestellt und dentinadhäsiv eingegliedert.

29. Aufgabe

Zur Behandlung soll die **richtige** Leistungsabrechnung angegeben werden. ☐

1 2210, 2197,0065

2 2210, 2197, 5170

3 2210, 2197, 5170, 2270

Situation
Thomas Reiner, privat versichert, bekommt eine Teleskopprothese mit Teleskopen an 44, 45, 34 und 35. Die Zähne 43–33 sind vorhanden, alle anderen werden mit einer Prothese ersetzt.
Die Abformung erfolgt mit individuellem Löffel, die Teleskope werden mit Zement eingesetzt. Für die Einproben werden die Kronen zweimal abgenommen und wiederbefestigt. Bei der zweiten Einprobe wird eine erneute Abformung mit individuellem Löffel genommen und eine Bissnahme durchgeführt.

30. Aufgabe

Zu den Behandlungen soll die **richtige** Leistungsabrechnung angegeben werden. ☐

1 4 × 5040, 4 × 2197, 2 × 5170, 8010, 2270

2 4 × 5040, 4 × 2270, 2 × 5170, 8010, 5210,

3 2 × 5040, 2 × 2270, 1 × 5170, 2 × 8010, 5210

4 4 × 5040, 4 × 2270, 2 × 5170, 5210

5 2 × 5040, 2 × 2270, 2 × 5170, 5210

Situation
Bei Frau Mirks ist die Keramikkrone am Zahn 14 herausgebrochen.
Dr. Steiner macht eine plastische Aufbaufüllung und setzt die Kronen dentinadhäsiv wieder ein.

31. Aufgabe

Geben Sie zur Behandlung die **richtige** Leistungsabrechnung an.

1 2310, 2197, 2180

2 2320, 2197, 2060

3 2310, 2197, 2060

Erläuterungen und Lösungen

28. Aufgabe

Lösung: 5

Bei der Brücke werden für die Ankerkronen die Leistungen 5010 und für die Spanne, die 5070 berechnet.

Zwei Ankerkronen werden dentinadhäsiv befestigt – 2197 2 ×.

Die Zähne werden nach der Präparation mit einem Provisorium bis zur Eingliederung versorgt – Ankerzähne 5120, Brückenglied 5140.

Die digitale Abformung wird mit der 0065 berechnet – einmal für die Region 35–37, einmal für den Gegenkiefer und einmal im Schlussbiss – 0065 × 3.

Die adhäsive Befestigung wird mit der Leistungsposition 2197 berechnet. Die Aufbaufüllung entspricht der Leistung 2180. Die Nr. 2060 ist eine plastische Füllung und kann nicht für eine Aufbaufüllung berechnet werden.

29. Aufgabe

Lösung: 1

Beim CAD/CAM-Verfahren wird eine digitale Abformung gemacht und die Kronen direkt am PC konstruiert und an den Fräser weitergeleitet.

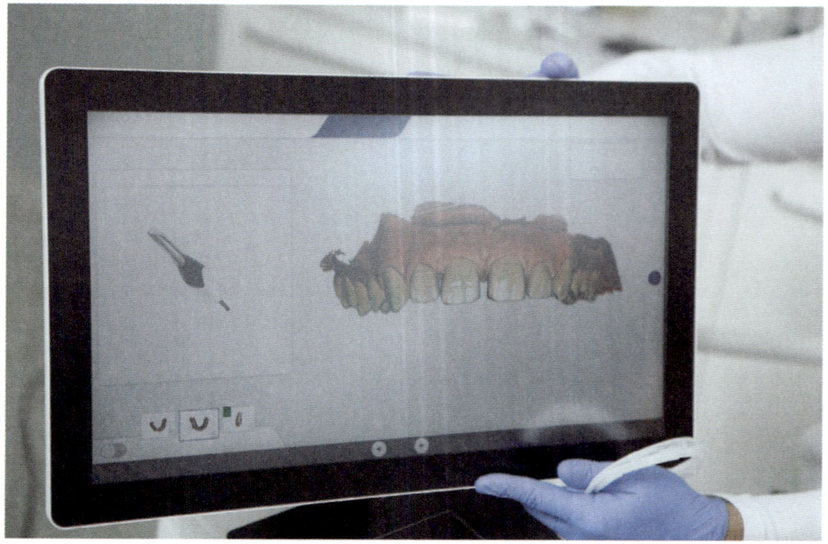

Beim CAD-CAM Verfahren wird am Computer der Zahnersatz konstruiert.

30. Aufgabe

Lösung: 2

Vier Teleskope werden eingegliedert – 4 × 5040.

Für die Eingliederung mit Zement gibt es keine zusätzliche Leistung.

Abformung mit individuellem Löffel wird zweimal durchgeführt – 2 × 5170.

Bissnahme – 8010

Eingliederung der Prothese – 5210

Versorgung der Zähne mit provisorischen Kronen – 4 × 2270

31. Aufgabe

Lösung: 1

Eine Wiederbefestigung einer Krone wird mit der Leistung 2310 berechnet. Bei der Leistung 2320 wird die Krone vor der Wiederbefestigung wiederhergestellt.

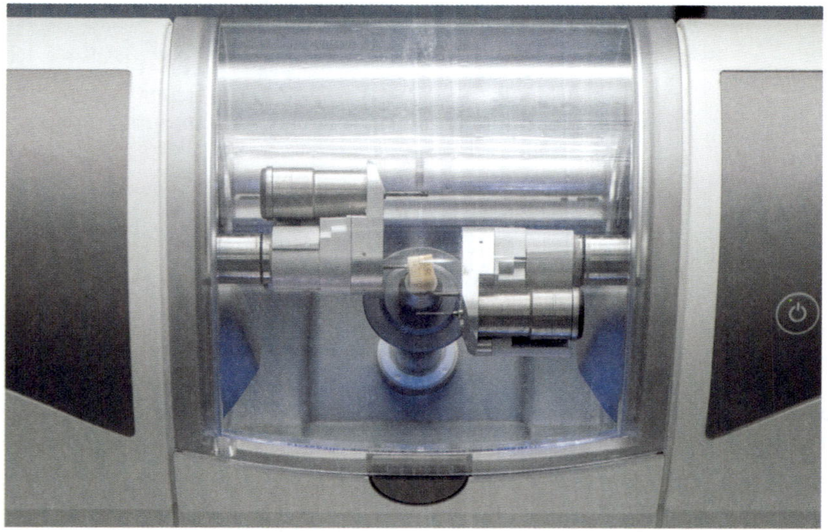

Anschließend wird der Zahnersatz im Fräsapparat ausgefräst.

Situation zur 1. bis 3. Aufgabe
Julian, 19 Jahre und gesetzlich versichert, ist vom Fahrrad gestürzt und kommt mit einem wackelnden Zahn 11 in die Praxis.
Dr. Kotterer stellt bei der eingehenden Untersuchung einen Lockerungsgrad aufgrund des Sturzes fest und führt eine Schienung mit Kunststoff von 12–21 durch.

1. Aufgabe

Welche Position dürfen Sie für die Schienung berechnen?

1 K1
2 K2
3 K3
4 K4
5 K6
6 K7
7 K8

2. Aufgabe

Wie oft berechnen Sie die Position für die Schienung?

1 je Zahn
2 je Interdentalraum
3 je Sitzung

3. Aufgabe

Für die Schienung wird ein Komposit benötigt. Dürfen Sie das Material gesondert berechnen?

____

____

____

Situation zur 4. und 5. Aufgabe
Die Leistungsbeschreibung der K4 heißt „semipermanente Schienung unter Anwendung der Ätztechnik je Interdentalraum".

4. Aufgabe

Das bedeutet:

1 Die Schienung muss wieder entfernt werden.
2 Die Schienung muss mindestens ein Jahr bleiben.
3 Die Ätztechnik darf zusätzlich berechnet werden.
4 Sie darf je Zahn berechnet werden.

5. Aufgabe

Für die Befundaufnahme und Planung der Schiene können Sie eine Leistungsposition abrechnen. Um welche handelt es sich?

____

____

Situation
In der Praxis wurden diesen Monat 7 Schienen angefertigt und 15 Schienenkontrollen durchgeführt.

6. Aufgabe

Wie rechnen Sie diese mit der Krankenkasse ab?

1 Sie schicken alle abgerechneten Formulare an die jeweiligen Krankenkassen.
2 Sie schicken alle abgerechneten Formulare an die KZV.
3 Sie übermitteln alle Fälle digital einmal monatlich an die KZV.
4 Sie schicken die abgerechneten Formulare den Patienten zu.

Erläuterungen und Lösungen

1. Aufgabe

Lösung: 4

Nach dem BEMA wird eine Schienung unter der Gebührenposition K4 – semipermanente Schienung je Interdentalraum – abgerechnet.

2. Aufgabe

Lösung: 2

Die Schienung darf je Interdentalraum berechnet werden.
Ein Zahn muss immer auf beiden Seiten fixiert werden.
In unserem Fall wird der Zahn 11 mesial an 21 und distal an 12 befestigt.
Somit darf die K4 zweimal berechnet werden.

3. Aufgabe

Ja

Bei der K4 dürfen wir auch für jeden Interdentalraum, den wir schienen, das Kunststoffmaterial angeben.

Dies wird in der Eigenlaborrechnung angegeben, welche mit dem Formular abgerechnet wird.

4. Aufgabe

Lösung: 1

In der Leistungsbeschreibung ist genau definiert, dass es sich um eine „semipermanente" Schienung handelt. Das bedeutet, dass die Schienung nach einem gewissen Zeitraum wieder entfernt werden muss.
Meist geschieht dies, wenn sich der Zahn wie in unserem Beispiel nach einem Sturz wieder gefestigt hat.

5. Aufgabe

Sie können für die Erstellung und Planung der Schiene die BEMA-Nr. 2 abrechnen. Diese Leistungsnummer muss mit auf den Schienenantrag.

6. Aufgabe

Lösung: 3

Mit der monatlichen ZE/KBR/PA-Abrechnung werden alle Pläne, die in dem letzten Abrechnungszeitraum abgerechnet wurden an die KZV übermittelt. Diese leitet die Pläne an die entsprechenden Krankenkassen weiter.

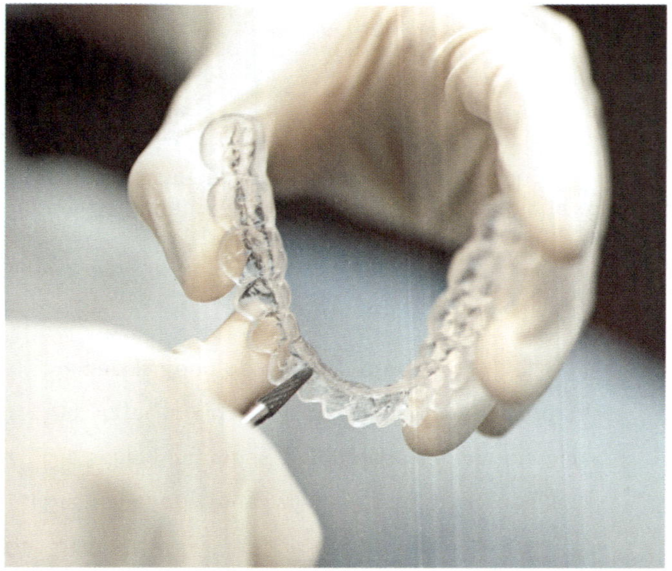

Situation
In der Leistungsbeschreibung steht „semipermanente Schienung“. Dies bedeutet, dass die Schienung wieder entfernt wird.

7. Aufgabe

Mit welcher Position berechnen Sie die Entfernung der Schiene?

1 SK
2 4040
3 Ä2702
4 2130
5 Zst

Situation zur 8. und 9. Aufgabe
Schienen oder Schienungen kommen in der Praxis häufiger vor. Sie müssen vor der Durchführung von der Krankenkasse genehmigt werden.

8. Aufgabe

Wie rechnen Sie die Leistungen des Kieferbruchs **richtig** ab?

1 über den Erfassungsschein/das Behandlungsblatt
2 über ein spezielles Kieferbruchformular
3 Immer als private Leistung, da nicht im BEMA enthalten

9. Aufgabe

Welche Schienen dürfen Sie als K1 abrechnen?

1 Adjustierte Schiene
2 Michigan-Schiene
3 Bleichschiene
4 Interzeptor
5 Nicht adjustierte Schiene
6 KFO-Schiene

Situation
Frau Berger, gesetzlich versichert, kommt mit starken Schmerzen in beiden Kiefergelenken in die Praxis. Dr. Schmidt stellt eine asymmetrische Mundöffnung fest und hören ein deutliches Krackgeräusch bei der Kieferbewegung.
Als Therapie empfiehlt Dr. Schmidt eine adjustierte Schiene.

10. Aufgabe

Ordnen Sie die Reihenfolge der Behandlung

Abdrucknahme/Scan
Antrag bei der KK
Eingliederung
Abrechnung
Versand an Labor/Eigenlabor
Kontrolluntersuchung

Erläuterungen und Lösungen

7. Aufgabe

Lösung: 3

Die Entfernung der Schienung wird mit der Position Ä2702 abgerechnet. Diese Leistung darf aber nicht je Interdentalraum, sondern nur einmal je Kiefer abgerechnet werden.

8. Aufgabe

Lösung: 2

Für Kieferbruch- oder Kiefergelenkerkrankungen gibt es in dem BEMA ein extra Abrechnungsformular. Dies wird zur Antragstellung und Abrechnung genutzt.

9. Aufgabe

Lösung: 1, 2, 4

Diese aufgeführten Schienen dienen dazu, dass die Okklusionskontakte unterbrochen werden. Dadurch wird eine Entlastung der Kiefergelenke erreicht.

Eine Bleichschiene wird hergestellt, damit der Patient zu Hause selbst bleichen kann.

Eine nicht adjustierte Schiene ist nur bei akuten Schmerzen angezeigt. Dann sollte eine adjustierte Schiene hergestellt oder die Schiene wenn möglich umgebaut werden.

Eine KFO-Schiene dient zur Behandlung von kieferorthopädischen Therapien.

10. Aufgabe

Lösung: 2, 1, 4, 6, 3, 5

In einigen KZV-Bereichen darf die Abdrucknahme für Schienen mittels Scan erfolgen. Dies sollte dann auf dem Abrechnungsformular vermerkt werden. Einige KVZ-Bereiche haben dies nicht gestattet. Hier muss wie bisher ein analoger Abdruck erfolgen.

Die Punkte Kontrolluntersuchung und Abrechnung können je nach Praxis variieren. Auch mehrere Kontrolluntersuchungen sind möglich.

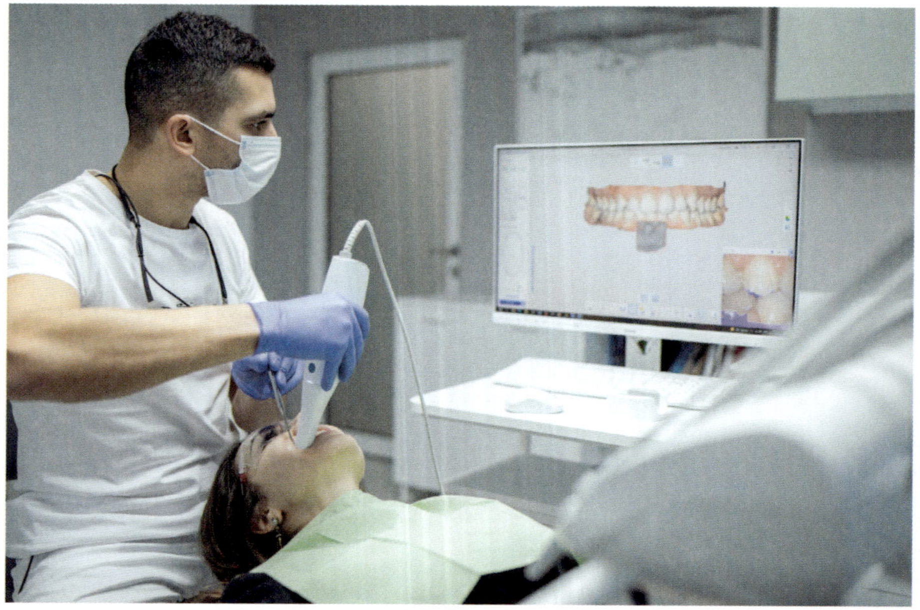

Auch Schienen können per Scan hergestellt werden. Statt einer Abformung wird der Scan an das Labor oder Fräszentrum digital übermittelt. Die Schiene wird dann vom Labor oder Fräszentrum an die Praxis gesendet. Hier muss mit den einzelnen KZV-Bereichen geklärt werden ob ein Scan für eine Schiene nach den Kassenrichtlinien möglich ist.

Fortführung der Situation
Nach 12 Wochen führt Dr. Kotterer bei Frau Braun einen Schienenkontrolle durch. An den Zähnen 16 und 17 muss die Schiene eingeschliffen werden.

11. Aufgabe

Mit welcher Position rechnen Sie die Schienenkorrektur ab? ☐

1 K6
2 K7
3 K8
4 K9

Situation zur 12. und 13. Aufgabe
Herr Stein, gesetzlich versichert, kommt ebenfalls zur Schienenkontrolle in die Praxis. Er hat keine Probleme und an der Schiene muss nichts geändert werden.

12. Aufgabe

Mit welcher Position rechnen Sie die Schienenkontrolle bei Herrn Stein ab? ☐

1 K6
2 K7
3 K8
4 K9

13. Aufgabe

Wie rechnen Sie die Leistungen des Kieferbruches ab?

____

____

____

Situation
Die Abrechnung von Kieferbruchleistungen erfolgt nicht über den Erfassungsschein. Dadurch gelten auch andere Abrechnungsbestimmungen.

14. Aufgabe

Wie oft erfolgt die Abrechnung von Kieferbruchleistungen? ☐

1 Monatlich
2 je Fall
3 1-mal im Quartal
4 Halbjährlich
5 Jährlich

Situation zur 15. und 16. Aufgabe
Vor der Behandlung von Kieferbruch-Patientinnen und -Patienten müssen Sie eine Genehmigung bei der Krankenkasse einholen.

15. Aufgabe

Wie erfolgt die Antragstellung? ☐

1 Der Antrag wird per Post an die KK gesendet.
2 Der Antrag wird digital an die KK gesendet.
3 Der Patient gibt den Antrag bei der KK ab.

16. Aufgabe

Der Antrag wurde von der Krankenkasse abgelehnt.
Wie gehen Sie weiter vor? ☐

1 Sie führen die Behandlung trotzdem durch.
2 Sie klären den Patienten auf, dass es als Privatbehandlung durchgeführt wird.
3 Sie prüfen, warum abgelehnt wurde und stellen den Antrag ggf. neu.

Erläuterungen und Lösungen

11. Aufgabe

Lösung: 3

Eine Schienenkontrolle mit Einschleifen wird unter der Nummer K8 abgerechnet – Schienenkontrolle mit subtraktiven Maßnahmen. Subtraktiv bedeutet, dass von der Schiene etwas weggenommen wird.

12. Aufgabe

Lösung: 2

Wenn eine Schienenkontrolle ohne Einschleifen oder Aufbauen der Schiene erfolgt, wird die K7 – Kontrollbehandlung –, ggf. einfache Korrekturen berechnet.

13. Aufgabe

Die Leistungen werden über das Kieferbruch-Formular abgerechnet. Es ist ein von der KZBV vorgegebenes Formular, auf welchem die Diagnose, die Therapie, das Behandlungsdatum und mögliche anfallende Fremdlabor- und Eigenlaborkosten eingetragen werden müssen.

14. Aufgabe

Lösung: 1

Die Abrechnung von Kieferbruch- oder Kiefergelenkerkrankungen erfolgt monatlich. Alle in diesem Zeitraum abgerechneten Pläne werden im Computer in einer Datei gespeichert und dann zu den vorgegebenen Zeiträumen der zuständigen KZV digital übermittelt.

15. Aufgabe

Lösung: 2

Seit der Einführung des EBZ-Verfahrens werden alle Kieferbruchanträge digital zur Genehmigung an die KK gesendet.

Vorteil: Genehmigung erfolgt schneller, es geht nichts auf dem Postweg verloren, keine Ausdrucke mehr notwendig, keine Portokosten bzw. Wege zur Post.

16. Aufgabe

Lösung: 3

Sie prüfen warum der Antrag abgelehnt wurde und senden ihn erneut zur Genehmigung an die Krankenkasse.

Erfolgt eine Ablehnung, weil kein Versicherungsschutz vorliegt oder noch Gewährleistung besteht, müssen Sie dies mit der Patientin oder dem Patienten vor der Weiterbehandlung besprechen.

Erfolgt eine Behandlung ohne einen genehmigten Plan der Krankenkasse, ist die Krankenkasse nicht verpflichtet den Zuschuss zu übernehmen. Bitte achten Sie hier dringend auf die Richtlinien in Ihrem KZV-Bereich.

Merke

Bei der Schienentherapie müssen die Hinweise der einzelnen KZV-Bereiche beachtet werden. Bei manchen KZVen müssen Schienen vor der Herstellung genehmigt werden, in manchen KZV-Bereichen ist keine Genehmigung notwendig.
Wird die Abformung der Schiene mittels Scan durchgeführt, müssen auch hier die Regelungen der einzelnen KVZ-Bereiche beachtet werden.

Situation
Frank Jürgensen, privat versichert, kommt mit einer gebrochenen Schiene im Oberkiefer in die Praxis. Die Schiene kann nicht repariert werden und es muss eine neue angefertigt werden.

17. Aufgabe

Bringen Sie den Ablauf in die **richtige** Reihenfolge.

Eingliederung ☐

Versand an Fremdlabor ☐

Abdrucknahme ☐

Abrechnung mit der Versicherung ☐

Rechnung an den Patienten ☐

Eingang von Fremdlabor ☐

Situation
Sie haben in der Schule die Abrechnungspositionen der GOZ für Kieferbruch durchgenommen.

18. Aufgabe

Ordnen Sie die Positionen den **richtigen** Leistungsbeschreibungen zu.

Leistungsbeschreibung		Position
Adjustierte Schiene	☐	1 7000
		2 7010
Kontrolle Aufbissbehelf	☐	3 7030
		4 7040
Nicht adjustierte Schiene	☐	5 7050
Subtraktive Maßnahmen an einer Schiene	☐	6 7060
Additive Maßnahmen an einer Schiene	☐	
Wiederherstellung der Funktion einer Schiene	☐	

Situation
Herr Brunner, privat versichert, kommt mit einem Sprung in der Schiene in die Praxis. Die Schiene kann repariert werden, eine Neuanfertigung ist nicht notwendig.

19. Aufgabe

Unter welcher GOZ-Position rechnen Sie die Reparatur ab? (Notieren Sie die Position und die Leistungsbeschreibung.)

____

____

____

____

Fortführung der Situation
Bei der Reparatur wird festgestellt, dass auch eine Unterfütterung der Schiene notwendig ist. Diese wird auch gleich durchgeführt.

20. Aufgabe

Wie oft dürfen Sie die GOZ-Nr. 7030 nun berechnen? Begründen Sie.

____

____

____

____

Erläuterungen und Lösungen

17. Aufgabe

Lösung: 4, 2, 1, 6, 5, 3

Bei privat versicherten Patientinnen und Patienten ist vor Behandlungsbeginn keine Genehmigung durch die Versicherung notwendig.
Es kann sofort mit der Behandlung begonnen werden.
Die Abrechnung erfolgt zum Schluss mit den Patientinnen und Patienten direkt.
Dieser muss dann die Rechnung selbst an seine Versicherung weiterleiten.

18. Aufgabe

Lösung: 2, 4, 1, 5, 6, 3

19. Aufgabe

7030 – Wiederherstellung der Funktion

Kann die Schiene im Eigen- oder Fremdlabor wiederhergestellt werden, ist die Abrechnung der Leistung 7030 möglich. Der entsprechende Laborbeleg muss dann der Rechnung beigeheftet werden.

20. Aufgabe

Zweimal, da es sich um zwei verschiedene Schritte handelt.

Für die Unterfütterung der Schiene muss diese zuerst repariert werden.
Für die Reparatur berechnen Sie die Leistung 7030.
Ist die Reparatur abgeschlossen, kann im nächsten Schritt die Unterfütterung durchgeführt werden.
Das ergibt nochmals die Abrechnungsmöglichkeit der 7030.

Situation
Sie haben dem Labor für Herrn Seliger, privat versichert, eine nicht adjustierte Schiene in Auftrag gegeben. Bei der Eingliederung stellt Dr. Steiner fest, dass eine adjustierte Schiene notwendig ist. Er ergänzt die Schiene im Mund des Patienten durch ein individuell geformtes Kauflächenrelief aus Kunststoff.

21. Aufgabe

Welche Position rechnen Sie für die Schienen ab? Begründen Sie.

____

____

____

____

Situation
Felix, privat versichert, ist sehr sportlich und boxt gerne. Nun möchte er zum Schutz seiner Zähne eine Schiene (Sportschutzgerät).

22. Aufgabe

Unter welcher Leistungsposition rechnen Sie die Schiene ab? ☐

1 7010
2 7000
3 Analog
4 KFO-Schiene

Fortführung der Situation zur 22. bis 25. Aufgabe
Sie sollen die Schienen, die diese Woche in der Praxis eingegliedert wurden, abrechnen. Die Leistungspositionen sind alle dokumentiert und auch die Laborrechnungen liegen Ihnen vor.

23. Aufgabe

Wie rechnen Sie die Abformmaterialien bei GKV-Versicherten ab? ☐

1 Über den Eigenlaborbeleg
2 Über das Behandlungsblatt
3 Sind in der Leistungsbeschreibung enthalten.
4 Wird auf dem Kieferbruchformular eingetragen

24. Aufgabe

Wie erfolgt die Abrechnung bei Privatpatienten? ☐ ☐

1 Über den Eigenlaborbeleg
2 Über das Behandlungsblatt
3 Ist in der Leistungsbeschreibung enthalten.
4 Übernimmt das Fremdlabor für uns.

25. Aufgabe

Zur Abrechnung der Fremdlaborrechnungen müssen uns die Rechnungen in einem bestimmten Format für GKV-Patientinnen oder -Patienten vorliegen. Wie heißt dieses Format und welche Information zur Erstellung des Formates benötigt der Techniker von uns?

____

____

____

____

Erläuterungen und Lösungen

21. Aufgabe

7010 – Durch das individuell geformte Kauflächenrelief handelt es sich nun um eine adjustierte Schiene.

Sie können eine nicht adjustierte Schiene durch ein individuell angefertigtes Kauflächenrelief zu einer adjustierten Schiene umbauen. Auch durch eine individuelle Einschleifmaßnahme kann eine nicht adjustierte Schiene adjustiert werden.

22. Aufgabe

Lösung: 3

Eine Sportschutzschiene ist nicht in der GOZ enthalten und wird daher analog berechnet. Das bedeutet, dass Sie aus dem Gebührenkatalog eine im Zeitaufwand ähnliche Leistung auswählen können und analog für die Sportschutzschiene erstellen.

Weiterhin ist eine Sportschutzschiene medizinisch nicht notwendig.

1 adjustierte Schiene
2 nicht adjustierte Schiene
3 richtige Antwort
4 medizinisch notwendig für KFO-Behandlungen

23. Aufgabe

Lösung: 4

Abformmaterialien werden bei jedem Patienten direkt auf dem Kieferbruchformular eingetragen. Der Betrag ist bereits vorgegeben, es muss nur die entsprechende Anzahl eingefügt werden.

24. Aufgabe

Lösung: 1, 2

Bei Privatpatienten wird das Material über den Eigenlaborbeleg abgerechnet. Bei manchen Praxissoftwareprogrammen wird das Material auch direkt in die Behandlungsakte des Patienten eingetragen.

Daher wäre auch die Antwort 2 möglich.

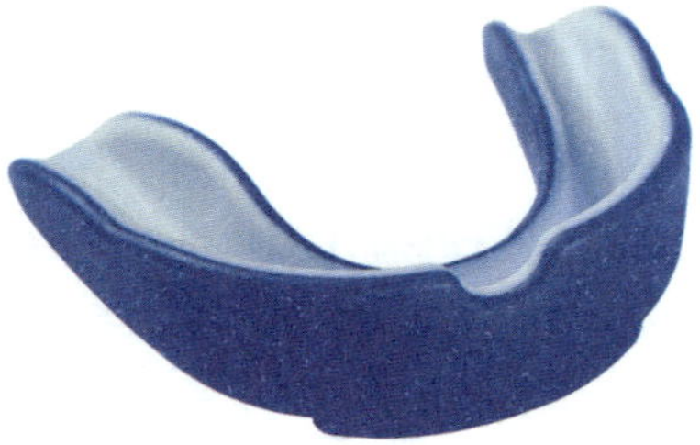

Sportschutzschienen dienen bei bestimmten Sportarten, z. B. Eishockey, Rugby etc. dem Schutz der Zähne und haben keine medizinische Notwendigkeit. Sie können nicht zu Lasten der gesetzlichen Krankenkasse berechnet werden. Auch in der GOZ gibt es dafür keine Leistungsposition.

25. Aufgabe

Die Rechnung muss in einem XML-Format vorliegen. Dadurch kann sie verschlüsselt an die KZV übermittelt werden. Zur Erstellung und richtigen Zuordnung der Datei muss diese im Programm generiert und an das Labor übermittelt werden. Sie enthält die Praxisnummer, die Patientennummer die Kennzeichnung KB für Kieferbruch und vom Programm erstellte Sicherheitsnummern.

Situation zur 1. bis 6. Aufgabe
Auf der letzten Teambesprechung wurde der Wunsch nach einem Praxisausflug geäußert. Die QM-Beauftragte Janine nimmt dies zum Anlass, um die Checklisten für den Praxisurlaub zu überarbeiten.

1. Aufgabe

Erklären Sie, was eine Checkliste ist.

2. Aufgabe

Nennen Sie **drei** Vorteile von Checklisten.

-
-
-

3. Aufgabe

Welche Aussagen zu Checklisten sind **richtig**?

1 Checklisten werden bei Haftungsfragen vom Gericht akzeptiert.
2 Checklisten müssen kontinuierlich überarbeitet werden.
3 Checklisten werden nur für Verwaltungstätigkeiten erstellt.
4 Die Arbeit mit Checklisten ist zeitintensiv.
5 Checklisten sehen in allen Zahnarztpraxen gleich aus.

4. Aufgabe

Zählen Sie **drei** Einsatzmöglichkeiten von Checklisten auf.

-
-
-

5. Aufgabe

Erklären Sie, wie Sie bei der Erstellung von Checklisten vorgehen.

6. Aufgabe

Erstellen Sie eine Checkliste für das Besprechen des Anrufbeantworters (Praxisurlaub).

Erläuterungen und Lösungen

1. Aufgabe

Eine Checkliste ist eine strukturierte Auflistung wichtiger Aufgaben und Tätigkeiten zu einem Thema.

Checklisten ermöglichen eine effizientere Gestaltung von Arbeitsabläufen und beugen möglichen Fehlern vor. Richtig eingesetzt, können sie zu einer Kosten- und Zeitersparnis führen.

2. Aufgabe

Vorteile von Checklisten sind:

- Kosten- und Zeitersparnis
- Reduzierung/Vermeidung von Fehlern
- Absicherung (Dokumentation bei Streitigkeiten)
- Stetige Qualitätsverbesserung

3. Aufgabe

Lösung: 1, 2
Checklisten können für alle Arbeiten in der Zahnarztpraxis erstellt werden. Gerade bei Tätigkeiten, die nicht täglich erfolgen, ermöglichen sie einen reibungsarmen Ablauf. Zudem können Checklisten für die Einarbeitung neuer Kolleginnen und Kollegen genutzt werden und dafür sorgen, dass kein „Praxiswissen“ verloren geht.

Es gibt einige Vordrucke für Checklisten (z. B. Hygieneplan, Unfallverhütungsvorschriften). Da die Zahnarztpraxen unterschiedlich organisiert sind, müssen diese immer individuell angepasst werden.

4. Aufgabe

Mögliche Einsatzgebiete von Checklisten:

- Vorbereitung/Nachbereitung von Behandlungen
- Lagerhaltung/Materialbeschaffung
- Aufbereitung der Instrumente
- Morgen-/Mittag-/Abendroutine
- Kommunikation am Telefon (z. B. Terminvergabe)
- Organisation von Laborarbeiten
- Planung und Durchführung von Teambesprechungen
- …

5. Aufgabe

1. Schritt: Festlegen des Bereichs
(Wofür soll die Checkliste erstellt werden?)

2. Schritt: Informationssammlung
(Auflistung aller Tätigkeiten, die mit der Aufgabe in Verbindung stehen, bei Geräten auch die Herstellerangaben beachten)

3. Schritt: Austausch/Ergänzung
(Führen Sie auf der nächsten Teambesprechung ein Brainstorming zum Thema durch, ergänzen Sie Ihre Aufzeichnungen.)

4. Schritt: Erprobung
(Testen Sie Ihre Checkliste bei der nächsten Durchführung der Arbeit, überarbeiten Sie ggf. Ihre Liste.)

5. Schritt: regelmäßige Überarbeitung
(Überarbeiten Sie Ihre Checkliste bei Neuerungen, wenn Probleme auftreten.)

6. Aufgabe

Bandansage für den Praxisurlaub

1. evtl. 1–2 Wochen vorher auf den Praxisurlaub hinweisen
2. Bandansage
   Vorbereitung:
   - Ansagetext notieren
   - Nebengeräusche abschalten/Kolleginnen und Kollegen hinweisen

   Durchführung:
   - Begrüßung
   - Name der Praxis
   - Zeitraum des Praxisurlaubs (positiv formulieren: Vermeiden Sie „leider“)
   - Wer vertritt die Praxis während des Urlaubs?
   - Kontaktdaten der Vertretung
   - Reguläre Sprechzeiten nach dem Urlaub
   - Verabschiedung
3. Prüfen:
   - Bandansage vollständig? Deutlich?

Situation zur 1. bis 6. Aufgabe
Im Dentalzentrum an der Isar werden wöchentlich Teambesprechungen durchgeführt. Die Ergebnisse werden in einem Protokoll festgehalten.

1. Aufgabe

Nennen Sie die Berufsgruppen, die zum Team einer Zahnarztpraxis gehören könnten.

2. Aufgabe

Nennen Sie **vier** Bedingungen, die erfüllt sein müssen, damit ein Team funktioniert.

-
-
-
-

3. Aufgabe

Eine Bedingung ist die Teamfähigkeit der einzelnen Mitglieder. Definieren Sie diesen Begriff.

4. Aufgabe

Welche Aussagen zum Protokoll **stimmen**?
Wählen Sie aus.

1 Das Protokoll informiert fehlende Teammitglieder über Beschlüsse, Inhalte des Meetings.
2 Das Protokoll ist immer eine wortwörtliche Mitschrift des Meetings.
3 Das Schreiben von Protokollen ist nur beim Fehlen von Teammitgliedern sinnvoll.
4 Protokolle dienen als Gedächtnisstütze.
5 Mithilfe von Protokollen kann die Umsetzung von Beschlüssen kontrolliert werden.

5. Aufgabe

Nennen Sie Aspekte, die bei der Organisation von Teammeetings berücksichtigt werden sollten.

6. Aufgabe

Nennen Sie **drei** Vorteile von Teambesprechungen.

-
-
-

Erläuterungen und Lösungen

1. Aufgabe

- Zahnarzt/Zahnärztin
- ZFA/ZH
- ZMF/ZMP/ZMV/DH
- Zahntechniker/-in
- Praxismanager/-in
- Auszubildende/Auszubildender

2. Aufgabe

Damit ein Team gut funktioniert, müssen ...

- alle bereit sein mitzuarbeiten.
- Kompromisse geschlossen werden.
- alle Beteiligten Kritik angemessen formulieren.
- regelmäßig Teambesprechungen erfolgen.
- alle Beteiligten respektvoll miteinander umgehen.

3. Aufgabe

Teamfähigkeit beschreibt die Kompetenz, sich in eine Gruppe einzufügen und an gemeinsamen Ergebnissen zu arbeiten.

4. Aufgabe

Lösung: 1,4,5

Protokolle können unterschiedlich gestaltet werden.
Ergebnisprotokolle fassen die wichtigsten Informationen und getroffenen Beschlüsse zusammen.
Zudem geben sie einen Überblick über die verschiedenen Tagesordnungspunkte und teilnehmenden Personen.

Werden Protokolle bei jedem Meeting angefertigt, können Entwicklungsprozesse transparent gemacht werden.

5. Aufgabe

Bei der Organisation von Teammeetings sollte berücksichtigt werden:

- Der zeitliche Rahmen (außerhalb der Sprechstunde, zeitlicher Umfang)
- Vorherige Abstimmung von Themen
- Vorbereitung des Raumes (wenn möglich können sich alle anschauen, ausreichend Bestuhlung, ggf. Verpflegung, Visualisierung)
- Moderator/-in/ Protokollant/-in bestimmen

6. Aufgabe

Teambesprechungen ...

- ... fördern den Zusammenhalt im Team.
- ... ermöglichen das Kennenlernen gegenseitiger Probleme.
- ... ermöglichen es, Konflikte frühzeitig anzusprechen.
- ... geben Einblicke in die verschiedenen Perspektiven der Mitarbeiter/-innen.

Von den Teammitgliedern wird erwartet, dass sie sich gegenseitig aussprechen lassen, aktiv zuhören und sachlich argumentieren. Individuelle Konflikte (z. B. mit einer einzelnen Person) sollten stets in einem Vieraugengespräch geklärt werden.

Situation zur 1. bis 3. Aufgabe
Die Auszubildende Mariana kommt häufig zu spät zum Berufsschulunterricht. Nicole, die Auszubildende im 2. Lehrjahr, erfährt davon und spricht Mariana im Beisein von Frau Dr. Mrosek darauf an.

1. Aufgabe

Nennen Sie mögliche Gründe, die Mariana für ihre Verspätungen haben könnte.

2. Aufgabe

Wie könnte sich diese Situation weiter entwickeln? Bringen Sie die Konfliktphasen in die richtige Reihenfolge.

Beschreibung	Phase
2.1 Der Konflikt eskaliert und die Beteiligten suchen sich Verbündete. Es wird persönliche und verletzende Kritik geäußert.	
2.2 Zunächst herrschen unterschiedliche Meinungen zu einem „Thema/einer Sache“.	
2.3 Der akute Konflikt wird chronisch. Es wird nicht mehr nach Lösungen gesucht und die Fronten verhärten.	
2.4 Das Thema/die Sache wird überdeckt von Emotionen und die andere Partei wird kritisiert.	

3. Aufgabe

Konflikte können auf unterschiedliche Arten entstehen. Nennen Sie **zwei**.

-
-

Fortführung der Situation zur 4. und 5. Aufgabe
Frau Dr. Mrosek entschließt sich, zunächst mit Mariana zu sprechen.
Im Gespräch erzählt Mariana, dass der Bus häufig ausfällt und sie einen späteren nehmen muss.

4. Aufgabe

Erläutern Sie, worauf Frau Dr. Mrosek bei dem Gespräch achten muss.

5. Aufgabe

Nennen Sie Maßnahmen, die den Konflikt lösen könnten.

Erläuterungen und Lösungen

1. Aufgabe

Mariana verschläft, hat andere Interessen/Prioritäten, keine/schlechte Bus-/Bahnverbindung, familiäre Probleme, Unwissenheit ...

Konflikte können auf vielfältige Art und Weise entstehen. Dabei kollidieren unterschiedliche Bedürfnisse und Interessen.

2. Aufgabe

Beschreibung	Phase
2.1 Der Konflikt eskaliert und die Beteiligten suchen sich Verbündete. Es wird persönliche und verletzende Kritik geäußert.	Phase 1: Diskussion
2.2 Zunächst herrschen unterschiedliche Meinungen zu einem „Thema/einer Sache".	Phase 2: Überlagerung
2.3 Der akute Konflikt wird chronisch. Es wird nicht mehr nach Lösungen gesucht und die Fronten verhärten.	Phase 3: Eskalation
2.4 Das Thema/die Sache wird überdeckt von Emotionen und die andere Partei wird kritisiert.	Phase 4: Verhärten

3. Aufgabe

Konflikte können ...

- ... innerhalb einer Person entstehen.
  (z. B. lerne ich für die Klassenarbeit oder für die Führerscheinprüfung).
- ... zwischen zwei oder mehreren Personen entstehen.
  (z. B. unterschiedliche Auffassungen von Arbeitsabläufen).
- ... zwischen Personen und Institutionen entstehen.
  (z. B. Kostenübernahme der Krankenkasse).

4. Aufgabe

- Termin/Ort absprechen (nicht vor „versammelter Mannschaft" ansprechen), möglichst neutralen und vor allem ruhigen Ort wählen
- Gespräch schriftlich vorbereiten (eigene Interessen, die der Teammitglieder)
- Emotionen sollten abgeklungen sein.
- Während des Gesprächs auf „Ich-Botschaften" achten
- Gemeinsam eine Lösung erarbeiten und schriftlich festhalten

Zum Führen von Konfliktgesprächen gibt es verschiedene Methoden, wie beispielsweise die PAC- oder HAIFA-Methode.

P	Problem benennen (Worum geht es?)
A	Anliegen äußern (Was möchte ich?)
C	Checken (Vergewissern, ob mein Gegenüber einverstanden ist)

H	Halt (innehalten, durchatmen)
A	Anerkennung (die Emotionen des Gegenübers akzeptieren)
I	Interesse zeigen (Problem nicht herunterspielen)
F	Fehler bekennen
A	Angebot (Welche Kompromisse können vereinbart werden?)

5. Aufgabe

Mögliche Maßnahmen wären:

- Kontaktaufnahme mit Verkehrsbetrieben und Situation schildern
- Klären, ob eine frühere Verbindung zur Berufsschule möglich ist
- Fahrgemeinschaft suchen
- E-Bike (Jobrad)
- ggf. finanzielle Unterstützung für den Führerschein
- ...

Situation zur 1. bis 3. Aufgabe
Artiola sitzt heute in der Anmeldung bei Melanie. In Vorbereitung auf die anstehende Prüfung sprechen sie über die Dokumentationspflicht in der Zahnarztpraxis.

1. Aufgabe

Welche Aussagen zur Dokumentation sind **korrekt**?

1 Die zahnärztliche Dokumentation muss für alle Patientinnen und Patienten separat und chronologisch geführt werden.

2 Abkürzungen dürfen grundsätzlich nicht zur Dokumentation verwendet werden.

3 Laborbefunde sind reine Informationen und müssen nicht in der Patientenakte dokumentiert werden.

4 Auf den Datenschutz muss in allen Bereichen der Zahnarztpraxis geachtet werden.

5 Die zahnärztlichen Dokumentationen sind Urkunden.

2. Aufgabe

Nennen Sie die rechtlichen Grundlagen, die der Dokumentation der Behandlung zugrunde liegen.

3. Aufgabe

Erläutern Sie, wozu eine ordnungsgemäße Dokumentation benötigt wird.

Fortführung der Situation zur 4. und 5. Aufgabe
„Wenn die Abrechnungspositionen in der Patientenakte vermerkt sind, lässt sich die Behandlung eines Patienten nachvollziehen", meint Artiola. Helfen Sie Melanie bei der Klärung dieser Situation.

4. Aufgabe

Erläutern Sie, warum die alleinige Dokumentation der Abrechnungspositionen unzureichend ist.

5. Aufgabe

Nennen Sie mögliche Folgen einer unzureichenden Dokumentation.

Erläuterungen und Lösungen

1. Aufgabe

Lösung: 1, 4, 5

Die Zahnärztliche Dokumentation ist eine Urkunde. Dies gilt auch, wenn sie elektronisch erfasst wird. Unter der chronologischen Ordnung versteht man die zeitliche Reihenfolge. Berichtigungen sind erlaubt, dürfen jedoch den ursprünglichen Eintrag nicht unkenntlich machen. In der manuellen Patientenakte soll hier leserlich durchgestrichen werden.

Abkürzungen dürfen verwendet werden, wenn sie unmissverständlich und üblich sind, also von allen Fachpersonen verstanden werden. Auf praxisinterne Abkürzungen soll verzichtet werden, da sie ggf. nicht von Mitbehandelnden verstanden werden.

Die Dokumentation von Laborbefunden ist erforderlich. Sie sind Bestandteil der Diagnostik.

2. Aufgabe

Die Dokumentationspflicht ergibt sich aus:

- Berufsordnung
  (Musterberufsordnung der Bundeszahnärztekammer § 12)
- Bürgerliches Gesetzbuch
  (BGB § 630 f.)
- Bundesmantelvertrag – Zahnärzte
  (BMV-Z § 8) Der Bundesmantelvertrag regelt die zahnärztlichen Rechte und Pflichten von Vertragszahnärzten (Kassenzahnarzt).

3. Aufgabe

Die Dokumentation ist eine Pflicht, die sich aus den verschiedenen Gesetzesgrundlagen ergibt. Sie dient einerseits dazu, eine Behandlung auch Jahre später rekonstruieren zu können. Andererseits wird sie bei Streitigkeiten als Beweisgrundlage verwendet (z. B. Klärung möglicher Behandlungsfehler, Schmerzensgeldforderungen, Streitigkeiten über Abrechnungsmodalitäten).

4. Aufgabe

Die alleinige Aufzeichnung der Abrechnungspositionen ist unzureichend, da sie nach Vorgabe der gesetzlichen Grundlagen (Aufgabe 2) unvollständig ist. Zudem ergeben sich manche Behandlungsschritte nicht aus der Abrechnungsposition (z. B. Ä1: Zu welchem Thema hat eine Beratung stattgefunden?).

5. Aufgabe

Die fehlende Dokumentation hat weitreichende Folgen. Bei Streitigkeiten dient die Aufzeichnung als Beweisgrundlage. Fehlen wichtige Belege, wie z. B. die Einwilligung eines Patienten bzw. einer Patientin in eine Behandlung, kann es zu Schmerzensgeldforderungen kommen. Außerdem können fehlende Aufzeichnungen dazu führen, dass erbrachte Leistungen von den gesetzlichen Krankenkassen nicht honoriert werden.

Mit dem Gesetz zur Verbesserung der Rechte von Patientinnen und Patienten (2013) hat die Aufklärung und Dokumentation über bzw. von Behandlungen einen größeren Stellenwert bekommen. Die Behandlerin bzw. der Behandler muss beweisen, dass die Behandlung ordnungsgemäß erfolgt ist, die Patientinnen und Patienten aufgeklärt wurden und in die Behandlung eingewilligt haben.

Merke

Dokumentation in zeitlicher Reihenfolge (chronologisch)
Umfang der Dokumentation:

- *Anamnese (Allergien, Risiken, Erkrankungen, Medikamente)*
- *Befunde (klinisch, Labor)*
- *Röntgenaufnahmen*
- *Diagnosen*
- *Therapie*
- *Materialien**
- *Arzneimittelverordnungen*
- *Empfehlungen, Stichpunkte zum Aufklärungsgespräch*
- *Einwilligungen/Ablehnungen*

**Materialien, die länger als 30 Tage im Mund des Patienten verbleiben. Eine Rückverfolgung zur Charge muss gewährleistet werden (MDR: Medical Device Regulation).*

Situation zur 1. bis 4. Aufgabe
Herr Jürgen kommt heute in das Dentalzentrum an der Isar. Er hatte im letzten Jahr eine Wurzelbehandlung am Zahn 26 und verlangt die Herausgabe seiner Patientenakte zur Weiterbehandlung in einer anderen Praxis.

1. Aufgabe

Erläutern Sie die rechtliche Regelung zur Einsichtnahme in die Patientenakte.

2. Aufgabe

Welche Aussagen zur Einsichtnahme sind **richtig**?

1 Die Kosten für hergestellte Fotokopien müssen von Patientinnen und Patienten übernommen werden.

2 Die Patientinakte ist Eigentum der Patientinnen und Patienten und muss ihnen unverzüglich ausgehändigt werden.

3 Bei Klageverfahren erhält der Rechtsanwahl Einsicht in die Akte seiner Mandantinnen und Mandaten.

4 Patientinnen und Patienten habe keine Berechtigung zur Einsichtnahme.

5 Auf Verlangen müssen die Unterlagen den Patientinnen und Patienten zugesendet werden.

3. Aufgabe

Wie verhält sich die Situation, wenn die nachbehandelnde Zahnärztin bzw. der nachbehandelnde Zahnarzt die Patientenakte einsehen möchte? Erläutern Sie.

4. Aufgabe

Worauf sollte bei der Weitergabe von Röntgenbildern geachtet werden?

1 Röntgenbilder müssen innerhalb von zwei Arbeitstagen bei der Nachbehandlerin bzw. beim Nachbehandler sein.

2 Die Röntgenbilder werden von der Nachbehandlerin bzw. dem Nachbehandler fristgemäß aufbewahrt.

3 Die Nachbehandlerin bzw. der Nachbehandler ist verpflichtet, die Röntgenbilder zurückzugeben.

4 Die Rückgabe der Röntgenbilder sollte gegebenfalls angemahnt werden.

5 Die Röntgenbilder sind Eigentum der Patientinnen und Patienten.

Erläuterungen und Lösungen

1. Aufgabe

Nach § 12 der Musterberufsordnung der Zahnärzte (Bundeszahnärztekammer) haben Patientinnen und Patienten das Recht, ihre Patientenakte einzusehen und Kopien der Unterlagen anfertigen zu lassen.

Die Kosten der Fotokopien sind von den Patientinnen und Patienten selbst zu tragen.

2. Aufgabe

Lösung: 1, 3

Die Forderung zur Einsichtnahme ist eine „Holschuld" und verpflichtet die Praxis zur Zusendung der angefragten Dokumente.

Für die Einsichtnahme durch Dritte (z. B. Rechtsanwalt) oder die Weitergabe an Mitbehandlerinnen und Mitbehandler muss die Zustimmung des Patienten/der Patientin vorliegen.

3. Aufgabe

Nach § 12 Abs. 3 der Musterberufsordnung der Zahnärzte (Bundeszahnärztekammer) ist der Zahnarzt bzw. die Zahnärztin zur vorübergehenden Überlassung der Aufzeichnungen verpflichtet.

Merke

Die Patientinnen und Patienten müssen ihr Einverständnis geben.

4. Aufgabe

Lösung: 1, 3, 4

Zur Vermeidung unnötiger Strahlung ist die Weitergabe von Röntgenbildern unbedingt angezeigt.

Die Pflicht zur Aufbewahrung verbleibt beim Ersteller der Aufnahme, also hier dem Dentalzentrum an der Isar. Auch die Weitergabe muss dokumentiert werden. Hierzu müssen die Patientinnen und Patienten eine Quittung als Beleg unterzeichnen. Der Beleg sollte auch die Pflicht zur Rückgabe beinhalten.

Nach ausreichender Zeit sollte die Rückgabe der Röntgenbilder angemahnt werden, um die Patientendokumentation für die Zeit der Aufbewahrungsfrist vollständig zu halten. Anders verhält es sich, wenn ausschließlich Kopien weitergegeben werden.

Entsprechende Vorlagen sind zum Teil auf den Internetseiten der Zahnärztekammern hinterlegt.

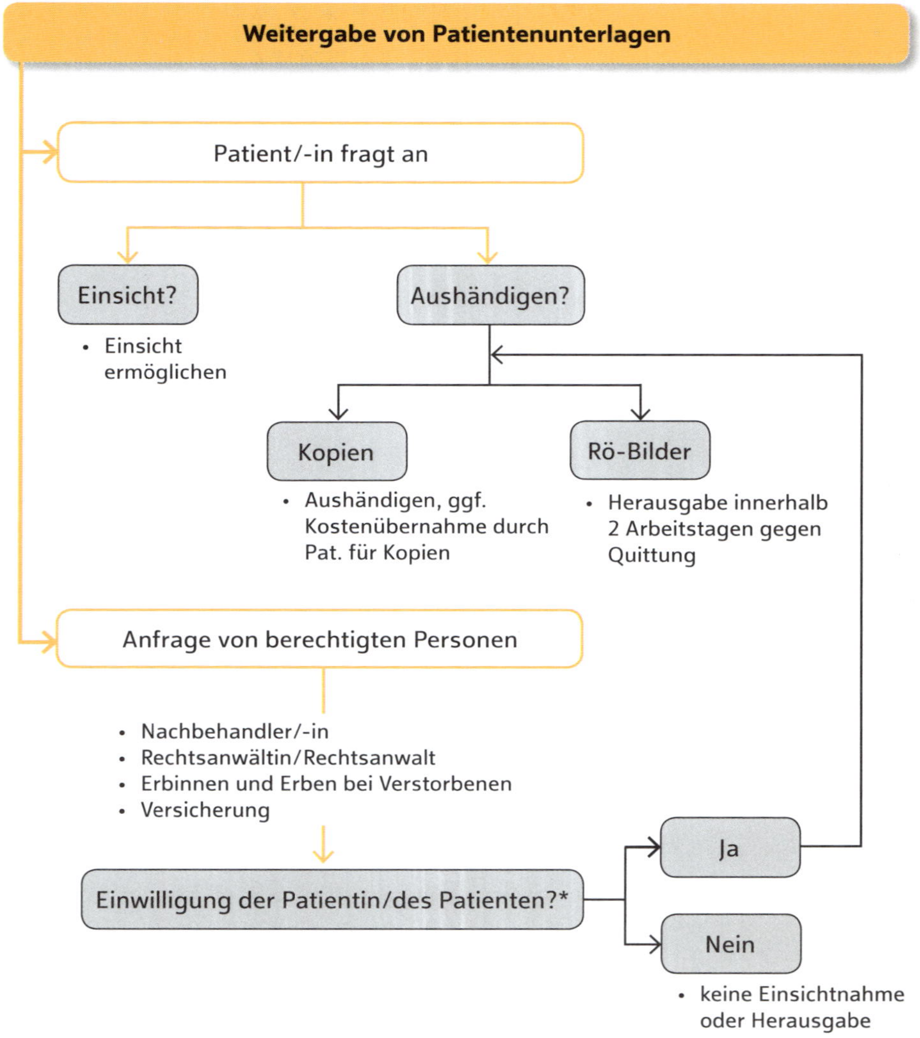

Situation zur 1. und 2. Aufgabe
Bei der Teambesprechung im Dentalzentrum an der Isar wird diskutiert, ob zukünftig die Patientenakten ausschließlich elektronisch geführt werden.

1. Aufgabe

Nennen Sie Vorteile der elektronischen Karteikartenführung.

____

____

____

____

____

____

2. Aufgabe

Welche Aussagen zur elektronischen Dokumentation sind **richtig**? ☐ ☐

1 Die elektronische Dokumentation ist keine Urkunde.

2 Berichtigungen sind erlaubt, wenn die Änderungen nachvollziehbar sind.

3 Die Daten müssen während der gesamten Aufbewahrungsfrist lesbar sein.

4 Informationsverluste während der Aufbewahrungsfrist sind unproblematisch.

5 Der Datenschutz kann bei elektronischer Dokumentation nicht gewahrt werden.

Fortführung der Situation
Die ZFA Meane weist daraufhin, dass bei der elektronischen Datenerfassung unbedingt auf die verschiedenen Aufbewahrungsfristen geachtet werden muss.

3. Aufgabe

Geben Sie die Aufbewahrungsfristen der aufgeführten Dokumente an.

Art des Dokuments	Aufbewahrungsfrist
Aufzeichnungen über zahnärztliche Behandlungen (Karteikarte)	
Röntgenaufnahmen	
Durchschriften/Kopien der Arbeitsunfähigkeitsbescheinigungen (AU/eAU)	
Planungsmodelle für Zahnersatz	
Diagnostische Unterlagen für KFO-Behandlung	
Befunde nach Parodontosevertrag	
Belege für die Steuererklärung	

Erläuterungen und Lösungen

1. Aufgabe

Vorteile der elektronischen Patientenakte:

- Platzsparend (keine Hängeregister für Karteikarten erforderlich)
- Von verschiedenen Plätzen zugreifbar
- Schnelles Wiederfinden (keine Gefahr der falschen Ablage)
- Alle Befunde, Röntgenbilder etc. zusammen (kein Extra-Ordner für z. B. OPG)
- Einfache Weitergabe an Nachbehandler/-innen
- Dokumentation und Abrechnung in wenigen Arbeitsschritten
- Leserlich (unabhängig von der Handschrift)
- Besserer Schutz vor Zugriff
- Im Anschluss an die Aufbewahrungsfristen zeitsparende Löschung möglich
- ...

2. Aufgabe

Lösung: 2, 3

Die elektronische Patientenakte ist wie die manuelle Akte eine Urkunde. Änderungen müssen ersichtlich sein. Zudem muss klar erkennbar sein, was vorab notiert wurde und von wem die Änderung vorgenommen wurde.

Besonders bedeutsam ist die Anforderung an das Speichermedium. Die Dokumente müssen zum Teil zehn Jahre aufbewahrt werden, bei Röntgenaufnahmen von Kindern ist die Aufbewahrungsfrist noch länger. Der Praxisinhaber bzw. die Praxisinhaberin ist verpflichtet, die Einhaltung der Fristen entsprechend zu organisieren.

3. Aufgabe

Art des Dokuments	Aufbewahrungsfrist
Aufzeichnungen über zahnärztliche Behandlungen (Karteikarte)	10 Jahre ab Behandlungsende
Röntgenaufnahmen	Erwachsene: 10 Jahre, ab Röntgendatum Kinder: bis zum 28. Lj.
Durchschriften/Kopien der Arbeitsunfähigkeitsbescheinigungen (AU/eAU)	1 Jahr ab Ausstellungsdatum
Planungsmodelle für Zahnersatz	10 Jahre ab Eingliederungsdatum
Diagnostische Unterlagen für KFO-Behandlung	10 Jahre ab Behandlungsende
Befunde nach Parodontosevertrag	10 Jahre ab Behandlungsende
Belege für die Steuererklärung	10 Jahre ab Belegdatum

Situation
Der Zahnarzt Herr Dr. Steiner möchte Sie heute über das Qualitätsmanagementsystem des Dentalzentrums an der Isar informieren. Dafür sollten Sie sich schon einmal vorab mit den wichtigsten Begriffen vertraut machen.

1. Aufgabe

Erklären Sie kurz folgenden Begriffe:

	Erklärung
Qualität	
Management	
System	
Prozess	
Qualitätsziel	
Qualitätsmanagement	
Qualitätsmanagement-system	

Erläuterungen und Lösungen

1. Aufgabe

	Erklärung
Qualität	Lateinisch: „qualitas" = Beschaffenheit/Zustand/Eigenschaft. Qualität ist somit die Summer der Eigenschaften eines Produktes oder einer Dienstleistung hinsichtlich der Erfüllung zuvor festgelegter Kriterien.
Management	Lateinisch von „manus" die Hand und „agere" führen = „an der Hand führen" Management ist somit die Koordinierung von Aufgaben in einer Praxis, um vorgegebene Praxisziele zu erreichen. Dazu zählen die Planung, Umsetzung und Kontrolle der einzelnen Aufgaben.
System	Der Begriff stammt aus dem Altgriechischen und bedeutet: „ein aus mehreren Einzelteilen zusammengesetztes Ganzes".
Prozess	Im Rahmen des Qualitätsmanagements bezeichnet ein Prozess einen standardisierten Arbeitsablauf von Tätigkeiten, die sich wiederholen.
Qualitätsziel	Mithilfe von Qualitätszielen wird das angestrebte Qualitätsniveau und damit auch das Leistungsniveau von Arbeitsabläufen bzw. -prozessen festgelegt und überprüft. Die Ziele sollten smart formuliert werden.
Qualitätsmanagement	Unter dem Begriff Qualitätsmanagement versteht man verschiedene aufeinander abgestimmte Tätigkeiten zum Leiten und Lenken einer Zahnarztpraxis.
Qualitätsmanagementsystem	Qualitätsmanagementsystem ist ein aus u. a. Prozess-, Team-, Kosten- und Zeitmanagement zusammengesetztes Ganzes für Praxisinhaber, welches zu einer systematischen Vorgehensweise führt, Effizienz von Prozessen erhöht, Schnittstellen klar definiert, Transparent und klare Zuständigkeiten schafft und sich stetig verbessert und entwickelt.

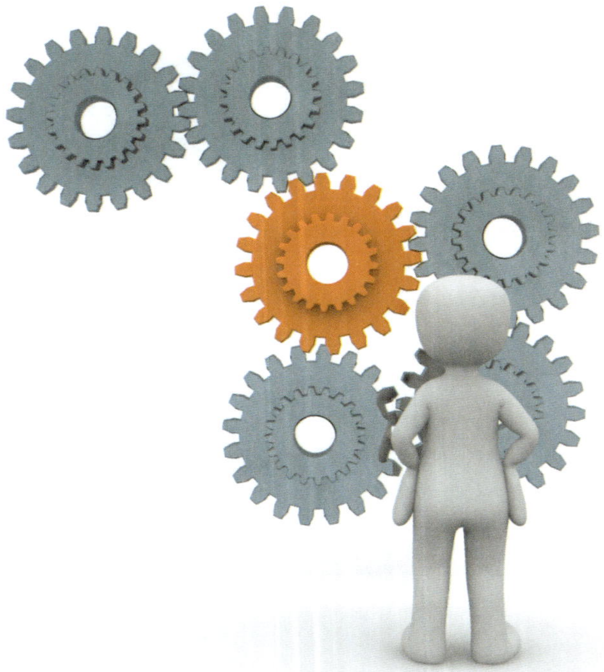

Situation zur 2. und 3. Aufgabe
Herr Dr. Steiner erzählt Ihnen auch von den neuen Ideen der Praxisinhaberin Frau Mrosek. Sie möchte Ihr Behandlungsspektrum erweitern. Zukünftig soll im Dentalzentrum ein OP-Tag eingerichtet werden, an dem auch Implantate gesetzt werden sollen. Da bis jetzt noch keine Behandlerin und kein Behandler implantiert hat, ist das das neue Praxisziel des Dentalzentrums, welches schnellstmöglich erreicht werden soll.

2. Aufgabe

2.1 Erklären Sie, was man unter der SMART-Formel versteht.

2.2 Formulieren Sie das neue Praxisziel anhand der SMART-Formel.

3. Aufgabe

Was sollten Sie im Zusammenhang mit dem Teammanagement beachten?

Fortführung der Situation zur 4. und 5. Aufgabe
Für die zukünftigen Implantationen benötigen Sie auch neue Medizinprodukte in der Praxis. Sie benötigen Implantat-Bohrer, chirurgische Winkelstücke usw.

4. Aufgabe

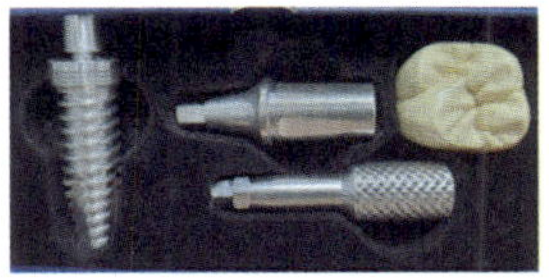

Beschreiben Sie anhand des PDCA-Zyklus den Vorgang der Materialbeschaffung für die Implantologie.

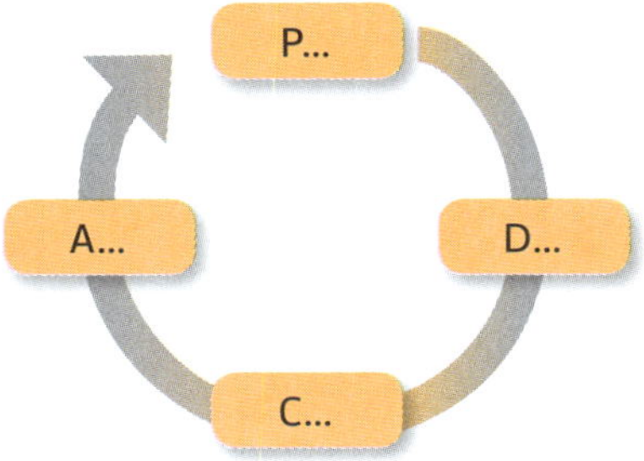

Erläuterungen und Lösungen

2. Aufgabe

2.1 Anhand der SMART-Formel lassen sich die Ziele genau definieren. Somit wird deutlich, was (welches Ziel) und wann (innerhalb welchen Zeitraumes) erreicht werden soll. Zudem sind diese Ziele realistisch und messbar, sodass Sie diese am Ende auch bewerten können und so sehen, wie erfolgreich das Projekt war.

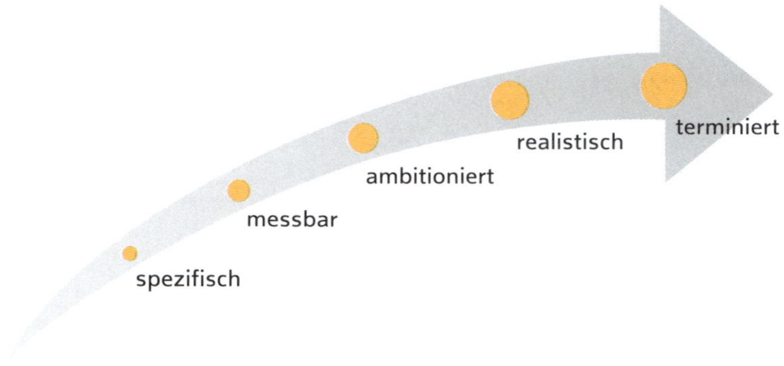

2.2 Ziel: Ab dem 05.08.2025 werden wir in unserem Dentalzentrum an der Isar einen OP-Tag einmal in der Woche anbieten, an dem Herr Steiner und Frau Schmidt auch implantieren.

3. Aufgabe

Wenn im Dentalzentraum zukünftig auch Implantationen stattfinden sollen, muss dies auch bei der Personalplanung berücksichtigt werden.
Ziel des Teammanagements ist es, die richtige Mitarbeiterin bzw. den richtigen Mitarbeiter zur richtigen Zeit am richtigen Ort zu haben. Dies bedeutet, dass nicht nur die behandelnde Person in die Abläufe der Implantation kennen muss, sondern auch die assistierende ZFA sollte in diesem Bereich genaustens über die Abläufe Bescheid wissen.

4. Aufgabe

Plan — Zunächst sollten Sie sich in Absprache mit dem Behandelnden, Gedanken machen, welches Implantat-System Sie zukünftig in der Praxis verwenden wollen. Es ist ratsam, sich erst einmal nur auf ein bis zwei Systeme zu fokussieren.

Do — Dafür sollten Sie mehrere Angebote einholen. Hierfür könnten Sie bei den verschiedenen Marktanbietern Anfragen erstellen und um Angebote bitten.

Check — Anschließend sollten Sie in Absprache mit den behandelnden Personen die Vor- und Nachteile der jeweiligen Systeme abwägen.

Act — Ist die Entscheidung gefallen, können Sie nun den Bestellvorgang für das gewählte System auslösen.
Da sich im Laufe der Zeit neue Anbieter mit neuen Ideen auf dem Markt etablieren, sollte dieser Prozess in Abständen wiederholt werden.

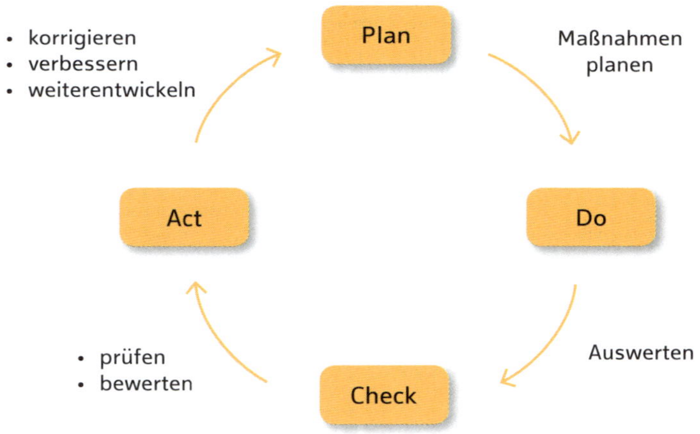

5. Aufgabe

Worauf sollten Sie bei dem Einkauf der Materialien achten?

Situation zur 6. bis 8. Aufgabe
Der erste OP-Tag ist für den 05. August geplant. Herr Steiner weiß nicht, wie er diesen Tag planen soll und bittet um Ihre Mithilfe. Worauf soll er achten? Was muss er berücksichtigen?

6. Aufgabe

6.1. Zunächst sollen Sie überlegen, welche Teammitglieder Sie für den Tag benötigen. Wie gehen Sie vor?

6.2 Wie sieht das Praxisorganigramm in Ihrer Praxis aus? Erstellen Sie Ihr eigenes Praxisorganigramm!

7. Aufgabe

Erklären Sie, was man unter der ALPEN-Methode nach Lothar J. Siewert versteht?

8. Aufgabe

Planen Sie anhand der ALPEN-Methode den Tagesplan für den Zahnarzt Herr Steiner.

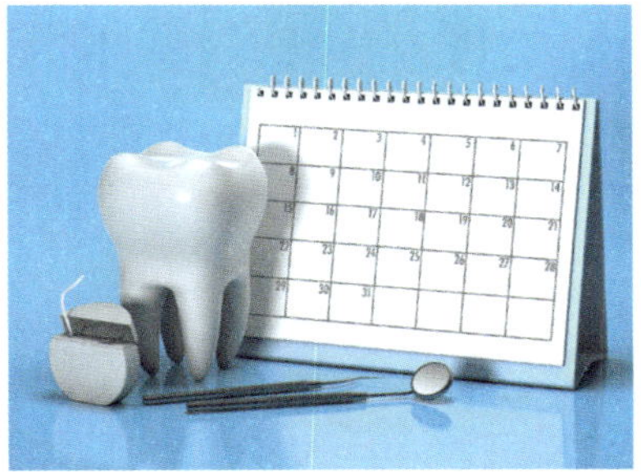

Erläuterungen und Lösungen

5. Aufgabe

Damit in der Zahnarztpraxis Medizinprodukte verwendet werden dürfen, müssen verschiedene Gesetze und Richtlinien beachtet werden, u. a. die MDR (2017/745) bzw. IVDR. Hier werden die grundlegenden Sicherheits- und Leistungsanforderungen an Medizinprodukte innerhalb der EU festgelegt. Für Medizinprodukte ist daher die CE-Kennzeichnung erforderlich, damit sie auf dem europäischen Markt in den Verkehr gebracht bzw. in Betrieb genommen werden können. Mit dieser Kennzeichnung zeigen Hersteller, dass diese Medizinprodukte den Anforderungen dieser europäischen Richtlinien entsprechen.

6. Aufgabe

6.1 Für den Tag benötigt Herr Steiner folgende personelle Unterstützung. Er benötigt eine Fachkraft für:

- den Empfang und die Abrechnung,
- die Assistenz,
- die Aufbereitung von Medizinprodukten sowie
- ggf. einen Auszubildenden, der die Abläufe lernen kann.

Einen Überblick über die personellen Ressourcen finden Sie im Praxisorganigramm. Hier haben Sie einen gesamten Überblick über die Zuständigkeiten bzw. Weisungsbefugnisse der einzelnen Personen.

Praxisorganigramm des Dentalzentrums an der Isar:

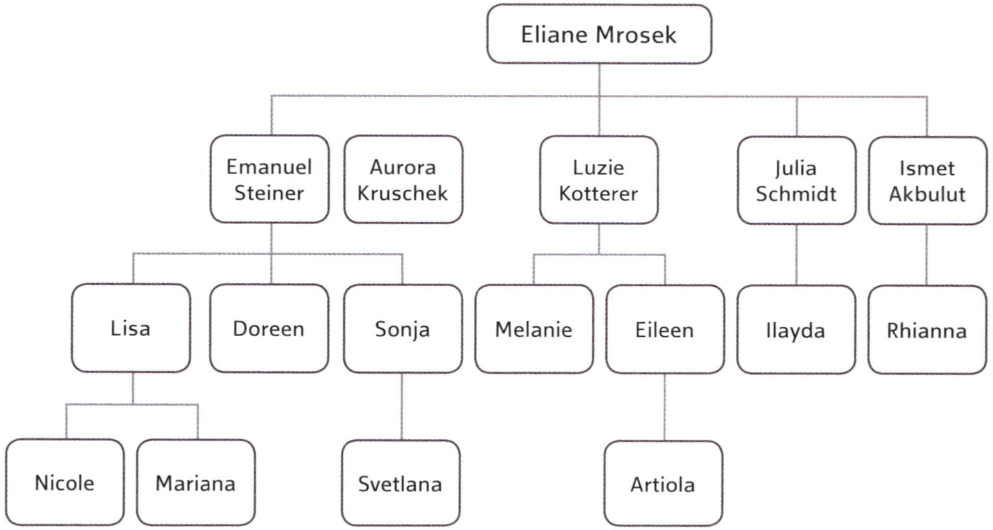

6.2 individuelle Antwort

7. Aufgabe

Die ALPEN-Methode nach Lothar J. Siewert ist eine Technik, den Tagesablauf in einer Zahnarztpraxis gut zu organisieren. Hierbei werden einzelne Arbeitsabläufe im Zusammenhang mit der Zeitplanung kombiniert.

8. Aufgabe

- **A**ufgaben, Termine und geplante Aktivitäten müssen für den OP-Tag notieren werden
- **L**änge schätzen: Für die einzelnen Behandlungen muss der jeweilige Zeitbedarf ermittelt werden
- **P**ufferzeiten für evtl. Verzögerungen oder unvorhergesehene Ereignisse einplanen
- **E**ntscheidungen treffen: Z. B. wie ist mit nicht eingeplanten Notfällen an dem Behandlungstag umzugehen? Kann ein anderer Behandler diese übernehmen?
- **N**achkontrolle: Waren die Zeiten gut geplant? Muss etwas verbessert/geändert werden?

Situation zur 1. bis 3. Aufgabe
Mariana, die neue Auszubildende in der Praxis Dr. Mrosek, möchte sich über die Grundlagen des Vertragsrechts informieren und dazu zunächst einige rechtliche Grundbegriffe klären.

1. Aufgabe

Was bezeichnet man als Rechtssubjekte und -objekte?

Rechtsobjekte:

Rechtssubjekte:

2. Aufgabe

Welche Bedeutung hat die Rechtsfähigkeit von natürlichen Personen?

3. Aufgabe

Welche Stufen der Geschäftsfähigkeit werden unterschieden und auf welche Altersgruppen treffen diese jeweils zu?

Fortführung der Situation zur 4. bis 6. Aufgabe
Mariana (17 Jahre) unterhält sich in der Mittagspause mit ihrer Kollegin Doreen. Mariana hat von ihrem Onkel zum Geburtstag 1.000,00 € bekommen und möchte sich von diesem Geld ein Fahrrad kaufen. Ihre Eltern sind gegen den Kauf und möchten auch nicht, dass Mariana das Geld von ihrem Onkel annimmt.

4. Aufgabe

Welche Bedeutung hat die beschränkte Geschäftsfähigkeit für den Kauf eines Fahrrades?

5. Aufgabe

Warum dürfen Marianas Eltern Geldgeschenke ihres Onkels nicht verbieten?

6. Aufgabe

Welche Rechtsgeschäfte darf eine beschränkt geschäftsfähige Person selbstständig und rechtswirksam abschließen?

Erläuterungen und Lösungen

1. Aufgabe

Rechtsobjekte:
- Sachen
- Rechte
- Eigentum und Besitz

Rechtssubjekte:
- Natürliche Personen
- Juristische Personen

Als Rechtssubjekte bezeichnet man Personen, die Träger des Rechts sind. Voraussetzung hierfür ist deren Rechtsfähigkeit.

2. Aufgabe

Die Rechtsfähigkeit von natürlichen Personen bedeutet, dass Menschen Träger von Rechten und Pflichten sein können.

Arten von Rechtssubjekten

Natürliche Personen	Menschen	Die Rechtsfähigkeit beginnt mit der Vollendung der Geburt und endet mit dem Tod (§ 1 BGB).
Juristische Personen	Juristische Personen des privaten Rechts: Personenvereinigungen bzw. Vermögensmassen mit eigener Rechtspersönlichkeit (z. B. eingetragene Vereine, Kapitalgesellschaften, Genossenschaften etc.) Juristische Personen des öffentlichen Rechts: Körperschaften (wie Bund, Länder und Gemeinden), Anstalten (Rundfunk- und Fernsehanstalten), Stiftungen	Die Rechtsfähigkeit beginnt mit der Eintragung in ein öffentliches Register und endet mit der Löschung. Die Rechtsfähigkeit wird durch Gesetz verliehen oder entzogen.

3. Aufgabe

Geschäftsunfähigkeit: Kinder, die das 7. Lebensjahr nicht vollendet haben
Beschränkte Geschäftsfähigkeit: Kinder und Jugendliche von 7 bis 18 Jahren
Volle Geschäftsfähigkeit: Personen, die das 18. Lebensjahr vollendet haben

4. Aufgabe

Die beschränkte Geschäftsfähigkeit bedeutet für Mariana, dass sie den Kauf eines Fahrrades zwar prinzipiell selbst abschließen kann, jedoch benötigt sie zwingend die Zustimmung der Eltern (gesetzliche Vertreter/-innen).

Die Zustimmung kann auch nach einer Kaufzusage durch Mariana erfolgen. Bis zu einer Genehmigung ist das Rechtsgeschäft schwebend unwirksam. Verweigern Marianas Eltern die Zustimmung, ist das Rechtsgeschäft ungültig.

5. Aufgabe

Mariana darf die Schenkung ohne die Zustimmung ihrer Eltern annehmen, da diese ihr nur einen rechtlichen Vorteil bringt. Derartige Rechtsgeschäfte bedürfen keiner Zustimmung.

6. Aufgabe

Rechtsgeschäfte im Rahmen ...
- des Taschengeldes
- eines Arbeits- oder Ausbildungsverhältnisses
- eines selbstständigen Betriebes

Situation zur 1. bis 8. Aufgabe
Artiola (Auszubildende im 3. Ausbildungsjahr und 20 Jahre alt) holt sich am Kiosk an der Bushaltestelle jeden Morgen die Tageszeitung. Zwischen dem Verkäufer und Artiola wird kein Wort gewechselt, da Artiola stumm das Geld auf die Theke legt und der Verkäufer ihr wortlos die Zeitung zuschiebt.

1. Aufgabe

Auf welche Weise können Willenserklärungen abgegeben werden?

____

____

____

____

2. Aufgabe

Wie kommt in der oben geschilderten Situation der Kaufvertrag zustande?

____

____

3. Aufgabe

Welche Bedeutung haben Willenserklärungen im Hinblick auf Rechtsgeschäfte?

____

____

____

____

4. Aufgabe

Um welche Rechtsgeschäfte handelt es sich bei den folgenden Aussagen?

Aussage		Rechtsgeschäft
Artiola möchte ihren Handyvertrag kündigen.	☐	1 einseitig, empfangsbedürftiges Rechtsgeschäft,
Frau Dr. Mrosek setzt zusammen mit einem Notar ihr Testament auf.	☐	2 einseitig, nicht empfangsbedürftiges Rechtsgeschäft,
Dr. Steiner schließt im Autohaus einen Leasing-Vertrag für ein Auto ab.	☐	3 zweiseitig, einseitig verpflichtendes Rechtsgeschäft oder
Dr. Steiner schenkt seiner Frau zum Geburtstag ein Armband.	☐	4 zweiseitig, zweiseitig verpflichtendes Rechtsgeschäft
Frau Dr. Mrosek hängt an mehrere Bäume in der Umgebung ihres Hauses eine Suchanzeige nach ihrer Katze aus. Sie verspricht 200,00 € Finderlohn.	☐	

5. Aufgabe

Um welche Rechtsgeschäfte handelt es sich jeweils?

		Rechtsgeschäft
Kündigung	☐	1 einseitiges, nicht empfangsbedürftiges Rechtsgeschäft
Bürgschaftsvertrag	☐	2 einseitiges, empfangsbedürftiges Rechtsgeschäft
Testament	☐	3 mehrseitiges Rechtsgeschäft, einseitig verpflichtender Vertrag
Mietvertrag	☐	4 mehrseitiges Rechtsgeschäft, mehrseitig verpflichtender Vertrag
Pachtvertrag	☐	
Mahnung	☐	
Schenkungsvertrag	☐	
Kaufvertrag	☐	

Erläuterungen und Lösungen

1. Aufgabe

mündlich

schriftlich

durch konkludentes (übereinstimmendes) Handeln

stillschweigend (Abo-Verträge verlängern sich automatisch, wenn sie nicht gekündigt werden.)

2. Aufgabe

Der Kaufvertrag kommt durch konkludentes Handeln zustande.

3. Aufgabe

Rechtsgeschäfte bestehen aus mindestens einer Willenserklärung, durch die ein Rechtsgeschäft zustande kommen kann.

Es wird zwischen einseitigen und zweiseitigen Rechtsgeschäften unterschieden.

4. Aufgabe

Lösung: 1, 2, 4, 3, 2

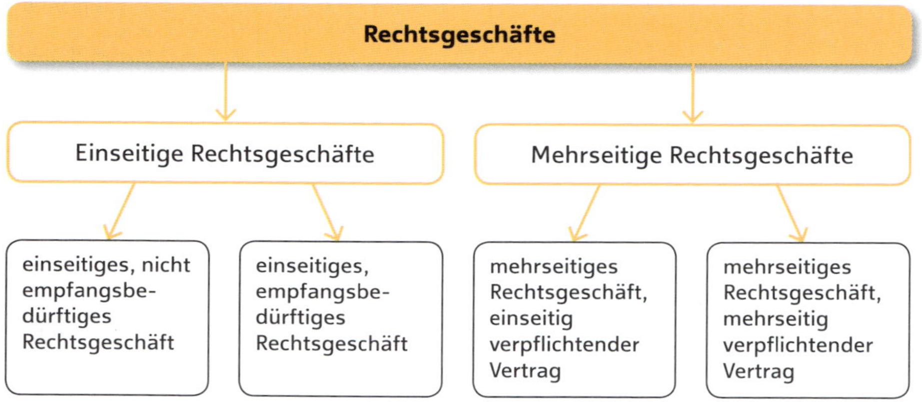

5. Aufgabe

Lösung: 2, 1, 1, 4, 4, 2, 1, 4

Merke

Einseitiges Rechtsgeschäft *= Willenserklärung nur von einer Seite:*

- *empfangsbedürftig (rechtswirksam erst, wenn Empfänger die Willenserklärung erhalten hat)*
  - *Beispiel: Kündigungen, Vollmachtserteilungen, Abmahnungen*
- *nicht empfangsbedürftig (Willenserklärung schon bei der Abgabe rechtswirksam)*
  - *Beispiel: Testamente, Auslobungen (§657 BGB)*

Mehrseitiges Rechtsgeschäft *= Willenserklärung von mehreren Seiten*

- *Antrag (Willenserklärung I) + Annahme (Willenserklärung II) = Vertrag*
- *einseitig verpflichtend*
  - *Beispiel: Schenkungen, Bürgschaften*
- *mehrseitig verpflichtend*
  - *Beispiel: Kaufverträge, Behandlungsverträge*

6. Aufgabe

Welche Formvorschrift ist für die nachstehenden Willenserklärungen vorgeschrieben?

Aussage

Aussage	
Die Willenserklärungen müssen handschriftlich unterschrieben sein.	☐
Der Notar beglaubigt die handschriftliche Unterschrift der betreffenden Personen.	☐
Die Erklärung muss schriftlich abgefasst und Inhalt und Unterschrift vom Notar bestätigt werden.	☐
Die Willenserklärung muss in Gegenwart von 2 Zeugen erfolgen und beurkundet werden.	☐

Formvorschrift

1 Die Schriftform
2 Die öffentliche Beglaubigung
3 Die öffentliche Beurkundung
4 Keine der Ziffern 1–3 trifft zu.

7. Aufgabe

Welche der folgenden Rechtsgeschäfte sind …
gültig (1), nichtig (2), anfechtbar (3) oder schwebend unwirksam (4)?

Aussage

Aussage	
Frau Dr. Mrosek erteilt ihrer ZFA Doreen eine Abmahnung, weil sie regelmäßig zu spät zur Arbeit kommt.	☐
Frau Dr. Mrosek kündigt ihrer ZFA aus verhaltensbedingten Gründen mündlich, als diese am nächsten Tag wieder zu spät zur Arbeit erscheint.	☐
Die ZFA Lisa schreibt versehentlich auf die Bestellung 1000 Spritzen statt 100 Spritzen.	☐
Der sechsjährige Justus kauft einen Spielzeugbagger für 4,95 €.	☐
Die 17-jährige Emma kauft von ihrer ersten Ausbildungsvergütung einen Laptop.	☐

8. Aufgabe

Ordnen Sie den Vertragsarten die entsprechende Erklärung zu.

Vertragsarten

1 Kaufvertrag
2 Dienstvertrag
3 Behandlungsvertrag
4 Werkvertrag
5 Wartungsvertrag
6 Kreditvertrag
7 Mietvertrag
8 Leihvertrag

Erklärung

Erklärung		Erklärung	
Instandhaltung	☐	Erstellung einer Dienstleistung	☐
Kostenloser Gebrauch einer Sache	☐	Behandlung eines Patienten	☐
Herstellung oder Reparatur einer Sache	☐	Zeitweise Überlassung von Geld gegen Zinsen	☐
Kauf einer Ware	☐	Überlassung einer Sache zur Nutzung gegen Entgelt	☐

Situation
Die Brauerei Kronen stellt der Praxis von Frau Dr. Mrosek 20 Tische und 80 Stühle unentgeltlich für die Jubiläumsfeier zur Verfügung.

9. Aufgabe

Wer ist nach Eintreffen der Tische und Stühle Eigentümer, wer Besitzer?

____

Fortführung der Situation
Bei der Abholung werden versehentlich mehrere der Praxis gehörende Tische aufgeladen. Dafür bleibt die gleiche Anzahl mit "Kronen" gekennzeichneter Tische zurück. Die Brauerei verlangt den Umtausch der Tische.

10. Aufgabe

Wer ist im Recht?

____

____

Erläuterungen und Lösungen

6. Aufgabe

Lösung: 1, 2, 3, 4

Verträge kommen durch zwei übereinstimmende Willenserklärungen (Antrag und Annahme) zustande.
Außerdem durch schlüssiges (konkludentes) Handeln.

Grundsatz: Formfreiheit

Ausnahme: Formzwang		
Schriftform	**Notarielle Beglaubigung**	**Notarielle Beurkundung**
Eigenhändige Unterschrift notwendig Beispiele: • Kündigung • Testament • Bürgschaft • Mietverträge > 1 Jahr	Bestätigung der Echtheit der Unterschrift durch einen Notar Beispiele: • Maschinenschriftlich erstelltes Testament • Anmeldung zum Handelsregister • Grundbucheintragung	Bestätigung von Unterschrift und Inhalt durch einen Notar Beispiele: • Grundstückskaufvertrag • Schenkungsversprechen • Erbverzicht

7. Aufgabe

Lösung: 1, 2, 3, 2, 4

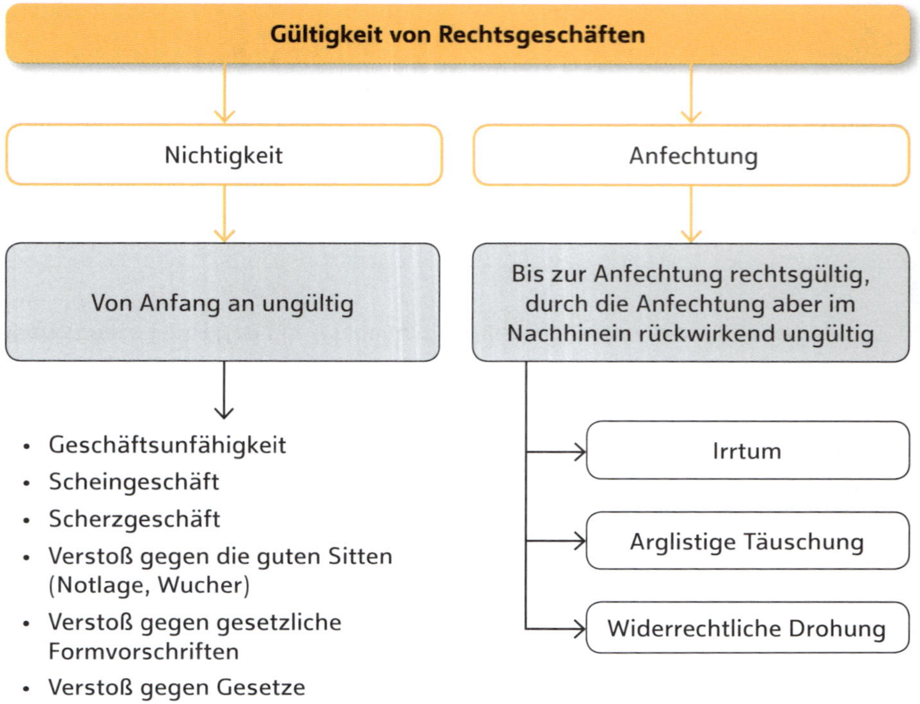

8. Aufgabe

Lösung: 5, 8, 4, 1, 2, 3, 6, 7

9. Aufgabe

„Kronen“ ist Eigentümer; die Praxis ist Besitzer

10. Aufgabe

Die Brauerei ist im Recht, denn ein Leihvertrag beinhaltet die Rückgabe derselben Sache.

Situation zur 1. bis 11. Aufgabe
Da die Zahnarztpraxis Dr. Mrosek noch eine weitere Auszubildende benötigt, hat sich Mariana K., geboren am 05.06.2008, auf die Stellenanzeige beworben und kann nun am 01.08.2025 eine Ausbildung zur Zahnmedizinischen Fachangestellten in der Praxis beginnen. Frau Dr. Mrosek bittet die ZMV Lisa, den Ausbildungsvertrag vorzubereiten, und bestellt Mariana und ihre Eltern für die nächste Woche zum Unterschreiben in die Praxis.

1. Aufgabe

Wie kommt ganz allgemein ein gültiger Ausbildungsvertrag zustande?

2. Aufgabe

Unterliegt ein Ausbildungsvertrag bestimmten Formvorschriften?

3. Aufgabe

Warum kann Mariana den Ausbildungsvertag ohne ihre Eltern nicht rechtswirksam abschließen?

4. Aufgabe

Wie kann Mariana nach Abschluss des Vertrages die Ausbildung beenden, wenn sie feststellt, dass ihr der Beruf der ZFA nicht gefällt?

5. Aufgabe

Nennen Sie die Rechtsquelle, in der die Inhalte eines Berufsausbildungsvertrages geregelt sind.

6. Aufgabe

Welche Inhalte muss ein Berufsausbildungsvertrag neben den Angaben zu den Vertragspartnern enthalten?

7. Aufgabe

Nach welchem Gesetz regelt sich der Urlaub für Mariana im Jahr 2025?

Erläuterungen und Lösungen

1. Aufgabe

Ein gültiger Ausbildungsvertrag kommt durch zwei übereinstimmende Willenserklärungen (Antrag und Annahme) zustande.

2. Aufgabe

Ein gültiger Ausbildungsvertrag muss immer in schriftlicher Form vorliegen (§ 11 BBiG).

3. Aufgabe

Mariana ist zu Beginn der Ausbildung noch nicht volljährig.
Mariana ist somit beschränkt geschäftsfähig und benötigt die Zustimmung der Eltern für einen gültigen Ausbildungsvertrag.

4. Aufgabe

- Fristlose schriftliche Kündigung ohne Angabe von Gründen während der Probezeit mit Zustimmung der gesetzlich Vertretenden
- Schriftliche Kündigung mit einer Frist von 4 Wochen mit Zustimmung der gesetzlich Vertretenden, wenn sie den Ausbildungsberuf nach der Probezeit wechseln möchte oder die Ausbildung komplett aufgeben will
- Beendigung der Ausbildung durch einen Aufhebungsvertrag mit Zustimmung der gesetzlich Vertretenden

5. Aufgabe

Berufsbildungsgesetz

6. Aufgabe

- Beginn und Ende der Berufsausbildung
- Dauer der regelmäßigen Ausbildungszeit
- Dauer der Probezeit
- Dauer des Urlaubs
- Kündigungsvoraussetzungen
- Ausbildungsvergütung

7. Aufgabe

Urlaub für Minderjährige regelt das Jugendarbeitsschutzgesetz (§ 19 JArbSchG).

Urlaub für volljährige Arbeitnehmerinnen und Arbeitnehmer und Auszubildende regelt das Bundesurlaubsgesetz (BUrlG).

Hinweis

Urlaubstage lt. JArbSchG:

Der Anspruch auf Urlaub richtet sich nach dem Lebensjahr zu Beginn des Kalenderjahres:
- *Noch nicht 16 Jahre zu Beginn des Kalenderjahres alt = 30 Werktage*
- *Noch nicht 17 Jahre zu Beginn des Kalenderjahres alt = 27 Werktage*
- *Noch nicht 18 Jahre zu beginn des Kalenderjahres alt = 25 Werktage*

Entscheidend ist daher das Lebensalter am 01.01. eines Jahres, 00:00 Uhr. So ist es urlaubsmäßig gleichgültig, wenn man im Laufe des Kalenderjahres Geburtstag hat.

§ 3 Dauer des Urlaubs

(1) Der Urlaub beträgt jährlich mindestens 24 Werktage.

(2) Als Werktage gelten alle Kalendertage, die nicht Sonn- oder gesetzliche Feiertage sind.

8. Aufgabe

Wie viele Urlaubstage (Werktage) stehen Mariana für das Jahr 2025 nach dem Jugendarbeitsschutzgesetz zu?

(Auszug aus dem Jugendarbeitsschutzgesetz):

§ 19 Urlaub

(1) Der Arbeitgeber hat Jugendlichen für jedes Kalenderjahr einen bezahlten Erholungsurlaub zu gewähren.

(2) Der Urlaub beträgt jährlich
1. mindestens 30 Werktage, wenn der Jugendliche zu Beginn des Kalenderjahres noch nicht 16 Jahre alt ist.
2. mindestens 27 Werktage, wenn der Jugendliche zu Beginn des Kalenderjahres noch nicht 17 Jahre alt ist,
3. mindestens 25 Werktage, wenn der Jugendliche zu Beginn des Kalenderjahres noch nicht 18 Jahre alt ist ...

9. Aufgabe

In ihrem Ausbildungsvertrag findet Mariana unter § 4 Angaben zur Probezeit. Wie lange dauert die Probezeit und wozu dient sie?

10. Aufgabe

In den §§ 6 und 7 des Ausbildungsvertrages stehen die Rechte und Pflichten der/des Ausbildenden und der/des Auszubildenden.

Nennen Sie **fünf** Rechte:

•
•
•
•
•

Nennen Sie **fünf** Pflichten:

•
•
•
•
•

11. Aufgabe

Was versteht man unter dem „Prinzip der dualen Ausbildung“?

Erläuterungen und Lösungen

8. Aufgabe

11 Tage

Mariana ist zu Beginn des Jahres 2025 noch nicht 17 Jahre alt.
Für das gesamte Jahr stehen ihr daher 27 Werktage Urlaub zu.

Anteiliger Urlaub für 2025: 27 : 12 · 5 = 11,25 Tage

9. Aufgabe

Die Probezeit beträgt mindestens 1 Monat und max. 4 Monate.

Die Probezeit dient dazu, dass sich die Ausbildende Frau Dr. Mrosek ein Bild über die Auszubildende Mariana machen kann, z. B., ob Mariana für den Beruf der Zahnmedizinischen Fachangestellten geeignet ist und/oder in das Team der Praxis Dr. Mrosek passt.

Die Auszubildende Mariana kann ausprobieren, ob ihr der Beruf gefällt und sie diesen Beruf auch in dieser Praxis weiter erlernen möchte.

10. Aufgabe

Rechte der Auszubildenden nach § 6 des Ausbildungsvertrages = Pflichten der/des Ausbildenden:

- Vermittlung von Handlungsfähigkeit zur Erreichung des Ausbildungszieles
- Erstellung eines Ausbildungsplanes
- Bereitstellung der Ausbildungsmittel
- Sorgepflicht
- Freistellung für den Berufsschulbesuch
- Anhalten zum Führen des Berichtsheftes und Kontrolle
- Übertragung ausbildungsbezogener Tätigkeiten
- Ärztliche Untersuchungen
- Ausstellen eines Ausbildungszeugnisses
- ...

Pflichten der Auszubildenden:

- Lern- und Dienstleistungspflicht
- Berichtsheftführung
- Weisungsgebundenheit
- Sorgfaltspflicht
- Beachtung der betrieblichen Ordnung (insbesondere der Unfallverhütungsvorschriften)
- Schweigepflicht
- Teilnahmepflicht an Ausbildungsmaßnahmen/Berufsschulunterricht/Prüfungen
- Benachrichtigungspflicht bei Krankheit (unverzüglich Nachricht geben, ärztliche Bescheinigung spätestens am 3. Tag)
- Ärztliche Untersuchungen

11. Aufgabe

Die Ausbildung findet an zwei Lernorten statt, der Zahnarztpraxis Frau Dr. Mrosek (überwiegend praktische Ausbildung) und der Berufsschule (überwiegend theoretische Ausbildung).

Werktage Urlaub werden folgendermaßen in Arbeitstage Urlaub umgerechnet:
Anzahl Urlaub/6 Werktage (Mo–Sa) × 5 Arbeitstage (Mo–Fr)

Im Kalenderjahr	2025	2026	2027	2028
Werktage	11	25	24	24
Arbeitstage	9	21	20	20

Situation zur 12. bis 14. Ausgabe
Die Auszubildende Artiola steht kurz vor ihrer Abschlussprüfung zur Zahnmedizinischen Fachangestellten. Sie möchte sich nach Abschluss ihrer Ausbildung eine neue Praxis suchen. Artiola verlangt von Frau Dr. Mrosek ein qualifiziertes Ausbildungszeugnis.

12. Aufgabe

Worin besteht der Unterschied zwischen einem einfachen und einem qualifizierten Ausbildungszeugnis?

13. Aufgabe

Aus welchem Grund könnte Artiola auf einem qualifizierten Zeugnis bestehen?

14. Aufgabe

Artiola findet in ihrem Ausbildungszeugnis die folgende Formulierung: „Artiola hat sich stets bemüht, die ihr übertragenen Aufgaben fach- und zeitgerecht zu erledigen.“ Warum könnte Artiola mit dieser Bewertung nicht einverstanden sein?

Situation zur 15. und 16. Aufgabe
Die neue Auszubildende Mariana, 17 Jahre alt, hat sich ihren Einsatzplan in der Praxis für die nächsten zwei Wochen angesehen. Sie denkt darüber nach, ob der Einsatzplan der aktuellen Gesetzeslage entspricht.

15. Aufgabe

Welches Gesetz muss die Praxis bei der Erstellung der Einsatzpläne für Mariana berücksichtigen?

16. Aufgabe

Nennen Sie **zwei** rechtliche Aspekte, die die Praxis bei Mariana beachten muss, damit es bei der Einsatzplanung keine Verstöße gibt.

-
-

Fortführung der Situation zur 17. und 18. Aufgabe
Mariana hat eine Fünftagewoche und muss 40 Wochenstunden arbeiten. Sie hat folgende Berufsschulzeiten: Montag: 07:50–14:50 Uhr / Donnerstag: 07:50–13:00 Uhr

17. Aufgabe

Ist es gesetzlich erlaubt, dass Mariana im Anschluss an die Berufsschule noch in der Praxis beschäftigt wird?

18. Aufgabe

Erklären Sie die Zielsetzung des Jugendarbeitsschutzgesetzes.

Erläuterungen und Lösungen

12. Aufgabe

Das einfache Zeugnis enthält nur Angaben zu den Personalien und die Art und Dauer der Beschäftigung.

Das qualifizierte Zeugnis enthält auch Angaben zur Leistung und zum Verhalten der Person.

13. Aufgabe

Die Einreichung eines einfachen Zeugnisses wird bei der Bewerbung als negativ angesehen, da vermutet wird, dass die Angaben im qualifizierten Zeugnis negativ gewesen wären.

Alternativ:
Artiola hat sich durch besondere Leistungen in ihrer Ausbildung hervorgetan und möchte deshalb, dass sie dies auch dem neuen Betrieb belegen kann.

14. Aufgabe

Die Formulierung „stets bemüht" ist eine sehr negative Bewertung. Artiola hätte damit die Leistungen/Anforderungen in keinster Weise erfüllt.

15. Aufgabe

Jugendarbeitsschutzgesetz

16. Aufgabe

- Jugendliche dürfen nicht mehr als acht Stunden täglich und nicht mehr als 40 Stunden wöchentlich beschäftigt werden.
- Wird die Arbeitszeit an einzelnen Werktagen verkürzt, kann die Arbeitszeit an anderen Tagen auf maximal 8,5 Stunden verlängert werden.
- Die Freizeit zwischen zwei Arbeitstagen muss mindestens 12 Stunden betragen.
- Die Schichtzeit von maximal 10 Stunden darf nicht überschritten werden.
- Eine Beschäftigung vor einem vor 9:00 Uhr beginnenden Berufsschulunterricht ist nicht zulässig.
- ...

17. Aufgabe

Mariana darf an einem der beiden Berufsschultage (mit mehr als fünf Unterrichtsstunden von mindestens je 45 Minuten) nicht mehr beschäftigt werden. Dieser Berufsschultag zählt wie ein ganzer Arbeitstag mit 8 Stunden.

18. Aufgabe

Jugendliche unterliegen einem besonderen Schutz im Arbeitsleben. Sie sollen besonders vor Überforderung, Überbeanspruchung und Gefahren am Arbeitsplatz geschützt werden.

Hinweis

Für erwachsene Auszubildende gilt das Bundesurlaubsgesetz, das jeder Arbeitnehmerin und jedem Arbeitnehmer einen Urlaubsanspruch von mindestens vier Wochen sichert (24 Werktage bei Zugrundelegung einer Sechs-Tage-Woche).

Die Arbeitszeitvorschriften nach den gesetzlichen Vorgaben Arbeitszeit
(Zeit vom Beginn bis zum Ende der Arbeit ohne Ruhepausen)

Jugendarbeitsschutzgesetz (gilt für Azubis unter 18 Jahren)		**Arbeitszeitgesetz** (gilt für Azubis über 18 Jahren)
Grundsatz: 8 Stunden/Tag Ausnahme (Verlängerung): 8 ½ Std. einschließl. der Berufsschulzeiten Voraussetzung: (Ausgleichszeitraum): Verkürzung der Arbeitszeit an anderen Werktagen derselben Woche	Tägliche Arbeitszeit	Grundsatz: 8 Stunden/Tag Ausnahme (Verlängerung): Verlängerung der werktäglichen Arbeitszeit auf 10 Std. Voraussetzung (Ausgleichszeitraum): Durchschnittlich 8 Std. werktäglich dürfen in 6 Kalendermonaten/in 24 Wochen nicht überschritten werden
Höchstzulässige Wochenarbeitszeit: 40 Stunden bei einer 5-Tage-Woche	Wöchentliche Arbeitszeit	Höchstzulässige Wochenarbeitszeit: 6 Werktage à 8 Std. = 48 Std.

Situatio zur 1. bis 3. Aufgabe
Die 16-jährige Auszubildende Mariana hat ihre erste Gehaltsabrechnung erhalten und wundert sich über die verschiedenen Abzüge von ihrem Bruttoeinkommen. Sie findet die vielen Abzüge ungerecht, da sie nie krank ist. Außerdem vermutet sie, dass sie wahrscheinlich ohnehin keine Rente bekommen wird.
Kollegin Lisa erzählt ihr, dass sie froh sein kann, dass es das Sozialversicherungssystem gibt, und erklärt ihr, dass das System nach dem Solidaritäts- und Äquivalenzprinzip funktioniert.

1. Aufgabe

Welches sind die **fünf** Zweige der gesetzlichen Sozialversicherung?

- ______________________
- ______________________
- ______________________
- ______________________
- ______________________

2. Aufgabe

Erklären Sie die Begriffe **Solidaritätsprinzip** und **Äquivalenzprinzip** im Zusammenhang mit der gesetzlichen Sozialversicherung.

3. Aufgabe

Geben Sie für alle fünf Sozialversicherungen die entsprechenden Träger an.

Sozialversicherung	Träger

Fortführung der Situatio zur 4. bis 11. Aufgabe
Marianas Eltern sind als Selbstständige beide privat krankenversichert. Mariana war über ihre Eltern mitversichert und musste zu Ausbildungsbeginn die private Krankenversicherung verlassen. Nun muss sie sich selbst gesetzlich versichern.

4. Aufgabe

Warum konnte Mariana nicht in der privaten Krankenversicherung bleiben und musste zu Ausbildungsbeginn in die gesetzliche Krankenversicherung wechseln?

5. Aufgabe

Welche Personen sind in der gesetzlichen Krankenversicherung (GKV) pflichtversichert?

Erläuterungen und Lösungen

1. Aufgabe

- Gesetzliche Krankenversicherung
- Gesetzliche Pflegeversicherung
- Gesetzliche Rentenversicherung
- Gesetzliche Arbeitslosenversicherung
- Gesetzliche Unfallversicherung

2. Aufgabe

Das Solidaritätsprinzip gilt für die Kranken- und Pflegeversicherung.
Die zu zahlenden Beiträge sind abhängig von der Höhe des Einkommens, der Anspruch auf Leistung ist unabhängig von der Höhe der gezahlten Beiträge.

Das Äquivalenzprinzip gilt für die Arbeitslosen- und Rentenversicherung.
Die zu zahlenden Beiträge sind abhängig von der Höhe des Einkommens (individuelle Leistungsfähigkeit des Versicherten), die Höhe des Leistungsanspruchs variiert je nach gezahlten Beiträgen.

3. Aufgabe

Träger der Sozialversicherungen sind:

Sozialversicherung	Träger
Krankenversicherung	Gesetzliche Krankenkassen
Pflegeversicherung	Gesetzliche Pflegekassen, angegliedert an die jeweilige Krankenkasse
Rentenversicherung	Deutsche Rentenversicherung Bund und Deutsche Rentenversicherung Knappschaft-Bahn-See
Arbeitslosenversicherung	Bundesagentur für Arbeit
Unfallversicherung	Berufsgenossenschaften

4. Aufgabe

Da Mariana als Auszubildende zu den abhängigen Beschäftigten zählt und ihre Ausbildungsvergütung unterhalb der Versicherungspflichtgrenze liegt, kann sie nicht in der privaten Krankenversicherung bleiben.

Pflichtversichert in der gesetzlichen Krankenversicherung (GKV) sind grundsätzlich alle Arbeitnehmer, deren Jahresbruttogehalt die Versicherungspflichtgrenze (Jahresarbeitsentgeltgrenze) nicht übersteigt.
Zum regelmäßigen Entgelt gehören neben dem laufenden monatlichen Bruttoarbeitsentgelt auch Einmalzahlungen (wie zum Beispiel Urlaubs- oder Weihnachtsgeld), sofern diese mit hinreichender Sicherheit mindestens einmal jährlich gezahlt werden.
Die Versicherungspflicht wird im § 5 SGB V geregelt.

5. Aufgabe

Eine Pflichtversicherung in der gesetzlichen Krankenversicherung besteht für:

- alle Arbeitnehmer und Arbeitnehmerinnen, deren monatliches Arbeitsentgelt mehr als 556,00 € beträgt und die aktuelle Versicherungspflichtgrenze (Jahresarbeitsentgeltgrenze) nicht übersteigt (Stand Januar 2025)
- Auszubildende
- Studierende, Praktikantinnen und Praktikanten
- Rentnerinnen und Rentner, sofern bestimmte Vorversicherungszeiten erfüllt sind
- Bezieher von Arbeitslosengeld, Bürgergeld, Unterhaltsgeld nach SGB III
- ...

6. Aufgabe

Nennen Sie **fünf** Leistungen der gesetzlichen Krankenkassen im Rahmen der Krankenbehandlung.

-
-
-
-
-

7. Aufgabe

Nennen Sie **fünf** präventive Leistungen der gesetzlichen Krankenkassen.

-
-
-
-
-

8. Aufgabe

Wie hoch ist der Beitragssatz für die GKV und wer muss diesen Beitragssatz bezahlen?

9. Aufgabe

Welche Aspekte sollte Mariana bei der Wahl einer Krankenkasse bedenken?

10. Aufgabe

Im Zuge ihrer Überlegungen stößt Mariana auch auf die Begriffe **Versicherungspflichtgrenze** und **Beitragsbemessungsgrenze.** Erklären Sie diese Begriffe.

11. Aufgabe

Für die Versicherungsbeiträge in der gesetzlichen Krankenversicherung gilt:

1 richtig
2 falsch

Sie sind abhängig vom versicherten Risiko.	☐
Sie richten sich nach dem Alter der versicherten Person.	☐
Sie bleiben konstant, auch wenn zusätzlich Kinder mitversichert werden.	☐
Sie steigen in Euro nicht weiter, wenn der Bruttolohn die Beitragsbemessungsgrenze überschreitet.	☐
Sie werden allein von der versicherten Person bezahlt.	☐
Sie richten sich nach dem Familienstand der versicherten Person.	☐

Erläuterungen und Lösungen

6. Aufgabe

Zu den Leistungen der GKV im Rahmen der Krankenbehandlung gehören:

- Ambulante ärztliche und zahnärztliche Behandlung
- Versorgung mit Medikamenten, Verbands-, Heil- und Hilfsmitteln
- Häusliche Krankenpflege
- Krankenhauspflege/stationäre Behandlung
- Krankengeld
- Kuren/Rehabilitationen
- Vorübergehende Bewilligung einer Haushaltshilfe
- ...

7. Aufgabe

Zu den präventiven Leistungen der GKV gehören:

- Schwangerschaftsvorsorgeuntersuchungen
- Kinder- und Jugenduntersuchungen (U1–J1)
- Schutzimpfungen
- Zahnvorsorgeuntersuchungen
- Früherkennungsuntersuchungen von Krebs
- Gesundheitsuntersuchung ab 35 Jahren
- ...

8. Aufgabe

Der Gesamtbeitragssatz beträgt im Jahr 2025 14,6 %.
Der Beitragssatz des Arbeitnehmers beträgt 7,3 % (= 50 %).
Hinzu kommt ein individueller Zusatzbeitrag (je nach Krankenkasse), den der Arbeitnehmer ebenfalls zu 50 % bezahlt.

9. Aufgabe

- Höhe des Zusatzbeitrages
- Zusatzleistungen, z. B. Erstattung von homöopathischen Mitteln
- Bonusprogramm, z. B. Geld- oder Sachleistungen
- (Teil-)Übernahme der PZR (Professionelle Zahnreinigung)
- ...

10. Aufgabe

Die Beitragsbemessungsgrenze ist eine vom Staat festgelegte Höchstgrenze, die festlegt, bis zu welchem Betrag vom Einkommen Beiträge zur gesetzlichen Kranken- und Pflegeversicherung sowie Renten- und Arbeitslosenversicherung berechnet und abgeführt werden. Wessen Einkommen über dieser liegt, zahlt nur den Höchstsatz, der Beitrag bleibt somit konstant. Diese Beitragsbemessungsgrenze (BBG) wird jedes Jahr zum 01.01. neu festgelegt.

Mit der Versicherungspflichtgrenze gibt der Gesetzgeber vor, bis zu welcher Einkommenshöhe (brutto) ein Arbeitnehmer automatisch Mitglied in der gesetzlichen Kranken- und Pflegeversicherung sein und bleiben muss. Erst wer für mindestens ein Jahr regelmäßig über der Versicherungspflichtgrenze verdient hat, hat die Wahl, entweder freiwillig in der GKV zu bleiben oder in die private Kranken- und Pflegeversicherung zu wechseln.

11. Aufgabe

Lösung: 2, 2, 1, 1, 2, 2

Merke

Die Grundprinzipien der Deutschen Sozialversicherung
In existenziellen Risikosituationen ist die Aufgabe der Sozialversicherung den Lebensstandard des Versicherten zu erhalten. Durch die folgenden Prinzipien kann die Sozialversicherung für den Ausgleich aufkommen:

- *Das Prinzip der Versicherungspflicht*
  - *In Deutschland sind fast 90 Prozent der Bevölkerung freiwillig oder pflichtversichert.*
- *Das Prinzip der Beitragsfinanzierung*
  - *Die Sozialversicherungen werden überwiegend aus Beiträgen der Arbeitnehmenden und Arbeitgeber finanziert. Der Gesetzgeber legt die Beiträge für die KV, PV, RV und AV gesetzlich fest. Die Beiträge orientieren sich am Gehalt der Arbeitnehmenden.*
- *Das Prinzip der Solidarität*
  - *Die zu versicherten Risiken werden von allen Versicherten gemeinsam getragen. Unabhängig davon, wie viel die Versicherten an die Sozialversicherungen gezahlt haben, sind sie in umfassendem Maße abgesichert*

Situatio zur 1. bis 5. Aufgabe
Die ZFA Doreen, die seit vielen Jahren als eine von sechs Beschäftigten in der Praxis Dr. Mrosek arbeitet, ist in großer Sorge um ihre Mutter. Die 87 Jahre alte Frau ist gestern gefallen und musste in ein Krankenhaus gebracht werden. Nach der Behandlung im Krankenhaus wird Doreens Mutter weiter pflegebedürftig sein. Doreen möchte, dass ihre Mutter zu Hause gepflegt wird. Da Doreen weiterhin in der Praxis arbeiten möchte, soll die Pflege ihrer Mutter teilweise durch einen ambulanten Pflegedienst übernommen werden.

1. Aufgabe

Hat Doreen einen Rechtsanspruch auf die teilweise Freistellung von der Arbeit zur Pflege ihrer Mutter?
Beachten Sie die Anlage „Auszug aus dem Pflegezeitgesetz (PflegeZG)".

Auszug aus dem Pflegezeitgesetz (PflegeZG)

§ 3 Pflegezeit und sonstige Freistellungen

(1) Beschäftigte sind von der Arbeitsleistung vollständig oder teilweise freizustellen, wenn sie einen pflegebedürftigen nahen Angehörigen in häuslicher Umgebung pflegen (Pflegezeit).
Der Anspruch nach Satz 1 besteht nicht gegenüber Arbeitgebern mit in der Regel 15 oder weniger Beschäftigten.

2. Aufgabe

Was versteht man unter Pflegebedürftigkeit im Rahmen der gesetzlichen Pflegeversicherung?

3. Aufgabe

Welche Leistungen hat Doreens Mutter aus der Pflegeversicherung zu erwarten?

4. Aufgabe

Warum müssen kinderlose Arbeitnehmer und Arbeitnehmerinnen ab dem 23. Lebensjahr einen um 0,6 % (Stand: 2024) erhöhten Beitrag in die gesetzliche Pflegeversicherung zahlen?

5. Aufgabe

Doreen fragt sich, ob sie ihre Mutter auch selbst pflegen kann.
Welche Aussage ist **richtig**?

1 Das ist möglich, Doreens Mutter ist deshalb anzuraten, sich für die Zahlung von Pflegegeld zu entscheiden.

2 Die Pflegeversicherung zahlt in diesem Fall für Doreen Beiträge zur gesetzlichen Krankenversicherung.

3 Doreen erhält dafür von der Pflegekasse ein Gehalt.

4 Doreen darf das nur machen, wenn sie einen Pflegeberuf erlernt hat.

5 Das ist nicht möglich, da die Pflege nur von professionellen Pflegekräften durchgeführt werden darf.

Erläuterungen und Lösungen

1. Aufgabe

Doreen hat keinen Rechtsanspruch auf die Freistellung zur Pflege ihrer Mutter, da die Praxis Dr. Mrosek lediglich sechs Beschäftigte hat.

2. Aufgabe

Laut Pflegeversicherungsgesetz gelten alle Menschen als pflegebedürftig, die in ihrer Selbstständigkeit eingeschränkt sind und für voraussichtlich mindestens sechs Monate pflegerische und betreuerische Hilfen benötigen.

3. Aufgabe

Wichtige Leistungen der Pflegeversicherung sind:

- ambulante häusliche Pflege: Pflegegeld, Pflegesachleistungen
- Verhinderungspflege
- Geld für barrierefreien Umbau
- Kurzzeitpflege
- Vollstationäre Pflege
- Pflegehilfsmittel

4. Aufgabe

Durch den Beitragszuschlag für Kinderlose wird die Kindererziehungsleistung der Eltern beitragsmäßig berücksichtigt. Da Eltern für die nachwachsende Generation sorgen, sichern sie die künftige Finanzierung der sozialen Pflegeversicherung.
Die Beiträge zur Pflegeversicherung werden vom Arbeitgeber und Arbeitnehmer je zur Hälfte aufgebracht. Für kinderlose Arbeitnehmer, die das 23. Lebensjahr vollendet haben, erhöht sich ihr Anteil des Beitragssatzes zur Pflegeversicherung um 0,6 % (Stand: 01.01.2024).

5. Aufgabe

Lösung: 1

Auszug aus dem Pflegezeitgesetz (PflegeZG)

§ 4 Dauer der Inanspruchnahme

(1) Die Pflegezeit nach § 3 beträgt für jeden pflegebedürftigen Angehörigen längstens sechs Monate (Höchstdauer).
Pflegezeit und Familienpflegezeit dürfen gemeinsam die Gesamtdauer von 24 Monaten je pflegebedürftigen nahen Angehörigen nicht überschreiten.

Die Leistungen der Pflegeversicherung

Für die Gewährung von Leistungen nach dem SGB XI sind pflegebedürftigen Personen einer der folgenden fünf Pflegegrade zuzuordnen (diese Zuordnung erfolgt nach einer Begutachtung durch den Medizinischen Dienst der Krankenkassen = MDK):

- Pflegebedürftige des Pflegegrades 1 sind Menschen mit geringer Beeinträchtigung der Selbstständigkeit.
- Pflegebedürftige des Pflegegrades 2 sind Menschen, die eine erhebliche Beeinträchtigung der Selbstständigkeit aufweisen.
- Pflegebedürftige des Pflegegrades 3 weisen eine schwere Beeinträchtigung der Selbstständigkeit auf.
- Pflegebedürftige des Pflegegrades 4 sind Menschen mit schwersten Beeinträchtigungen ihrer Selbstständigkeit.
- Pflegebedürftige des Pflegegrades 5 sind Menschen mit einer schwersten Beeinträchtigung ihrer Selbstständigkeit und mit besonderen Anforderungen an die pflegerische Versorgung.
- Anspruch auf Leistungen aus der GPV haben alle Pflegebedürftigen ...
- im Bereich der Körperpflege das Waschen, Duschen, Baden, die Zahnpflege, das Kämmen, Rasieren ...
- im Bereich der Ernährung das mundgerechte Zubereiten oder die Aufnahme der Nahrung ...
- im Bereich der Mobilität das selbstständige Aufstehen und Zu-Bett-Gehen, An- und Auskleiden, Gehen, Stehen ...
- im Bereich der hauswirtschaftlichen Versorgung das Einkaufen, Kochen, Reinigen der Wohnung, Spülen, Wechseln und Waschen der Wäsche ...

Leistungen:

- Pflegegeld (für pflegende Angehörige)
- Pflegesachleistung (für ambulante Dienste)
- Vollstationäre Pflege (Heimplatz)

Situation zur 6. bis 12. Aufgabe
ZFA Doreen hat Spaß an ihrem Beruf, wenn nur nicht die Probleme mit ihrer Haut wären. Seit Kurzem hat sie immer häufiger Hautausschläge, wenn sie mit bestimmten Kunststoffen in Kontakt kommt. Nach einer Untersuchung beim Arzt stellt sich heraus, dass Doreen allergisch auf einen Inhaltsstoff der in der Zahnarztpraxis verwendeten Kunststoffe reagiert. Im schlimmsten Fall kann sie nicht mehr in der Praxis arbeiten und muss einen anderen Beruf erlernen.

6. Aufgabe

Warum muss die gesetzliche Unfallversicherung für die Kosten von Doreens Behandlung aufkommen?

7. Aufgabe

Welche Leistungen werden von der gesetzlichen Unfallversicherung übernommen?

8. Aufgabe

Wie ist Doreen durch die gesetzliche Unfallversicherung abgesichert, wenn sie gezwungen ist, ihren Beruf aufzugeben?

9. Aufgabe

In welchen anderen Fällen tritt die für Berufskrankheiten zuständige Unfallversicherung außerdem ein?

10. Aufgabe

Erklären Sie, wie sich die gesetzliche Unfallversicherung finanziert.

11. Aufgabe

Wie heißt der Träger der gesetzlichen Unfallversicherung, der für eine Zahnarztpraxis zuständig ist?

12. Aufgabe

Warum macht der Abschluss einer privaten Unfallversicherung für Arbeitnehmerinnen und Arbeitnehmer ggf. Sinn?

Erläuterungen und Lösungen

6. Aufgabe

Die gesetzliche Unfallversicherung muss die Kosten der Behandlung von Doreen übernehmen, da es sich hierbei um eine berufsbedingte Erkrankung handelt.

7. Aufgabe

- Heilbehandlung
- Medikamente
- Heil- und Hilfsmittel
- Krankenhauskosten
- Unfallverhütung
- Verletztengeld
- Verletztenrente
- Berufshilfe
- Berufsfördernde Rehabilitation
- Sterbegeld
- Witwen- und Waisenrente
- ...

8. Aufgabe

Die gesetzliche Unfallversicherung, die Berufsgenossenschaft, würde eine evtl. notwendige Umschulung bezahlen und weitere finanzielle Hilfen für die Wiedereingliederung in das Berufsleben finanzieren. Falls sie gar nicht mehr berufstätig sein könnte, müsste eine Rente bezahlt werden.

Im Gegensatz zur Krankenversicherung werden bei Leistungen der gesetzlichen Unfallversicherung keine Zuzahlungen erhoben.

9. Aufgabe

Die gesetzliche Unfallversicherung ist außerdem zuständig (Leistungsträger) bei Arbeitsunfällen und bei Wegeunfällen auf dem direkten Weg von und zur Arbeit.

10. Aufgabe

Die Beiträge zur gesetzlichen Unfallversicherung zahlen allein die Praxen/Unternehmen. Die Höhe der Beiträge richtet sich nach dem Grad der Unfallgefährdung und der Höhe der jährlichen Lohnzahlungen.

11. Aufgabe

Der Träger der gesetzlichen Unfallversicherung für Zahnarztpraxen ist die BGW (Berufsgenossenschaft für Gesundheitsdienst und Wohlfahrtspflege).

12. Aufgabe

Durch die gesetzliche Unfallversicherung sind lediglich Wege- und Arbeitsunfälle abgesichert. Deshalb macht der Abschluss einer privaten Unfallversicherung ggf. Sinn, um auch Unfälle in der Freizeit, z. B. bei sportlichen Aktivitäten, abzusichern.

Leistungen:

Die Leistungen der gesetzlichen Unfallversicherung werden unabhängig davon erbracht, wer an einem Arbeitsunfall schuld ist. Mit ihnen werden folgende Ziele verfolgt:

- Wiederherstellung der Erwerbsfähigkeit
- Arbeits- und Berufsförderung
- Linderung von Verletzungsfolgen

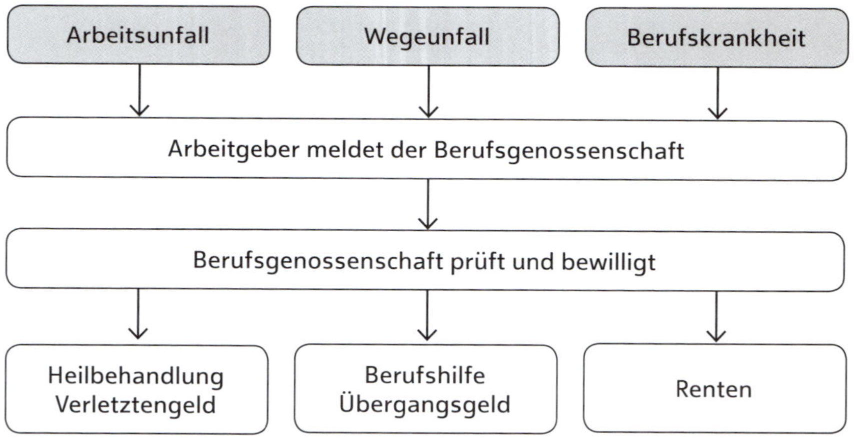

Quelle: Unsere Sozialversicherung, Deutsche Rentenversicherung Bund Geschäftsbereich Presse- und Öffentlichkeitsarbeit, Kommunikation, Berlin, 2024, S. 189

Situation
Eine Freundin der ZFA Doreen, die ebenfalls seit 10 Jahren in einer Zahnarztpraxis arbeitet, hat von ihrem Chef die Kündigung erhalten.

13. Aufgabe

Wo muss Doreens Freundin Arbeitslosengeld beantragen?

Fortführung der Situation zur 14. bis 16. Aufgabe
Doreens Freundin meldet sich nach der Kündigung fristgerecht bei der zuständigen Agentur für Arbeit und beantragt Arbeitslosengeld 1.

14. Aufgabe

Hat Doreens Freundin Anspruch auf Arbeitslosengeld 1 (ALG 1)?

15. Aufgabe

Doreens Freundin möchte auch die anderen Angebote der Arbeitsagentur in Anspruch nehmen, um möglichst schnell eine neue Beschäftigung zu finden. Welche anderen Leistungen außer der Zahlung von Arbeitslosengeld bietet die Arbeitsagentur an?

16. Aufgabe

Wie ist die Situation, wenn Doreens Freundin nach 12 Monaten noch keine neue Stelle gefunden und nun keinen Anspruch auf Arbeitslosengeld 1 mehr hat?

Situation zur 17. bis 22. Aufgabe
Doreens Tante, die seit 40 Jahren in einer Zahnarztpraxis arbeitet, wird in ein paar Wochen in die Rente gehen. Sie fragt sich, wie hoch ihr Altersruhegeld wohl ausfallen wird und ob sie davon ihren Lebensunterhalt wird bestreiten können.

17. Aufgabe

Welche Faktoren sind für die Bemessung/Höhe der Rente relevant?

18. Aufgabe

Welche weiteren Rentenarten werden neben dem Altersruhegeld von der gesetzlichen Rentenversicherung übernommen?

Erläuterungen und Lösungen

13. Aufgabe

Träger der Arbeitslosenversicherung ist die Bundesagentur für Arbeit. Neben den Landesarbeitsagenturen gibt es die jeweiligen Arbeitsagenturen vor Ort.

Doreens Freundin muss sich an die örtliche Arbeitsagentur wenden und einen Antrag auf Zahlung des Arbeitslosengeldes stellen.

14. Aufgabe

Ja, Doreens Freundin hat Anspruch auf ALG 1.

Sie hat sich fristgerecht arbeitslos gemeldet und die Anwartschaft (12 Monate in den letzten 2 Jahren beitragspflichtig beschäftigt) erfüllt. Außerdem steht sie dem Arbeitsmarkt zur Verfügung und bemüht sich, eine neue Beschäftigung zu finden.

15. Aufgabe

Zu den Leistungen der Arbeitsförderung zählen:

- Berufsberatung
- Bewerbertraining
- Arbeitsvermittlung
- Fort- und Weiterbildungsmaßnahmen
- Mobilitätshilfen (z. B. Fahrtkosten ...)
- Arbeitsbeschaffungsmaßnahmen
- Umschulungen
- Kurzarbeitergeld
- ...

16. Aufgabe

Da Doreens Freundin noch keine 50 Jahre alt ist, wird sie nur für die Dauer von 12 Monaten Arbeitslosengeld 1 beziehen.

Wenn sie in dieser Zeit keine neue Beschäftigung gefunden hat, wäre es möglich, Bürgergeld zu beantragen. Doreens Freundin müsste nachweisen, dass sie bedürftig ist. Dabei wird überprüft, ob sie ihren Lebensunterhalt evtl. aus einer anderen Einkunftsart bestreiten kann.

17. Aufgabe

Die Höhe des gesetzlichen Altersruhegeldes wird bestimmt durch die persönliche Versicherungsdauer (unter Berücksichtigung von Anerkennungszeiten, z. B. Kindererziehungszeiten oder häusliche Pflege von Angehörigen etc.) und der Höhe der gezahlten Beiträge.

18. Aufgabe

Neben dem gesetzlichen Altersruhegeld (Altersrente) übernimmt die Rentenversicherung die Zahlung von Witwen-/Waisenrente und die Rente wegen Erwerbsminderung. Darüber hinaus werden Leistungen zur medizinischen und beruflichen Rehabilitation übernommen, wenn zu erwarten ist, dass die Arbeitskraft wiederhergestellt werden kann. Unterschieden werden die medizinische Rehabilitation mit Heilbehandlungen und die berufliche Rehabilitation, z. B. eine Umschulung.

Merke

Die Finanzierung der Rentenversicherung hat drei Grundlagen: den Beitrag des Versicherten, den Beitrag des Arbeitgebers und den Bundeszuschuss. Umlageverfahren und Generationenvertrag sind Merkmale des Finanzierungssystems.

Der Arbeitnehmer trägt den Beitrag zur Hälfte, die andere Hälfte der Arbeitgeber. Freiwillig Versicherte und Selbstständige zahlen den Beitrag in voller Höhe selbst.

Der monatliche Beitrag des Pflichtversicherten beträgt 18,6 % (Stand: 01.01.2024) des Arbeitsverdienstes (dieser aber nicht höher als die Beitragsbemessungsgrenze).

Freiwillig Versicherte:
Mindestbeitrag 2024: monatlich 100,07 €
Höchstbeitrag 2024: monatlich 1.404,30 €

Vgl.: Deutsche Rentenversicherung Bund, www.deutsche-rentenversicherung.de

19. Aufgabe

Was versteht man unter dem Generationenvertrag in der gesetzlichen Rentenversicherung?

20. Aufgabe

Weshalb ist es wichtig, trotz der gesetzlichen Rentenversicherung zusätzlich für das Rentenalter finanziell vorzusorgen?

21. Aufgabe

Welchen wesentlichen Vorteil bringt die betriebliche Altersvorsorge für eine Arbeitnehmerin/einen Arbeitnehmer mit sich?

22. Aufgabe

Welche weiteren Möglichkeiten der privaten Altersvorsorge gibt es?

Situation zur 23. bis 25. Aufgabe
Die ZFA Artiola bereitet sich zusammen mit Eileen, die ebenfalls bald in die Abschlussprüfung geht, auf die bevorstehende Prüfung vor. Sie wiederholen das Thema Sozialversicherungen anhand von Aufgaben.

23. Aufgabe

Stellen Sie fest, ob die nachfolgenden Aussagen zur gesetzlichen Sozialversicherung richtig (1) oder falsch (2) sind.

- Generationenvertrag bedeutet, dass mit den Beiträgen der heutigen Generation die Renten der zukünftigen Generation gezahlt werden. ☐
- Überschreitet das Einkommen des Arbeitnehmers/der Arbeitnehmerin die Versicherungspflichtgrenze, kann dieser/diese sich in der privaten Krankenversicherung versichern. ☐
- Die Höhe der zu zahlenden Sozialversicherungsbeiträge richtet sich auch nach dem Familienstand. ☐
- Für mitversicherte Kinder sind über die Familienversicherung Pauschalbeiträge zur gesetzlichen Sozialversicherung zu entrichten. ☐
- Die Beiträge zur gesetzlichen Sozialversicherung steigen bis zur Beitragsbemessungsgrenze, bleiben mit weiter steigendem Einkommen aber gleich hoch. ☐

24. Aufgabe

Welche Aussagen zur gesetzlichen Krankenversicherung sind **richtig**? ☐ ☐

1 Wer einen höheren Beitrag zahlt, bekommt auch mehr Leistungen.
2 Wer bei Eintritt in eine gesetzliche Krankenversicherung eine chronische Krankheit hat, zahlt einen höheren Beitrag.
3 Wenn sich der Gesundheitszustand verschlechtert, muss ein höherer Beitrag gezahlt werden.
4 Für bestimmte Leistungen muss zusätzlich gezahlt werden.
5 Leistungen für Schwangere sind beitragsfrei mitversichert.

25. Aufgabe

Bei welchen der genannten Sachverhalte wird eine Leistung aus den folgenden Zweigen der Sozialversicherung erbracht? Zweige der Sozialversicherung:

- Nach einem Unfall auf dem Weg in den Urlaubsort muss ein 30-jähriger Mann im Krankenhaus behandelt werden. ☐
- Nach einem Unfall auf dem Weg zur Berufsschule wird eine 18-jährige Auszubildende im Krankenhaus behandelt. ☐
- Ein 19-jähriger Abiturient informiert sich bei der Berufsberatung über verschiedene Ausbildungsberufe. ☐
- Eine 90-jährige Frau wird durch ihre Tochter versorgt. Dafür wird ein fester monatlicher Geldbetrag ausgezahlt. ☐
- Ein Arbeitnehmer ist an den Folgen eines Arbeitsunfalls verstorben. Seine Ehefrau erhält eine Hinterbliebenenrente. ☐
- Mit Erreichen der Altersgrenze erhält ein ehemaliger Angestellter Altersruhegeld. ☐
- Aufgrund einer Erwerbsunfähigkeit erhält ein 60-jähriger Mann monatliche Geldleistungen. ☐

1 Rentenversicherung
2 Arbeitslosenversicherung
3 Krankenversicherung
4 Pflegeversicherung
5 Unfallversicherung

Erläuterungen und Lösungen

19. Aufgabe

Die gesetzliche Rentenversicherung ist auf dem Prinzip des Generationenvertrages aufgebaut. Hierbei bezahlt die jetzige Arbeitnehmer- und Arbeitnehmerinnengeneration die Renten der jetzigen Rentner und Rentnerinnen.

Die arbeitende Generation finanziert auf diese Weise die Renten der Generation, die bereits im Ruhestand ist.

Die jetzigen Einzahlungen der Arbeitnehmer und Arbeitnehmerinnen werden nicht wie bei einer Lebensversicherung auf ein eigenes Konto angespart, sondern sofort an die jetzigen Rentner und Rentnerinnen ausgezahlt.
Die Beitragszahler erwerben sogenannte Rentenpunkte. Die Beitragszahler erhalten also später nicht ihre eigenen Einzahlungen, sondern erwerben nur einen Rentenanspruch in Relation zu ihren Rentenpunkten (Umlageverfahren).

20. Aufgabe

Folgende Gründe sollten berücksichtigt werden:

- Veränderung der Bevölkerungspyramide: Immer weniger Arbeitnehmer und Arbeitnehmerinnen müssen die Renten von immer mehr Rentnern und Rentnerinnen aufbringen. Dies führt zwangsläufig zu Anpassungen in der Rentenhöhe.
- Veränderung der Erwerbsbiografie: Aufgrund der längeren schulischen Ausbildung oder vermehrten Zeiten der Arbeitslosigkeit erwirtschaftet man weniger Rentenpunkte und somit eine geringere Rente.
- Rentenhöhe (Versorgungslücke): Die Rentenzahlung entspricht nicht dem monatlichen Nettogehalt. Als Arbeitnehmer bzw. Arbeitnehmerin hat man sich an einen bestimmten Lebensstandard gewöhnt. Um diesen zu erhalten, muss man privat vorsorgen.

21. Aufgabe

Durch Steuerersparnis und geringere Sozialversicherungsbeiträge zahlt die Arbeitnehmerin/der Arbeitnehmer im Rahmen der Entgeltumwandlung einen geringeren Eigenaufwand als den Beitrag, der dem Altersvorsorgevertrag gutgeschrieben wird.

Durch Vereinbarungen in Tarifverträgen zur betrieblichen Altersversorgung und Entgeltumwandlung oder aufgrund freiwilliger Zahlungen erhält die Arbeitnehmerin/der Arbeitnehmer einen zusätzlichen Arbeitgeberbeitrag zum Altersvorsorgevertrag.

22. Aufgabe

Möglichkeiten, privat für das Alter vorzusorgen:

- Banksparpläne
- Lebensversicherung
- Private Rentenversicherung, z. B. „Riesterrente“
- Aktien oder Aktienfonds
- Gold
- ...

23. Aufgabe

Lösung: 2, 1, 2, 2, 1

24. Aufgabe

Lösung: 4, 5

25. Aufgabe

Lösung: 3, 5, 2, 4, 5, 1, 1

So errechnet sich die monatliche Rente

Rentenformel:

Persönliche Entgeltpunkte x Rentenfaktor x aktueller Rentenwert = Monatsbeitrag der Rente

Entgeltpunkte für Beitragszeiten:

Arbeitsverdienst der versicherten Person in einem Jahr / durchschnittlicher Arbeitsverdienst aller Arbeitnehmenden im gleichen Jahr = Entgeltpunkte der versicherten Person für ein Jahr

Situation zur 1. bis 4. Aufgabe
In der Zahnarztpraxis Dr. Mrosek findet in der Mittagspause ein Gespräch zwischen Mariana und Lisa statt. Mariana berichtet von einer Freundin, die nach einem schweren Motorradunfall mit Trümmerbruch eines Beines ihren Beruf als ZFA nun nicht mehr ausüben kann, weil sie das verletzte Bein nicht mehr belasten kann. Mariana und Lisa überlegen, wie man sich in solchen Fällen finanziell absichern kann.

1. Aufgabe

Mariana und Lisa haben sich einen Überblick über verschiedene private Versicherungen verschafft und die folgende Tabelle entworfen.
Welche Privatversicherungen gibt es und was wird dort jeweils versichert?

Privatversicherungen		
Versichert werden Personen. Beispiele:	Versichert werden Sachen. Beispiele:	Das Vermögen wird geschützt. Beispiele:

2. Aufgabe

Welche Privatversicherung/en wären für Marianas Freundin hilfreich gewesen?

3. Aufgabe

Welche Versicherung wäre in den folgenden Fällen sinnvoll?

a) Die 20-jährige ZFA Artiola wohnt in einer kleinen Wohnung, die noch nicht vollständig eingerichtet ist. Ihr Hobby ist Gleitschirmfliegen.

b) Ihre Kollegin Sonja, ZMP, hat drei Kinder und wohnt in einer teuer eingerichteten Wohnung.

4. Aufgabe

Was sind die wesentlichen Aufgaben der Privatversicherung?

Erläuterungen und Lösungen

1. Aufgabe

Privatversicherungen		
Personenversicherungen	Sachversicherungen	Vermögensversicherungen
Versichert werden Personen. Beispiele: • Lebensversicherung • Berufsunfähigkeits-versicherung • Private Unfall-versicherung • Private Kranken-versicherung • Private Renten-versicherung	Versichert werden Sachen. Beispiele: • Hausratversicherung • Gebäudeversicherung • Feuerversicherung • Glasversicherung • Kfz-Versicherung • (Voll-/Teilkaskover-sicherung • Fahrradversicherung	Das Vermögen wird geschützt. Beispiele: Haftpflichtversicherung: • Privathaftpflichtver-sicherung • Berufshaftpflicht-versicherung • Tierhaftpflicht-versicherung • Kfz-Haftpflicht-versicherung • Rechtsschutz-versicherung

2. Aufgabe

Die folgenden Versicherungen könnten hilfreich sein:

- Private Unfallversicherung
- Berufsunfähigkeitsversicherung
- Krankenhaustagegeldversicherung
- Krankentagegeldversicherung
- Chefarztbehandlung im Krankenhaus
- ...

3. Aufgabe

a) Private Unfallversicherung
Berufsunfähigkeitsversicherung

b) Lebensversicherung
Hausratversicherung

4. Aufgabe

Die wesentlichen Aufgaben sind:

- Abdeckung von Risiken, für die die Sozialversicherung nicht eintritt
- Ergänzung der Sozialversicherung, wenn deren Leistungen ergänzt oder erhöht werden sollen

Informationen über Privat- bzw. Individualversicherungen – Teil 1

Private Krankenversicherung

Auch Mitglieder der gesetzlichen Krankenversicherung können Leistungen der privaten Krankenversicherung in Anspruch nehmen.
Diese Zusatzversicherungen werden in verschiedenen Formen angeboten:

- Krankenhaustagegeldversicherung
  - Je Krankenhaustag wird ein vertraglich vereinbarter Betrag an den Versicherungsnehmer ausbezahlt.
- Krankentagegeldversicherung
  - Der ausgezahlte Betrag richtet sich nach der Anzahl der Arbeitsunfähigkeitstage. Die Versicherung dient dazu den krankheitsbedingten Verdienstausfall auszugleichen.
- Krankenhauskosten-Zusatzversicherung
  - Wird von gesetzlich versicherten Personen abgeschlossen, um bei einem Krankenhausaufenthalt die Vorteile von Privatpatienten zu nutzen.

Private Unfallversicherung

- Die meisten Unfälle passieren im Haushalt oder in der Freizeit. Anders als bei der gesetzlichen Unfallversicherung bestimmt der Versicherungsnehmer oder die Versicherungsnehmerin über seine bzw. ihre Beitragszahlungen die Art und Höhe der Versicherungsleistungen selbst. Neben einer Invaliditätssumme ist auch möglich, eine Todesfallsumme an Hinterbliebene, ein Tagegeld oder eine Übergangsentschädigung abzuschließen.

Private Rentenversicherung

- Immer weniger Beitragszahler müssen die Renten der nicht mehr Erwerbstätigen aufbringen. Es ist vorhersehbar, dass die Rente aus der gesetzlichen Rentenversicherung für die einzelnen Personen mit Rentenanspruch häufig nicht ausreicht, um den gewohnten Lebensstandard beizubehalten. Mit einer privaten Rentenversicherung kann man nach dem Ausscheiden aus dem Beruf, das Leben im Alter zusätzlich absichern.

Fortführung der Situation zur 5. und 6. Aufgabe
Die ZMV Lisa erklärt der Auszubildenden Mariana anhand verschiedener Merkmale die Unterschiede zwischen der Sozial- und der Privatversicherung. Ergänzen Sie die Tabelle.

5. Aufgabe

Merkmale	Sozialversicherung	Privatversicherung
Beitritt		
Träger		
Beiträge		
Beitragshöhe		
Versicherungsleistungen		

6. Aufgabe

Warum ist es wichtig, dass die ZFA Lisa durch eine Privathaftpflichtversicherung geschützt ist?

Erläuterungen und Lösungen

5. Aufgabe

Merkmale	Sozialversicherung	Privatversicherung
Beitritt	Pflichtversicherung aufgrund gesetzlicher Bestimmungen für AN Ausnahmen: Selbstständige, Beamte	freiwilliger Beitritt (durch Versicherungsvertrag) Ausnahme: Kfz-Haftpflichtversicherung für Kfz-Eigentümer
Träger	Zweige der Sozialversicherungen (siehe 3. Aufgabe S. 129)	Private Versicherungsunternehmen
Beiträge	Arbeitnehmer/-innen und Arbeitgeber/-innen zu jeweils 50 % Ausnahme: gesetzliche Unfallversicherung	Müssen die Versicherten zu 100 % selbst bezahlen.
Beitragshöhe	Die Beitragshöhe richtet sich nach dem Einkommen (bis zur BBG).	Die Beitragszahlungen sind abhängig vom gewünschten Leistungsumfang und vom Risiko und sind allein von den Versicherten zu tragen.
Versicherungsleistungen	Leistungen sind gesetzlich festgelegt.	Leistungen richten sich nach dem abgeschlossenen individuellen Vertrag.

6. Aufgabe

Die Privathaftpflichtversicherung schützt Lisa vor den Leistungen von Schadenersatz gegenüber Dritten. Die Haftpflichtversicherung bezahlt den Schaden in Höhe der vereinbarten Deckungssumme. Eine Zahlung erfolgt nicht, wenn der Schaden vorsätzlich zugefügt wurde.

Hinweis

Privatversicherungen/Individualversicherungen kommen durch einen Versicherungsvertrag zustande.
Die Vertragsbedingungen sind dem Versicherungsschein, der Police, zu entnehmen.

Informationen über Privat- bzw. Individualversicherungen – Teil 2

Berufsunfähigkeitsversicherung:

Ungefähr jede vierte beschäftigte Person steigt wegen physischer oder psychischer Krankheiten vorzeitig aus dem Erwerbsleben aus. In diesen Fällen schützt die gesetzliche Rentenversicherung nur eingeschränkt. Findet der Austritt aus dem Arbeitsleben in den ersten fünf Versicherungsjahren statt, wird keine Rente gezahlt. Eine volle Erwerbsminderungsrente gibt es nur dann, wenn die oder der Versicherte weniger als drei Stunden täglich einer Erwerbstätigkeit nachgehen kann. Eine private Berufsunfähigkeitsversicherung bietet hier Abhilfe.

	Sozialversicherung	Individualversicherung
Grundgedanke	Solidaritätsprinzip	Individualitätsprinzip
Rechtsgrundlage	gesetzlicher Zwang	privatrechtlicher Vertrag
Beitragshöhe	nach der Leistungsfähigkeit	nach dem persönlichen Risiko
Leistungen	gesetzlich festgelegt	vertraglich vereinbart

Fortführung der Situation zur 7. bis 11. Aufgabe
Die Auszubildende Artiola (3. Ausbildungsjahr) hat von Frau Dr. Mrosek das Angebot bekommen, nach bestandener Abschlussprüfung übernommen zu werden. Daher informiert sie sich über wichtige Versicherungen für Berufsanfänger, unter anderem über die Berufsunfähigkeitsversicherung.

7. Aufgabe

Gegen welche Risiken schützt eine Berufsunfähigkeitsversicherung?

8. Aufgabe

Warum ist es vorteilhaft, eine Berufsunfähigkeitsversicherung in jungen Jahren abzuschließen?

9. Aufgabe

Warum kann eine private Rentenversicherung eine sinnvolle Ergänzung zur gesetzlichen Rentenversicherung sein?

10. Aufgabe

Welche private Versicherung könnte für folgende Schäden aufkommen?

Fall	Versicherung
Artiola beschädigt beim Einparken ihres Autos ein neben ihr parkendes Auto.	
Mariana lässt im Restaurant eine Weinkaraffe fallen, die zerbricht.	
Artiola bemerkt zu Hause einen Wasserrohrbruch.	
ZFA Lisa hat sich beim Rodeln am Sonntag den Arm gebrochen und wird für einige Zeit nicht berufstätig sein können.	
Doreens Freundin kann aufgrund einer schweren Erkrankung ihren Beruf nicht mehr ausüben.	

11. Aufgabe

Welche Privatversicherungen können eine gesetzliche Krankenversicherung ergänzen?

Erläuterungen und Lösungen

7. Aufgabe

Eine Berufsunfähigkeitsversicherung schützt gegen Risiken, die im Zusammenhang mit Krankheit und Unfall auftreten können.

Im Falle der Berufsunfähigkeit erhalten Versicherte monatlich eine festgelegte Rente. Die Absicherung gilt mit Vertragsabschluss.

8. Aufgabe

Auszubildende und Berufsanfänger sollten früh eine Berufsunfähigkeitsversicherung abschließen. Werden sie krank und können nicht mehr arbeiten, haben sie in den ersten fünf Beitragsjahren keinen Anspruch auf Erwerbsminderungsrente aus der gesetzlichen Rentenversicherung. Außerdem wirken sich Lebensalter und Gesundheitszustand i. d. R. günstig auf den Preis der Versicherung aus.

9. Aufgabe

Eine private Rentenversicherung kann die Zeit absichern, bis die Anwartschaft (5 Jahre) in der gesetzlichen Rentenversicherung erfüllt ist. Da das zukünftige Rentenniveau höchstwahrscheinlich sinken wird, wäre die private Rentenversicherung ein Teil der Altersvorsorge. Frührentner hätten ein Zusatzeinkommen, da sie häufig nur eine niedrige Rente zu erwarten haben.

10. Aufgabe

Fall	Versicherung
Artiola beschädigt beim Einparken ihres Autos ein neben ihr parkendes Auto.	Artiolas Kfz-Haftpflichtversicherung für den Schaden am fremden Kfz Vollkaskoversicherung für den Schaden an ihrem Kfz
Mariana lässt im Restaurant eine Weinkaraffe fallen, die zerbricht.	Haftpflichtversicherung
Artiola bemerkt zu Hause einen Wasserrohrbruch.	Hausrat-/Gebäudeversicherung

Fall	Versicherung
ZFA Lisa hat sich beim Rodeln am Sonntag den Arm gebrochen und wird für einige Zeit nicht berufstätig sein können.	Private Unfallversicherung
Doreens Freundin kann aufgrund einer schweren Erkrankung ihren Beruf nicht mehr ausüben.	Berufsunfähigkeitsversicherung

Informationen über Privat- bzw. Individualversicherungen – Teil 3

Lebensversicherung: Es wird unterschieden zwischen einer Todesfallversicherung, bei der die Versicherungssumme erst beim Tod der versicherten Person fällig wird und der Lebensversicherung, bei der die Leistung fällig wird, wenn der Versicherungsnehmer oder die Versicherungsnehmerin einen bestimmten Zeitpunkt erlebt, z. B. 63 Jahre alt wird.

Hausratversicherung: Schutz des Hausstandes gegen Diebstahl und Zerstörung durch Feuer, Wasser oder Unwetter.

Gebäudeversicherung: Schutz des eigenen Hauses gegen Schäden wie Feuer, Leitungswasser und Unwetter.

Rechtsschutzversicherung: Eigene und ggf. gegnerische Anwalts- und Gerichtskosten, sowie Kosten für Sachverständige werden übernommen.

Kfz-Haftpflichtversicherung: Abdeckung von Personen- und Sachschäden eines Unfallgegners, die durch einen selbst verschuldeten Unfall entstanden sind. (gesetzlich vorgeschrieben)

11. Aufgabe

- Zahnzusatzversicherung
- Krankenhaustagegeldversicherung
- Krankentagegeldversicherung
- Auslandsreisekrankenversicherung
- Brillen- und Kontaktlinsenversicherung
- Einzelzimmer und Chefarztbehandlung im Krankenhaus

Situation zur 1. bis 7. Aufgabe
Doreen arbeitet als Zahnmedizinische Fachangestellte in der Zahnarztpraxis Dr. Mrosek. Sie ist am 15.06.1998 geboren, evangelisch und kinderlos. Doreen erhält einen Arbeitgeberanteil zu den vermögenswirksamen Leistungen in Höhe von 15,00 €. Zusätzlich leistet sie selbst einen monatlichen Beitrag von 20,00 € auf ihren VL-Vertrag. Ihre Krankenkasse erhebt einen Zusatzbeitrag von 1,7 w%. Wie fast alle Beschäftigten muss auch Doreen den Solidaritätszuschlag seit Januar 2021 nicht mehr bezahlen.

Gehaltsabrechnung Januar 2025	
Bruttogehalt	2.277,00 €
+ vermögenswirksame Leistungen (VL)	
= steuer- und sozialversicherungspflichtiges Einkommen	
– Lohnsteuer	229,16 €
– Kirchensteuer	
– Krankenversicherung	
– Pflegeversicherung	
– Rentenversicherung	
– Arbeitslosenversicherung	
= Nettoeinkommen	
– VL/Sparrate	
= Auszahlungsbetrag	

1. Aufgabe

Berechnen Sie alle fehlenden Werte der Gehaltsabrechnung für den Monat Januar 2025. Beachten Sie bei dieser Aufgabe die Anlage 1.

Anlage 1: Informationen zur Gehaltsabrechnung 2025

Kirchensteuer	9,00 % (berechnet von der Lohnsteuer)
Krankenversicherung	14,6 % (Arbeitgeber 7,3 %, Arbeitnehmer 7,3 %) + individueller Zusatzbeitrag, der jeweils zur Hälfte vom AG und vom AN gezahlt wird Beitragsbemessungsgrenze KV/PV 2025: 5.512,50 € Versicherungspflichtgrenze (Jahresarbeitsentgeltgrenze) 2025: 6 150 €
Pflegeversicherung	3,6 % (+ 0,6 % für kinderlose Arbeitnehmerinnen und Arbeitnehmer, die über 23 Jahre alt sind) ab 2024: Der Beitrag für AN wird ab dem zweiten Kind um jeweils 0,25 % pro Kind gesenkt.
Rentenversicherung	13,6 % Beitragsbemessungsgrenze 2025: 8.050 €
Arbeitslosenversicherung	2,6 % Beitragsbemessungsgrenze 2025: 8.050,00 €

Erläuterungen und Lösungen

1. Aufgabe

Gehaltsabrechnung Januar 2025	
Bruttogehalt + vermögenswirksame Leistungen (VL)	2.277,00 € 15,00 €
= steuer- und sozialversicherungspflichtiges Einkommen	2.292,00 €
– Lohnsteuer	229,16 € (laut Lohnsteuertabelle)
– Kirchensteuer	20,62 € Re.: $\frac{229{,}16 \cdot 9}{100}$ alt.: 229,19 · 0,09
– Krankenversicherung	186,80 € Re.: $\frac{14{,}6 + 1{,}7}{2} = 8{,}15$ alt.: 2292,00 · 0,0815 $\frac{8{,}15 \cdot 2.292{,}00}{100}$
– Pflegeversicherung	52,72 € Re.: 3,4 : 2 = 1,7 1,7 + 0,6 = 2,3 Doreen ist kinderlos und älter als 23 Jahre.
– Rentenversicherung	213,16 € Re.: $\frac{2.292{,}00 \cdot 9{,}3}{100}$ alt.: 2.292,00 · 0,093
– Arbeitslosenversicherung	29,80 € Re.: $\frac{2.292{,}00 + 1{,}3}{100}$ alt.: 2.292,00 · 0,013
= Nettoeinkommen	1.559,74 € Re.: 2.292,00 – Lohnsteuer (229,16) – Kirchensteuer (20,62) – KV (186,80) – PV (52,72) – RV (213,16) – AV (29,80) = Nettoeinkommen
– VL/Sparrate	35,00 € Re.: 15,00 € AG-Anteil + 20,00 € Eigenanteil
= Auszahlungsbetrag	1.524,74 € Re.: 1.559,74 € – 35,00 €

2. Aufgabe

Wovon hängt die Höhe der einbehaltenen Lohnsteuer ab?

3. Aufgabe

Doreen ist ledig. In welcher Lohnsteuerklasse ist sie eingruppiert?
Wer ist ebenfalls in dieser Lohnsteuerklasse?

4. Aufgabe

Welche weiteren Lohnsteuerklassen gibt es und wer ist dort jeweils eingruppiert?

5. Aufgabe

Was passiert mit dem Differenzbetrag von Doreens Nettoeinkommen und ihrem Auszahlungsbetrag?

6. Aufgabe

Welche Gehaltskosten entstehen der Praxis Dr. Mrosek für die ZFA Doreen?

7. Aufgabe

Worin bestehen für Doreen Vorteile, wenn sie einen Teil ihres Einkommens in vermögenswirksamen Leistungen anlegt?

Erläuterungen und Lösungen

2. Aufgabe

Die Höhe der einbehaltenen Lohnsteuer hängt ab von ...

- ... der Höhe des Gehaltes.
- ... der Lohnsteuerklasse.
- ... evtl. Freibeträgen.

3. Aufgabe

Doreen ist in der Lohnsteuerklasse I eingruppiert. In dieser Lohnsteuerklasse sind auch verwitwete, geschiedene und dauernd getrennt lebende Arbeitnehmer und Arbeitnehmerinnen eingruppiert.

4. Aufgabe

Es gibt insgesamt 6 Lohnsteuerklassen:

Steuerklasse I: für ledige, verwitwete, geschiedene und dauernd getrennt lebende Arbeitnehmerinnen und Arbeitnehmer

Steuerklasse II: für ledige, geschiedene und verwitwete Arbeitnehmer und Arbeitnehmerinnen, denen der Entlastungsbetrag für Alleinerziehende zusteht. Der Entlastungsbetrag für Alleinerziehende steht einem alleinstehenden Arbeitnehmer oder einer Arbeitnehmerin zu, in dessen bzw. in deren Haushalt mindestens ein Kind gemeldet ist und das auf der Lohnsteuerkarte unter der Kinderfreibetragszahl zu berücksichtigen ist oder für das Kindergeld gezahlt wird.

Steuerklasse III: für verheiratete Arbeitnehmerinnen und Arbeitnehmer

Steuerklasse IV: für verheiratete Arbeitnehmerinnen und Arbeitnehmer, wenn beide annähernd gleichen Arbeitslohn beziehen

Steuerklasse V: für verheiratete Arbeitnehmerinnen und Arbeitnehmer, bei denen der andere Partner oder die andere Partnerin in die Steuerklasse III eingruppiert ist

Steuerklasse VI für Arbeitnehmerinnen und Arbeitnehmer, die gleichzeitig von mehreren Arbeitgebern einen Arbeitslohn erhalten (frühere 2. Lohnsteuerkarte)

5. Aufgabe

Der Differenzbetrag, die vermögenswirksamen Leistungen, werden von Frau Dr. Mrosek direkt auf ein von Doreen zuvor angegebenes Anlagekonto, z. B. für einen Bausparvertrag, überwiesen.

6. Aufgabe

Die gesamten Personalkosten für die ZFA Doreen setzen sich wie folgt zusammen:

- Bruttogehalt
- Vermögenswirksame Leistungen (AG-Anteil)
- Arbeitgeberanteil zu den Sozialversicherungen einschließlich der gesetzlichen Unfallversicherung

7. Aufgabe

Doreen hat durch die vermögenswirksamen Leistungen ggf. die folgenden Vorteile:

- Die Anlage in vermögenswirksame Leistungen trägt zu Doreens Vermögensbildung bei.
- ggf. leistet ihre Arbeitgeberin Frau Dr. Mrosek einen finanziellen Beitrag (je nach Tarifvertrag).
- ggf. erhält der AN eine staatliche Förderung durch eine Arbeitnehmersparzulage und/oder eine Wohnungsbauprämie des Staates.

Gesetzliche Lohnabzüge

Die Berechnung der gesetzlichen Abzüge vom Bruttolohn erfolgt durch den Arbeitgeber.

Seit dem 01.01.2011 ruft der Arbeitgeber die erforderlichen Angaben direkt beim Bundeszentralamt für Steuern ab. Dazu muss der Arbeitnehmer dem Arbeitgeber seine persönliche Steueridentifikationsnummer (IdNr) und seinen Geburtstag mitteilen.

Die fällige Lohnsteuer überweist der Arbeitgeber dann an das zuständige Finanzamt, die Beiträge zu den gesetzlichen Sozialversicherungen werden ***alle*** *an die Krankenversicherung des Arbeitnehmers überwiesen; die Krankenversicherung leitet die Beiträge für die Pflege-, die Arbeitslosen- und die Rentenversicherung dann weiter an die Pflegekasse, die Agentur für Arbeit und an die Deutsche Rentenversicherung.*

Situation zur 1. bis 7. Aufgabe
Sonja hat Frau Dr. Mrosek heute morgen mitgeteilt, dass sie schwanger ist. Sonja arbeitet überwiegend als ZMP (Zahnmedizinische Prophylaxeassistentin). Bisher hat sie in der Praxis noch niemandem davon erzählt. Sie möchte dies aber nach ihrem zweiwöchigen Urlaub machen und dann auch den Beginn ihrer Mutterschutzfrist mitteilen. Sonja ist sehr gerne in der Praxis tätig und möchte deshalb den Anschluss an den beruflichen Alltag nicht verlieren und möglichst schnell nach der Geburt wieder ihre Arbeit in der Praxis fortführen.

1. Aufgabe

Wie heißt die Gesetzesgrundlage, an die sich die Praxis Dr. Mrosek nach Mitteilung einer Schwangerschaft bezüglich der unverzüglich zu ergreifenden Schutzmaßnahmen halten muss?

2. Aufgabe

Warum sollte Sonja Frau Dr. Mrosek unverzüglich über ihre Schwangerschaft informieren?

3. Aufgabe

Warum darf Sonja zwar in der Verwaltung, aber nicht mehr in der Propylaxe- oder in der Behandlungsassistenz eingesetzt werden?

4. Aufgabe

Welche Aspekte muss die Praxis hinsichtlich der Arbeitsbedingungen und der Arbeitszeit bei einer Schwangeren berücksichtigen?

5. Aufgabe

Welche weiteren rechtlichen Bestimmungen gelten für schwangere Arbeitnehmerinnen?

6. Aufgabe

Sonja möchte so lange wie es geht weiterarbeiten. Was ist in diesem Zusammenhang ein relatives Beschäftigungsverbot? Erklären Sie die Begriffe „absolutes Beschäftigungsverbot“ und „relatives Beschäftigungsverbot“ und ordnen Sie den beiden Begriffen die entsprechenden Abschnitte der Mutterschutzfrist zu.

7. Aufgabe

Ändert sich das Ende der Mutterschutzfrist, wenn die Geburt früher als errechnet stattfindet?

Erläuterungen und Lösungen

1. Aufgabe

Das Gesetz, das die Praxis für alle schwangeren Mitarbeitenden beachten muss, ist das Mutterschutzgesetz (MSchG).

2. Aufgabe

Sonja sollte ihre Arbeitgeberin unverzüglich über ihre Schwangerschaft Informieren, damit die Praxis Dr. Mrosek einen wirkungsvollen Mutterschutz sicherstellen kann. Somit wäre weder Sonjas Gesundheit noch die Gesundheit ihres ungeborenen Kindes gefährdet.

3. Aufgabe

Frau Dr. Mrosek darf Sonja nicht mehr mit Arbeiten beschäftigen, bei denen sie und ihr ungeborenes Kind gefährdet wären.
In der Prophylaxe und in der Behandlungsassistenz besteht die Gefahr, dass Sonja mit infektiösen Sekreten wie Blut, Speichel oder Eiter in Berührung kommt.
Für eine Tätigkeit in der Verwaltung kann gewährleistet werden, dass Sonja sich nicht infiziert, da sie in einem geschlossenen Raum arbeiten kann.

4. Aufgabe

Die folgenden Aspekte müssen von der Praxis beachtet werden:

- Es dürfen keine Überstunden gemacht werden.
- Der Schwangeren muss eine Gelegenheit zum Hinlegen, Hinsetzen und Ausruhen am Arbeitsplatz gegeben werden.
- Sonn- und Feiertagsarbeit ist verboten.
- kein Umgang mit schädlichen Chemikalien
- kein Röntgen, keine Strahlenschutzbelastungen
- keine körperlich schweren Arbeiten/schweres Heben
- kein langes Stehen

5. Aufgabe

Für schwangere Arbeitnehmerinnen gilt/gelten:

- In der Mutterschutzfrist, d. h. sechs Wochen vor und acht Wochen nach der Entbindung, muss bzw. darf (nach der Geburt) die Schwangere nicht mehr arbeiten.
- Es besteht ein Kündigungsschutz während der gesamten Schwangerschaft und bis zu vier Monaten nach der Entbindung.
- Es besteht dann ein Beschäftigungsverbot, wenn die Praxis keinen angemessenen, sicheren Arbeitsplatz zur Verfügung stellen kann.

6. Aufgabe

Das relative Beschäftigungsverbot bezieht sich auf die sechs Wochen vor der Entbindung. In dieser Zeit darf die Praxisinhaberin die Schwangere nicht beschäftigen, es sei denn, sie erklärt sich ausdrücklich zur Arbeitsleistung bereit (§ 3 MSchG).
Acht Wochen nach der Entbindung besteht ein absolutes Beschäftigungsverbot; d. h., die Praxisinhaberin darf die junge Mutter auf keinen Fall zur Arbeitsleistung heranziehen.

7. Aufgabe

Wenn die Geburt vor dem errechneten Termin stattgefunden hat, verlängert sich die Schutzfrist um den Zeitraum, der vor der Geburt nicht in Anspruch genommen werden konnte (§ 3 MSchG).

Mutterschutzgesetz

Mitteilungspflicht:

Die Angestellte sollte ihren Arbeitgeber unverzüglich über die Schwangerschaft unterrichten. Der Arbeitgeber meldet dies bei der zuständigen Behörde.

Verbotene Arbeiten:

- kein Umgang mit schädlichen Chemikalien
- kein Röntgen
- keine Assistenz am Behandlungsstuhl
- keine körperlich schweren Arbeiten
- keine Überstunden

Mutterschutzfristen:

- 6 Wochen vor der Entbindung und 8 Wochen nach der Entbindung
- 6 Wochen vor der Entbindung darf gearbeitet werden (muss aber nicht)
- in den 8 Wochen nach der Entbindung darf nicht gearbeitet werden

Der tägliche Nettolohn wird weiter ausgezahlt (13 € von der Krankenkasse, der Rest vom Arbeitgeber).

Kündigungsverbot:

Schwangere dürfen während der Schwangerschaft und bis 4 Monate nach der Entbindung nicht gekündigt werden.

Fortführung der Situation zur 8. bis 15. Aufgabe
Sonja möchte nach der Geburt ihres Kindes Elternzeit beantragen und informiert sich über die Dauer der Elternzeit und welche finanziellen Leistungen sie und evtl. auch ihr Ehepartner in Anspruch nehmen können.

8. Aufgabe

Berechnen Sie, an welchem Tag für Sonja der Kündigungsschutz bei planmäßiger Entbindung am 20.05.2025 endet, wenn sie nach der Geburt keine Elternzeit in Anspruch nimmt.

9. Aufgabe

Welche Aspekte muss Sonja bei der Antragstellung ihrer Elternzeit berücksichtigen?

10. Aufgabe

Über welchen Zeitraum könnte Sonja grundsätzlich Elternzeit nehmen und könnte auch ihr Ehepartner Elternzeit beanspruchen?

11. Aufgabe

Wie lange können Sonja und ihr Ehepartner maximal Elterngeld beziehen?

12. Aufgabe

Wie hoch ist das Basiselterngeld?

13. Aufgabe

Welche weiteren finanziellen Leistungen neben dem Elterngeld stehen Sonja vor und nach der Geburt zu?

14. Aufgabe

Darf Sonja bei ihrem Wiedereinstieg in den Beruf in anderen Tätigkeitsbereichen eingesetzt werden?

15. Aufgabe

Darf Sonja während der Elternzeit arbeiten, ohne den Anspruch auf Elterngeld zu verlieren und falls ja, wie viele Stunden darf sie arbeiten?

Erläuterungen und Lösungen

8. Aufgabe

20.05.2025 + 4 Monate = 20.09.2025

9. Aufgabe

Die folgenden Aspekte müssen berücksichtigt werden:

- Der Antrag muss mindestens sieben Wochen vor Beginn der Elternzeit gestellt werden.
- Der Elternzeitantrag muss schriftlich erfolgen.
- Es ist die eigenhändige Unterschrift auf dem Elternzeitantrag erforderlich.

10. Aufgabe

Sonja und ihr Ehepartner haben je einen Anspruch auf bis zu drei Jahren Elternzeit bis zur Vollendung des dritten Lebensjahres des Kindes.

Beide Elternteile können auch gleichzeitig Elternzeit in Anspruch nehmen. Ein Anteil von bis zu 24 Monaten der maximalen Elternzeit kann auf den Zeitraum zwischen dem dritten Geburtstag und der Vollendung des achten Lebensjahres des Kindes (8. Geburtstag) übertragen werden.

Während der Elternzeit besteht Kündigungsschutz.

11. Aufgabe

Beide Elternteile können maximal 14 Monate Elterngeld beziehen. Sonja allein kann maximal 12 Monate Elterngeld erhalten, wenn ihr Mann für mindestens 2 Monate Elternzeit in Anspruch nimmt, bekäme das Paar zwei weitere Monate Elterngeld (2 Partnermonate). Andere Aufteilungen der 14 Monate zwischen den Elternteilen sind möglich.

12. Aufgabe

Das Basiselterngeld beträgt 65% bis 67% des in den letzten 12 Monaten vor der Geburt des Kindes durchschnittlich erzielten monatlichen Nettoeinkommens. Jede Mutter erhält mindestens 300,00 € und maximal 1.800,00 €.

13. Aufgabe

Sonja erhält in der Mutterschutzfrist (6 Wochen vor der Geburt und 8 Wochen nach der Geburt) Mutterschaftsgeld.

Außerdem erhält Sonja Kindergeld.

14. Aufgabe

Sonja hat kein Anrecht auf ihren bisherigen Arbeitsplatz.
Sie kann auch in einem ähnlichen, aber gleichwertigen Tätigkeitsbereich eingesetzt werden.
Sie darf nach der Elternzeit aber nicht schlechter gestellt werden.

15. Aufgabe

Während der Elternzeit ist eine Teilerwerbstätigkeit von bis zu 32 Stunden pro Woche je Elternteil zulässig. Der Anspruch auf Elterngeld bleibt erhalten, unter bestimmten Voraussetzungen erfolgt eine Anrechnung.

Arbeiten die Eltern während der Elternzeit Teilzeit (max. 32 Stunden), kann das Elterngeld halbiert werden und die Dauer der Zahlungen verlängert sich auf die doppelte Zeit. Aus einem Elterngeldmonat werden so zwei Elterngeld-Plus-Monate.

Wenn Mutter und Vater in vier aufeinanderfolgenden Monaten gleichzeitig zwischen 24 und 32 Wochenstunden arbeiten, bekommt jeder Elternteil vier zusätzliche Monatsbeiträge Elterngeld (Partnerschaftsbonus).

Tipp

Wer sich rechtzeitig um Anträge kümmert, hat weniger Sorgen. In der Zeit vor der Geburt gibt es mehr zu organisieren als Wickeltisch und Kinderbett zu besorgen.

Der Mutterschutz geht in der Regel nahtlos in die Elternzeit über. Zumindest sofern die Mutter nicht direkt nach der Schutzfrist wieder arbeiten gehen möchte. Der Antrag auf Elterngeld ist bei der zuständigen Elterngeldstelle zu stellen. In vielen Bundesländern können Eltern den Antrag aber erst nach der Geburt einreichen. Das Elterngeld wird höchstens drei Monate rückwirkend gezahlt.
Die Elternzeit muss spätestens sieben Wochen vor Beginn beim Arbeitgeber beantragt werden.

Eltern erhalten Rentenpunkte

Pro Kind bekommen Eltern drei Rentenpunkte angerechnet – zusammen. Sie werden damit so gestellt, als hätten sie drei Jahre durchschnittlich verdient. Ohne Antrag werden diese Rentenpunkte allein der Frau zugeordnet. Teilt sich das Paar die Elternzeit, kann es die Rentenpunkte auch untereinander aufteilen.

Situation
Die Zahnarztpraxis von Dr. Mrosek möchte für den Anmeldebereich zwei neue Schreibtischstühle anschaffen. Frau Dr. Mrosek bittet die für die Beschaffung zuständige ZFA Lisa, sich darum zu kümmern. Lisa ermittelt zunächst Bezugsquellen und legt Frau Dr. Mrosek eine entsprechende Liste vor.

1. Aufgabe

Welches könnten Informationsquellen sein, bei denen sich Lisa Informationen über mögliche Lieferanten beschaffen kann?

Fortführung der Situation
Lisa ist bei ihrer Suche auf den Büromöbelhersteller „Büromöbel Lander" gestoßen und möchte sich zunächst ganz allgemein über das Sortiment informieren und bittet um die Zusendung eines Kataloges.

2. Aufgabe

Um welche Art der Anfrage handelt es sich?

Fortführung der Situation zur 3. und 4. Aufgabe
Lisa hat sich den von der „Büromöbel Lander" zugesandten Katalog angeschaut und den Schreibtischstuhl „Ella" als besonders gut geeignet gefunden.
Jetzt braucht sie noch nähere Informationen zu diesem Stuhl wie bspw. Angaben zur Qualität des Stoffes, konkrete Liefer- und Zahlungsbedingungen.

3. Aufgabe

Um welche Art der Anfrage handelt es sich nun?

4. Aufgabe

Welche rechtliche Wirkung hat eine Anfrage?

Fortführung der Situation zur 5. bis 9. Aufgabe
Lisa hat inzwischen eine Antwort auf ihre Anfrage zum Schreibtischstuhl „Ella" erhalten – ein Angebot.

5. Aufgabe

Welche Angebotsarten werden unterschieden?

6. Aufgabe

Welche rechtliche Wirkung hat ein Angebot?

Erläuterungen und Lösungen

1. Aufgabe

Informationsquellen:

- Internet
- Auf einer Fachmesse, z. B. der IDS, die alle zwei Jahre in Köln stattfindet, werden Produkte rund um das Thema Zahnmedizin vorgestellt und von sachkundigem Personal in ihrer Funktion erklärt.
- Zahnmedizinische Fachzeitschriften
- Vertreterbesuche
- Prospekte/Kataloge
- Zahnärztekammer
- ...

2. Aufgabe

Es handelt sich um eine unbestimmte oder allgemeine Anfrage, in der man Informationen über das Produktprogramm, das Sortiment und/oder Konditionen erfragen möchte.

3. Aufgabe

Es handelt sich um eine bestimmte oder spezielle Anfrage, bei der man Informationen über ein konkretes Produkt, z. B. über den Preis, evtl. Rabatte, Liefer- und Zahlungsbedingungen erfragen möchte.

4. Aufgabe

Anfragen sind rechtlich völlig unverbindlich. Sie sind keine Willenserklärungen zum Zustandekommen eines Kaufvertrages.

Anfrage

Zweck	• Aufforderung zur Abgabe eines Angebotes
Rechtsfolge	• rechtlich unverbindlich
Form	• formfrei
Inhalt	• unbestimmt/allgemein • bestimmt/speziell

Gründe für Anfragen

- Beschaffung von Informationsmaterial
- Informationen über Qualität, Preis, Lieferbedingungen, Lieferzeit, Zahlungsbedingungen
- Neue Geschäftsbeziehungen anbahnen

5. Aufgabe

Arten des Angebots:

- Verlangtes Angebot = Antwort auf die Anfrage eines Interessenten.
  Es ist an eine bestimmte Person gerichtet. Mit einer solchen Willenserklärung verpflichtet sich der Anbieter zum Verkauf zu den im Angebot genannten Bedingungen.
  → verbindliches Angebot: enthält keine Freizeichnungsklausel
  → unverbindliches Angebot: enthält eine Freizeichnungsklausel, z. B. „freibleibend“, „Preis freibleibend“, „solange der Vorrat reicht“
- Unverlangtes Angebot = unverbindliche Anpreisung (rechtlich gesehen kein Angebot, da es nicht an eine bestimmte Person gerichtet ist. Es richtet sich an die Allgemeinheit; z. B. Massendrucksachen, Plakate, Werbespots, Kataloge, Zeitungsanzeigen.)

6. Aufgabe

Das Angebot ist eine verbindliche Erklärung des Anbieters an den Kaufinteressenten, Waren zu bestimmten Bedingungen zu liefern. Dies bedeutet, dass der Anbieter nachträglich keine Veränderungen an dieser Erklärung mehr vornehmen kann (§ 145 BGB).

Ausnahmen: „unverbindlich“, „freibleibend“ oder „solange der Vorrat reicht“

7. Aufgabe

Wie lange ist ein per Brief abgegebenes Angebot gültig?

8. Aufgabe

Wie lange ist ein mündlich abgegebenes Angebot gültig?

9. Aufgabe

Wie lange ist ein Angebot, das per Mail oder Fax abgegeben wurde, gültig?

Fortführung der Situation zur 10. bis 20. Aufgabe
Auf ihre Anfrage erhält die Zahnarztpraxis bereits wenige Tage später zwei Angebote: Büromöbel Landner bietet den Bürostuhl „Ella" in der Ausführung Flachstahlrohr in der Farbe schwarz zum Listenpreis von 740,00 € an. Aufgrund des 25-jährigen Firmenjubiläums werden 10 % Rabatt gewährt. Bei Zahlung innerhalb von 10 Tagen werden 2 % Skonto gewährt, ansonsten erfolgt die Zahlung spätestens nach 30 Tagen netto. Die Lieferung des Bürostuhls erfolgt innerhalb von drei Wochen nach Bestellung frei Haus.
Praxismöbel Mussmann bietet den Bürostuhl „Kurt" in der Ausführung Edelstahl in der Farbe blau zum Listenpreis von 690,00 € an. Bei einer Bestellung innerhalb von 10 Tagen werden 5 % Rabatt gewährt. Der Rechnungsbetrag ist zahlbar innerhalb von 30 Tagen nach Erhalt der Ware, bei Zahlung innerhalb von 7 Tagen erhält der Käufer 3 % Skonto. Die Kosten für die Lieferung betragen 25,00 €.
Die Mehrwertsteuer beträgt 19 %.

10. Aufgabe

Wie viel Euro beträgt der Rabatt, den Praxismöbel Mussmann bei einer Bestellung innerhalb von 10 Tagen gewährt?

1 24,50 €
2 28,25 €
3 34,50 €
4 37,42 €

11. Aufgabe

Wie viel Euro beträgt die Mehrwertsteuer (MwSt) im Angebot von Büromöbel Landner?

1 99,93 €
2 104,65 €
3 126,54 €
4 138,25 €

Erläuterungen und Lösungen

Beispiele	Bedeutung für das Angebot
Solange der Vorrat reicht	Menge unverbindlich, Preis verbindlich
Preis freibleibend	Menge verbindlich, Preis unverbindlich
unverbindlich, freibleibend	Preis und Menge unverbindlich

7. Aufgabe

Man unterscheidet

a) Befristete Angebote: gültig bis zur genannten Frist

b) Unbefristete Angebote: Es wird keine Frist gesetzt. Das Angebot ist so lange gültig, wie man unter normalen Bedingungen mit einer Antwort rechnen kann. Man muss es auf dem gleichen Weg annehmen, wie es versendet wurde.

Per Brief: innerhalb einer Woche/7 Tage

8. Aufgabe

Mündlich, telefonisch: Gilt nur, solange das Gespräch andauert

9. Aufgabe

Per Mail oder Fax: 1 bis 2 Tage

10. Aufgabe

34,50 €

$\frac{690{,}00 \cdot 5}{100}$ oder $690{,}00 \cdot 0{,}05$

11. Aufgabe

126,54 €

$\frac{666{,}00 \cdot 19}{100}$

Angebotsvergleich:
Landner GmbH – Mussmann AG

Anbieter	Landner GmbH in Euro	Mussmann AG in Euro
Listenpreis	740,00	690,00
Rabatt	74,00	34,50
Zieleinkaufspreis netto	666,00	655,50
MwSt. 19 %	126,54	124,55
Zieleinkaufspreis brutto	792,54	780,05
Skonto	15,85	23,40
Bareinkaufspreis	776,69	756,65
Bezugskosten	0	25,00
Bezugspreis	776,69	781,65

Erklärungen zum Inhalt eines Angebotes

Lieferungsbedingungen:

- Verpackungskosten → ist nichts vereinbart, zahlt Käufer.
- Versandkosten → ist nicht vereinbart, zahlt Käufer
- Lieferzeit → ist nichts vereinbart, kann der Käufer sofortige Lieferung verlangen
- Fixkauf = bestimmter Zeitpunkt ist festgelegt
- Terminkauf = bestimmte Lieferfrist ist festgelegt

Zahlungsbedingungen:

- Ist nichts vereinbart, muss der Käufer nach Lieferung/Übergabe bezahlen.
- Zielkauf = Bezahlung erfolgt zu einem späteren Zeitpunkt als die Lieferung (Eigentumsvorbehalt)

12. Aufgabe

Wie viel Euro beträgt der Skontoabzug bei Praxismöbel Mussmann?

13. Aufgabe

Wie hoch ist der Bezugspreis für den Stuhl „Ella“ (Landner GmbH)?

1 740,69 €
3 750,69 €
2 740,48 €
4 776,69 €

14 Aufgabe

Bei der Entscheidung können auch sogenannte qualitative Faktoren berücksichtigt werden. Nennen Sie **zwei** weitere Faktoren, die – neben dem Preis – ggf. eine Rolle bei der Wahl des Anbieters spielen.

-
-

15. Aufgabe

Was versteht man unter einem Rabatt?

16. Aufgabe

Welche Rabattarten werden unterschieden?

17. Aufgabe

Was versteht man unter Skonto?

18. Aufgabe

Manche Lieferanten gewähren einen Bonus? Was ist damit gemeint?

19. Aufgabe

In den Angeboten ist von Lieferbedingungen die Rede. Was wird durch diese Bedingungen geregelt?

20. Aufgabe

Wer trägt die Versand- und Verpackungskosten, wenn im Angebot nichts steht?

Erläuterungen und Lösungen

12. Aufgabe

23,40 €

$\frac{780{,}05 \cdot 3}{100}$ oder $780{,}05 \cdot 0{,}03$

13. Aufgabe

776,69 €

$740{,}00 \cdot 0{,}9 = 666{,}00 \cdot 1{,}19 = 792{,}54 \cdot 0{,}98 = 776{,}69$

14. Aufgabe

Argumente, die neben dem Preis die Kaufentscheidung beeinflussen könnten:

- Qualität der Ware
- Zuverlässigkeit des Lieferanten
- Heimische- oder Importware
- Entsorgung der alten Möbel/Geräte
- Umweltaspekte
- Zahlungsziel
- Lieferzeit
- Garantie
- Langjährige Geschäftsbeziehung

15. Aufgabe

Rabatt ist ein Preisnachlass aus bestimmten Gründen.

16. Aufgabe

Rabattart	Erklärung
Mengenrabatt	Preisnachlass bei Kauf einer größeren Menge
Sonderrabatt	Aus besonderem Anlass, z. B. Jubiläum, Räumungsverkauf
Treuerabatt	Für Stammkunden
Saisonrabatt	Zum Ausgleich saisonaler Schwankungen
Einführungsrabatt	Zur Einführung neuer Produkte oder zur Geschäftseröffnung
Personalrabatt	Für die Mitarbeiter des Unternehmens

17. Aufgabe

Skonto ist ein Preisnachlass für die vorzeitige Begleichung einer Rechnung innerhalb der vom Verkäufer vorgegebenen Frist.

18. Aufgabe

Der Bonus ist eine nachträgliche gewährte Gutschrift, meist zum Jahresende, falls man einen bestimmten Umsatz erreicht.

19. Aufgabe

Die Übernahme der Verpackungs- und Versandkosten.

20. Aufgabe

Der Käufer, denn Warenschulden sind Holschulden.

Merke

Erfüllungsort:

- *gesetzlicher: Verkäufer schuldet Ware an seinem Wohn- oder Geschäftssitz, Käufer schuldet Geld an seinem Wohn- oder Geschäftssitz*
- *vertraglicher: Verkäufer schuldet Ware und Käufer schuldet Geld an einem vereinbarten Ort (meist Ort des Verkäufers)*

Merke

Grundsätze:

- *Warenschulden sind Holschulden*
- *Geldschulden sind Schickschulden*

Fortführung der Situation
Frau Dr. Mrosek möchte nun im Rahmen der Praxismodernisierung ihren Empfangstresen durch einen neuen ersetzen. Sie weiß, dass der Empfangsbereich die „Visitenkarte“ der Praxis ist und möchte deshalb etwas „Trendiges“, Modernes kaufen, um auch für jüngere Patientinnen und Patienten attraktiv zu sein.
Sie hat Prospekte und Internetseiten diverser Praxiseinrichtungsanbieter durchgesehen und die „Praxiseinrichtungen GmbH“ in Augsburg um ein entsprechendes Angebot gebeten.
Benötigt werden:
2 Stück Rezeption Modul „Trend-Style“, Ablage grau
2 Stück Rezeption Modul „Trend-Style“, Schrank schwarz
1 Stück Rezeption Modul „Trend-Style“, Rundteil weiß

21. Aufgabe

Berechnen Sie den Bezugspreis für den Empfangstresen „Trend-Style“.

Listenpreis	
Rabatt	
Zieleinkaufspreis (netto)	
Mehrwertsteuer	
Zieleinkaufspreis (brutto)	
Skonto	
Bareinkaufspreis	
Bezugskosten	
Bezugspreis	

Anlage

Praxiseinrichtungen GmbH
Augsburg

Praxiseinrichtungen GmbH · Postfach 1 05 08 · 8000 Augsburg

Zahnarztpraxis
Dr. Mrosek
Am Flussblick 15
87654 München

Augsburg, 05.05.2025

Freibleibendes Angebot

Sehr geehrte Damen und Herren,

vielen Dank für ihr Interesse an unseren Artikeln der Serie „Trend-Style“.
Die von Ihnen gewünschte Möbelkombination können wir Ihnen wie folgt anbieten.

Art Nr.	Bezeichnung	Menge	Preise zzgl. MwSt.
12345	Rezeption Modul „Trend-Style, Ablage grau	1	760,00 €
12346	Rezeption Modul „Trend-Style“, Schrank schwarz	1	960,00 €
12347	Rezeption Modul „Trend-Style“, Rundteil weiß	1	940,00 €

Die angegebenen Preise sind netto zzgl. der jeweils geltenden Mehrwertsteuer.
Wir gewähren 15% Rabatt.

Allgemeine Geschäftsbedingungen
Die Lieferzeit zu ihren Praxisräumen beträgt ca. 4 bis 6 Wochen nach Eingang der Bestellung.
Die Lieferung erfolgt ab einem Warenwert von 5.000,00 € frachtfrei.
Für die Anlieferung unter 5.000,00 € berechnen wir Frachtkosten in Höhe von 10 % der Auftragssumme, mindestens jedoch 200,00 €. Wir gewähren eine Garantie auf unsere Produkte von 3 Jahren. Der Rechnungsbetrag ist zahlbar innerhalb von 30 Tagen nach Rechnungsdatum, bei Zahlung innerhalb von 14 Tagen erhalten Sie 2% Skonto.
Erfüllungsort und Gerichtsstand entsprechen den gesetzlichen Regelungen.

Erläuterungen und Lösungen

21. Aufgabe

Listenpreis	4.380,00 € Re.: (2 · 760) + (2 · 960) + 940 = 4.380,00 €
Rabatt	657,00 € Re.: $\frac{4.380 \cdot 15}{100}$ alt.: 4.380 · 0,15
Zieleinkaufspreis (netto)	3.723,00 € Re.: 4.380 – 657
Mehrwertsteuer	707,37 € Re.: $\frac{3.723 \cdot 19}{100}$ alt.: 3.723 · 0,19
Zieleinkaufspreis (brutto)	4.430,37 € Re.: 3.723 + 707,37
Skonto	88,61 € Re.: $\frac{4.430,37 \cdot 2}{100}$ alt.: 4.430,37 · 0,02
Bareinkaufspreis	4.341,76 € Re.: 4.430,37 – 88,61
Bezugskosten	434,18 € Re.: $\frac{4.341,76 \cdot 10}{100}$ alt.: 4.341,76 · 0,1
Bezugspreis	4.775,94 € Re.: 4.341,75 + 434,18

Lieferzeit	**Tageskauf/Sofortkauf**
Terminkauf	innerhalb einer Frist
Fixkauf	fester Termin
Kauf auf Abruf	Käufer fordert Ware nach Bedarf an.

Lieferungsbedingungen:	**Beförderungskosten, Verpackungskosten**
Ab Lager/ab Werk	**Käufer** zahlt Anfuhr, Verladung, Fracht, Entladung, Zustellung.
Ab hier/ab Hamburg/unfrei	**Verkäufer** zahlt bis zur Versandstation. **Käufer** zahlt die Verladung, Fracht, Zustellkosten.
Frei Waggon	**Verkäufer** zahlt Anfuhr- und Verladekosten. **Käufer** zahlt Fracht, Entladung, Zustellung.
Frei Bahnhof dort/frei dort/frachtfrei	**Verkäufer** zahlt Anfuhr, Verladung und Fracht. **Käufer** zahlt Entladung und Zustellung.
Frei Haus/frei Lager/frei Werk	**Verkäufer** zahlt Anfuhr, Verladung, Fracht, Entladung, Zustellung.

Fortführung der Situation zur 22. bis 27. Aufgabe
Frau Dr. Mrosek möchte den Empfangstresen im Rahmen der Renovierung genau am 31. Juli geliefert bekommen. Die Firma ist aber nur bereit, eine Lieferfrist von vier bis sechs Wochen nach Auftragseingang zuzusichern.

22. Aufgabe

Wie nennt man die genaue Bezeichnung von Käufen, bei denen der Liefertermin ...

a) ... kalendermäßig genau festgelegt ist? ____________________

b) ... durch Angabe einer Lieferfrist festgelegt ist? ____________________

23. Aufgabe

Welche rechtliche Wirkung hat die im vorliegenden Angebot enthaltene Freizeichnungsklausel?

24. Aufgabe

Wie lautet die Lieferbedingung im vorliegenden Angebot?

25. Aufgabe

Welche Möglichkeiten werden der Praxis angeboten, um die Rechnung für die Ware bezahlen zu können?

26. Aufgabe

Wie kommt ein Kaufvertrag grundsätzlich zustande?

27. Aufgabe

Welche der folgenden Aussagen zum Angebot sind richtig (1) oder falsch (2)?

Skonto ist ein Preisnachlass, den der Verkäufer für frühzeitige Zahlung gewährt.	☐
Skonto darf der Verkäufer nur im Zusammenhang mit einem Rabatt anbieten.	☐
Rabatt ist ein prozentualer Preisnachlass beim Kauf, mit dem der Anbieter zum Beispiel Kaufanreize schaffen möchte.	☐
Da der Verkäufer durch den Kaufvertrag zur Übergabe der Ware verpflichtet ist, sind die Bezugskosten entsprechend der gesetzlichen Regelung stets durch den Verkäufer zu tragen.	☐
In den allgemeinen Geschäftsbedingungen können die gesetzlichen Gewährleistungsansprüche komplett ausgeschlossen werden, da individuelle Absprachen zwischen Käufer und Verkäufer Vorrang vor gesetzlichen Bestimmungen haben.	☐

Erläuterungen und Lösungen

22. Aufgabe

a) Fixkauf
b) Terminkauf

23. Aufgabe

Freibleibendes Angebot: Damit wird die rechtliche Bindung an das Angebot komplett ausgeschlossen. Bei Bestellung stellt somit der Käufer den Antrag zum Abschluss des Kaufvertrages.

24. Aufgabe

Die Lieferbedingung lautet:

Ab einem Warenwert von über 5.000,00 € wird die Ware frachtfrei geliefert, unter 5.000,00 € müssen 10 % der Auftragssumme als Frachtkosten gezahlt werden, mindestens 200,00 €.

25. Aufgabe

Zahlbar innerhalb von 30 Tagen ab Rechnungsdatum oder innerhalb von 14 Tagen unter Ausnutzung von 2 % Skonto.

Zahlungsbedingungen	**Zahlungszeitpunkt** **Preisnachlässe**
Zahlungszeitpunkt	Zahlung vor Lieferung Zahlung nach Lieferung („Zielkauf“, Ratenkauf) Zahlung bei Lieferung (gesetzliche Regelung)
Preisnachlässe	Skonto: bei vorzeitiger Zahlung Rabatt: sofortiger Preisnachlass Bonus: nachträgliche Vergütung

26. Aufgabe

Ein Kaufvertrag kommt durch zwei übereinstimmende Willenserklärungen, Antrag und Annahme, zustande.

27. Aufgabe

Lösung: 1, 2, 1, 2, 2

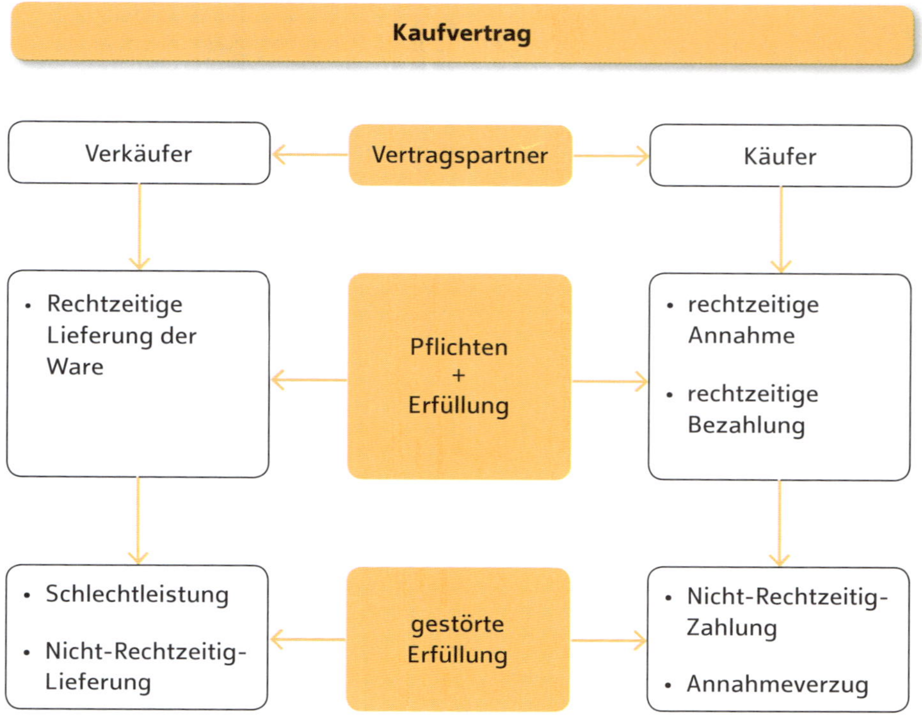

Fortführung der Situation zur 28. bis 33. Aufgabe
Frau Dr. Mrosek bestellt den Empfangstresen wie im Angebot beschrieben am 10.05.2025. Die Firma Praxiseinrichtungen GmbH sendet am 15.05.2022 eine Auftragsbestätigung, in der die Lieferung in ca. 4 Wochen zugesichert wird.

28. Aufgabe

28.1 Wie und wann (Angabe des Datums) kommt der Kaufvertrag zwischen der Praxis Dr. Mrosek und der Praxiseinrichtungen GmbH zustande?

28.2 Welches sind die wesentlichen Inhalte eines Kaufvertrages?

28.3 Welche Pflichten ergeben sich für die Vertragspartner aus einem Kaufvertrag?

29. Aufgabe

Wie lautet der Überweisungsbetrag, wenn die Praxis Dr. Mrosek die Rechnung sofort nach Lieferung der Ware bezahlt?

30. Aufgabe

Das Angebot beinhaltet die Freizeichnungsklausel „freibleibend". Welche weiteren Freizeichnungsklauseln könnten in einem Angebot benutzt werden?

31. Aufgabe

31.1 In ihrem Angebot verweist die Firma Praxiseinrichtungen GmbH auf ihre AGB. Wie lässt sich der Begriff ABG erklären?

31.2 Welchen Vorteil hat die Verwendung von AGBs für die Praxiseinrichtungen GmbH?

Fortführung der Situation
Es werden u. a. folgende Sonderformen des Kaufvertrages unterschieden:

1 Stückkauf	4 Gattungskauf	7 Zweiseitiger Handelskauf
2 Einseitiger Handelskauf	5 Fixkauf	8 Ziel- oder Kreditkauf
3 Ratenkauf	6 Bürgerlicher Kauf	

32. Aufgabe

Welche Sonderformen des Kaufvertrages werden in den folgenden Aussagen beschrieben? Ordnen Sie die Nummern der jeweiligen Vertragsart den entsprechenden Aussagen zu.

Aussage	Nr.
Gegenstand des Vertrags ist ein Massenprodukt.	☐
Der Lieferer gewährt dem Käufer einen Zahlungsaufschub. Der Käufer begleicht seine Rechnung innerhalb einer bestimmten Frist nach erfolgter Lieferung.	☐
Gegenstand des Vertrages ist ein Gebrauchtwagen.	☐
Es wird ein kalendermäßig festgelegter Lieferungstermin als wesentlicher Vertragsinhalt vereinbart.	☐
Käufer/-in und Verkäufer/-in sind Privatleute.	☐

Fortführung der Situation
Frau Dr. Mrosek erhält von einem langjährigen Lieferanten, der PraxisDesign GmbH, den neuen Prospekt für Praxiseinrichtungen.

33. Aufgabe

Welche rechtliche Wirkung hat die Zusendung eines Prospektes durch die PraxisDesign GmbH?

Erläuterungen und Lösungen

28. Aufgabe

28.1 Der Kaufvertrag kommt am 15.05.2025 durch die Auftragsbestätigung der Praxiseinrichtungen GmbH zustande.

Das Angebot ist unverbindlich (freibleibend), dadurch ist die Bestellung der Antrag und die Auftragsbestätigung die Annahme.

28.2 Wesentliche Inhalte eines Kaufvertrages:

- Art, Beschaffenheit und Güte der Ware
- Menge der Ware
- Preis der Ware
- Verpackung der Ware
- Lieferzeit der Ware
- Lieferbedingungen
- Zahlungsbedingungen

28.3 Pflichten zur Erfüllung des Kaufvertrages:

- Übergabe der Sache ohne Sach- und Rechtsmängel
- Annahme des Kaufpreises und Eigentumsübertragung
- Annahme der Ware
- Bezahlung des vereinbarten Kaufpreises

29. Aufgabe

4.767,26 €

4.864,55 · 2/100 = 97,29 (Skonto)
4.864,55 – 97,29 = 4.767,26 € (Überweisungsbetrag)

30. Aufgabe

Weitere Freizeichnungsklauseln:

- Solange der Vorrat reicht
- Angebot unverbindlich

Zustandekommen des Kaufvertrages	Zwei übereinstimmende Willenserklärungen
1. Möglichkeit: Käufer stellt (unverbindliche) Anfrage; Verkäufer gibt verbindliches Angebot ab 1. WE = Antrag	Käufer bestellt Ware 1. WE = Antrag Verkäufer schickt Käufer eine Auftragsbestätigung
Käufer bestellt gemäß Angebot des Verkäufers 2. WE = Annahme	2. WE = Annahme

Abweichungen bei Vertragsabschluss:

- Inhalt des Antrages wird in der Annahme abgeändert – die Veränderung ist ein neuer Antrag
- Antrag wird verspätet angenommen – durch die verspätete Annahme entsteht ein neuer Antrag
- Antrag wird freibleibend unterbreitet – Freizeichnungsklauseln
- Zusendung von unbestellten Waren – Antrag des Verkäufers, Käufer muss nicht annehmen

31. Aufgabe

31.1 AGB bedeutet Allgemeine Geschäftsbedingungen. Es werden alle wesentlichen Vertragsbedingungen allgemein durch die Praxiseinrichtungen GmbH festgelegt.

31.2 Rationalisierungseffekt, da nicht für jeden Kaufvertrag neue Vertragsbedingungen ausgehandelt werden müssen.

Allgemeine Geschäftsbedingungen	Voraussetzungen Wesentliche Bestimmungen Unwirksame Bestimmungen
Voraussetzungen der AGBs	Ausdrücklicher Hinweis auf die AGBs: Käufer muss die AGBs zur Kenntnis nehmen können. Käufer muss den AGBs zustimmen.
Wesentliche Bestimmungen der AGBs	Käufer darf durch AGBs nicht benachteiligt werden. Persönliche Absprachen haben Vorrang vor den AGBs.
Unwirksame Bestimmungen in den AGBs	Überraschende Klauseln Mehrdeutige Klauseln Kurzfristige Preiserhöhungen Verkürzung der gesetzlichen Gewährleistungsfristen

32. Aufgabe

Lösung: 4, 8, 1, 5, 6

33. Aufgabe

Es ist eine Anpreisung und damit keine Willenserklärung.
Es stellt eine Aufforderung zur Abgabe einer Willenserklärung dar.

Situation zur 1. bis 4. Aufgabe
Seit der letzten Woche ist in der Praxis Dr. Mrosek der Autoklav defekt. Eine Reparatur ist nicht mehr möglich, da das erforderliche Ersatzteil nicht mehr produziert wird. Frau Dr. Mrosek beschließt, ein neues Gerät zu kaufen. Mit dem Angebot für das neue Gerät wird der Praxis gleichzeitig ein Wartungsvertrag angeboten. Er beinhaltet eine halbjährliche Wartung durch den technischen Kundendienst des Geräteherstellers entsprechend den Wartungsvorschriften des Herstellers und einen technischen Reparaturdienst für Störungen innerhalb von 24 Stunden.

1. Aufgabe

Wie kommt ein Wartungsvertrag rechtlich zustande?

2. Aufgabe

Muss beim Abschluss eines Wartungsvertrages eine bestimmte Formvorschrift eingehalten werden?

3. Aufgabe

Welche Pflichten ergeben sich für die Vertragspartner aus dem Wartungsvertrag?

4. Aufgabe

Welche Vorteile ergeben sich für die Praxis durch den Abschluss eines Wartungsvertrages?

Situation
Die Firma Dentist GmbH bietet den Zahnarztpraxen in der Umgebung von München das folgende Angebot an.
„Wir warten ihren Autoklav zum Preis von 285,00 € (pro Jahr) und führen den E-Check und die vorgeschriebene Validierung in den vorgeschriebenen Intervallen durch. Alle Wartungsarbeiten erfolgen gemäß der Medizinprodukte- Betreiberverordnung (MPBetreibV) und werden nach DIN EN ISO zertifiziert."

5. Aufgabe

Handelt es sich bei der Anzeige der Firma Dentist GmbH um ein rechtlich verbindliches Angebot?

Erläuterungen und Lösungen

1. Aufgabe

Ein Wartungsvertrag kommt durch zwei übereinstimmende Willenserklärungen (Antrag und Annahme) zustande.

2. Aufgabe

Für den Abschluss von Wartungsverträgen besteht keine Formvorschrift.

3. Aufgabe

Das Wartungsunternehmen verpflichtet sich zur Ausführung aller Wartungsarbeiten entsprechend dem abgeschlossenen Vertrag. Die Praxis verpflichtet sich zur Zahlung der entsprechenden Rechnung.

Merke

Wartungsvertrag = Werkvertrag
Gegenstand: erfolgreich auszuführende Wartungsarbeiten

Vertragspartner:

Zahnarzt/Zahnärztin

Pflichten:
- *erklären, dass die erbrachten Arbeiten vertragsgemäß ausgeführt wurden (Abnahme)*
- *vereinbarte Vergütung zahlen*
- *falls notwendig mitwirken, z. B. durch Bereitstellung von Wartungsunterlagen*

Wartungsbetrieb

Pflichten:
- *vereinbarte Arbeiten fehlerfrei ausführen*
- *vereinbarte Termine oder Fristen einhalten*
- *sicherheitstechnische Kontrollen dokumentieren*

4. Aufgabe

Vorteile eines Wartungsvertrages:

- Regelmäßige Wartung beugt Reparaturen vor.
- Weniger Reparaturen führen zu geringeren Ausfallzeiten des Gerätes.
- Die Praxis muss nicht selbst die Wartungsfristen entsprechend der Bedienungsanleitung einhalten.
- Schnelle Reparaturen ...
- Das Praxispersonal verfügt nicht über die notwendige Fachkenntnis.
- Für die Wartung werden spezielle Messinstrumente benötigt.
- Die Wartung spezieller Geräte (z. B. Röntgengeräte) durch Fachfirmen ist gesetzlich vorgeschrieben.

5. Aufgabe

Bei der Anzeige der Dentist GmbH handelt es sich um eine Anpreisung und somit kein rechtlich bindendes Angebot. Die Anzeige ist an keine bestimmte Person gebunden.

Wartungsarbeiten, die regelmäßig vom Praxisteam oder einer Wartungsfirma durchgeführt werden:

- Wartung des Röntgengerätes
- Wartung der EDV-Anlage
- Wartung der Behandlungseinheit

Situation
Lisa hat Medikamente, Anästhetikum und Verbrauchsmaterialien bestellt.
Heute hat die Praxis die Lieferung sowie die Rechnung erhalten. In der Praxis ist es zum wiederholten Mal vorgekommen, dass Medikamente weggeworfen werden mussten, da das Verfallsdatum überschritten wurde.

1. Aufgabe

Welche Tätigkeiten/Aufgaben hat eine ZFA bei der Bearbeitung von Warenlieferungen?

Fortführung der Situation zur 2. bis 4. Aufgabe
Nach der Wareneingangsprüfung muss die Ware im Lager einsortiert werden.
Lisa, die sich um die Arbeiten im Lager kümmert, beantwortet der neuen Auszubildenden einige Fragen zur Lagerhaltung.

2. Aufgabe

Welche Tätigkeiten übernimmt eine ZFA üblicherweise, wenn ihr das Aufgabengebiet „Lagerhaltung“ übertragen wurde?

3. Aufgabe

Welche zentralen Funktionen hat ein Lager für eine Zahnarztpraxis?

4. Aufgabe

Wie kann es dazu gekommen sein, dass Medikamente unbenutzt entsorgt werden mussten?

Fortführung der Situation
Am letzten Montag war der komplette Vorrat an Alginat aufgebraucht und die neue Lieferung kam planmäßig erst am folgenden Morgen.

5. Aufgabe

Wie sind in Bezug auf das Problem des Alginatvorrats die Begriffe Mindest- und Meldebestand zu erklären?

Erläuterungen und Lösungen

1. Aufgabe

Arbeiten beim Wareneingang:

1. Absender- und Anschriftenprüfung
   - Ist die Sendung für die Praxis?
   - Wurde beim Absender bestellt?
2. Äußere Prüfung
   - Verpackungsschäden
   - Wenn ja, bestätigen lassen
3. Ware auspacken und auf Unversehrtheit prüfen (Verfallsdatum)
4. Vergleich der Lieferung mit Bestellung und Lieferschein (Menge ...)
5. Ware sachgerecht einlagern (Kühlung, neue Ware nach hinten, alte Ware nach vorn ...)
6. Rechnung prüfen, mit Lieferschein und Bestellung vergleichen
7. Endgültigen Rechnungsbetrag unter Berücksichtigung möglicher Skontoabzüge ermitteln
8. Zahlung veranlassen bzw. Wiedervorlage bei späterem Zahlungstermin
9. Wareneingangsbuch, bzw. -datei führen (Lieferschein und Chargennummer)
10. Bei Geräten: Gebrauchsanweisung ablegen
11. Medizinproduktbuch führen (Geräte, Instrumente)

2. Aufgabe

Aufgabengebiete im Lager:

- Lagerpflege (Reinigung, Inventur, Bestandskontrolle, Kontrolle des Mindesthaltbarkeitsdatums, Chargenkontrolle)
- Verbrauchserfassung (Tages- und Monatsverbrauch, Austragen abgelaufener Artikel)
- Bestellvorbereitung (Anbietervergleich, Preisvergleich, Lieferzeitpunkt)
- Bestellabwicklung (Angebote einholen, Preise verhandeln, Bestellfreigabe einholen)
- Wareneingangskontrolle (siehe 1. Aufgabe)
- Einlagerung (Lagerplatz finden, FiFo-Prinzip)
- ...

3. Aufgabe

Zentrale Funktionen eines Lagers:

- Gewährung eines reibungslosen Praxisablaufs, unabhängig von Lieferungen (unvorhersehbarer Mehrbedarf)
- Puffer bei Lieferengpässen, wenn Lieferanten ausfallen oder es zu anderen Störungen kommt
- Ein Lager erlaubt eine größere Menge zu kaufen und so Mengenrabatte oder günstigere Preise in Anspruch nehmen zu können.

4. Aufgabe

Mögliche Gründe für die Entsorgung:

- Nicht nach dem FiFo-Prinzip (first in – first out oder alte Ware nach vorne – neue Ware nach hinten) eingeräumt. Damit sind immer nur die neuen Medikamente verbraucht worden und die Haltbarkeit der alten Medikamente ist abgelaufen.
- Weit über Bedarf bestellt. Aufgrund einer Fehlkalkulation ist zu viel bestellt worden und konnte gar nicht verbraucht werden.
- Nicht ordnungsgemäße Lagerführung. Es wird nicht nach Lagerbeständen geschaut und keine Verbrauchsdaten bei der Bestellung zugrunde gelegt. Somit wird frei nach Ermessen geordert.
- Mitarbeiterin wollte einen günstigen Rabatt aushandeln und hat deshalb weit über dem Praxisbedarf eingekauft.

5. Aufgabe

Meldebestand:
Der Meldebestand gibt die Materialmenge an, bei der eine Neubestellung erfolgen muss, damit die Materiallieferung rechtzeitig eintrifft.

Mindestbestand:
Der Mindestbestand ist die sogenannte „eiserne Reserve" und sollte nur in Notfällen zur Überbrückung von unvorhersehbaren Ereignissen aufgebraucht werden.

Merke

Mit der ABC-Analyse kann man Kosten von Praxisbedarfsartikeln besser einschätzen, indem man ihren Anteil am wertmäßigen Gesamtumsatz pro Jahr berechnet:

- *über 10 %* → *A-Güter (Bestseller, umsatzstarke Güter)*
- *2 bis unter 10 %* → *B-Güter (geringer Umsatzanteil, aber noch relevant)*
- *unter 2 %* → *C-Güter (sehr geringer Umsatzanteil oder Verursachung von Kosten)*

Fortführung der Situation zur 6. bis 10. Aufgabe
Anhand eines fiktiven Beispiels möchte Lisa ihrer Praktikantin verdeutlichen, wie ihre Bestellungen vorbereitet werden.
Plandaten für den Bedarf von Einmalspritzen:
Jahresbedarf: 14.000 Stück
Optimale Bestellmenge: 1.400 Stück
Mindestbestand: 300 Stück
Durchschnittliche Wiederbeschaffungszeit: 5 Tage
Arbeitstage pro Jahr: 250 Tage

6. Aufgabe

Benennen Sie die folgenden Punkte auf dem Schaubild.

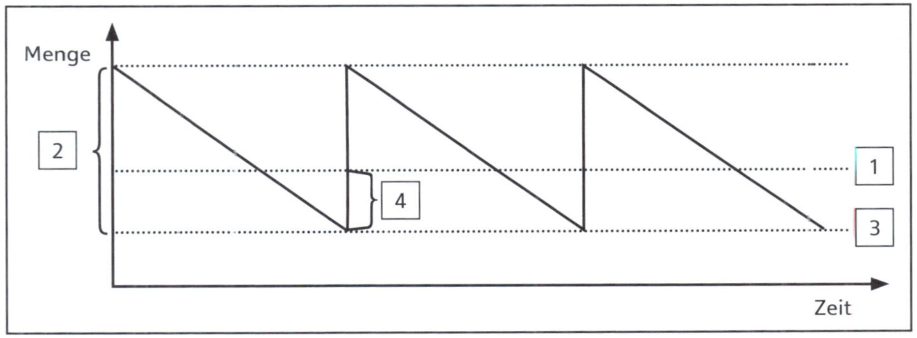

1	
2	
3	
4	

7. Aufgabe

Berechnen Sie den Meldebestand unter Angabe des Rechenweges.

8. Aufgabe

Berechnen Sie den Höchstbestand unter Angabe des Rechenweges.

9. Aufgabe

Berechnen Sie die Bestellmenge, wenn sich der Höchstbestand auf 1.000 Stück belaufen soll und der Meldebestand zum Zeitpunkt der Bestellung bereits um 50 Stück unterschritten worden ist.

10. Aufgabe

Wie oft müsste bestellt werden, wenn man einen gleichmäßigen Tagesverbrauch von 56 unterstellt?

Erläuterungen und Lösungen

6. Aufgabe

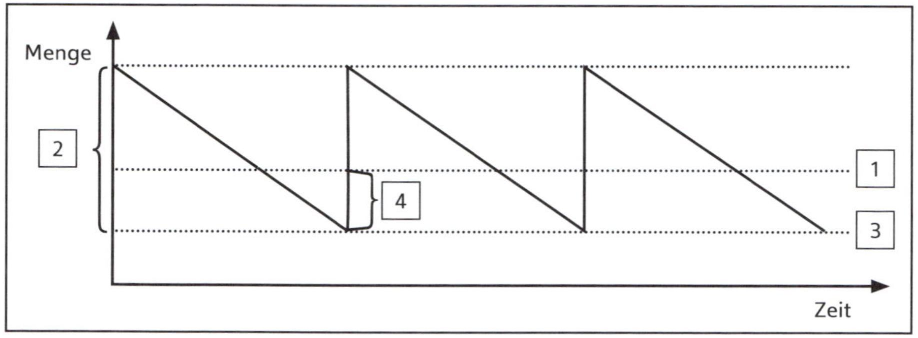

1	Meldebestand
2	Liefermenge
3	Mindestbestand
4	Lieferzeit

7. Aufgabe

14.000 : 250 = 56 (= täglicher Verbrauch)

Meldebestand = Mindestbestand + (täglicher Verbrauch × Lieferzeit)

= 300 + (5 · 56)
= 580 Stück

8. Aufgabe

Höchstbestand = Mindestbestand + Bestellmenge

= 300 + 1.400 = 1.700 Stück

9. Aufgabe

Bestellmenge = Höchstbestand – Mindestbestand + 50

= 1.700 – 300 + 50 = 1.450 Stück

Oberstes Ziel der Lagerhaltung in der ZA-Praxis	Jederzeit den reibungslosen Ablauf der Behandlungen gewährleisten, Vermeidung von Engpässen
Unterziele	• Günstige Einstandspreise (Rabatte) • Geringe Beschaffungsbemühungen • Geringe Beschaffungskosten • Geringe Kapitalbindung • Geringe Lagerkosten
Zielkonflikt der Lagerhaltung	Einspareffekt gegen Kosteneffekt

10. Aufgabe

Immer wenn 1120 Stück (Höchstbestand – Meldebestand) verbraucht sind wird wieder bestellt:

1120 : 56 = 20 (alle 20 Tage wird wieder bestellt)

Merke

- *Mindestbestand = Notvorrat für unvorhersehbare Ereignisse*
  - *Bestand, der auf Dauer am Lager sein muss, um einen störungsfreien Betriebsablauf zu gewährleisten*
- *Höchstbestand = Mindestbestand + Bestellmenge*
  - *Bestand, der nach Eintreffen der Ware erreicht wird. Der Höchstbestand ist abhängig von der Lagerkapazität und den finanziellen Möglichkeiten der Praxis.*
- *Meldebestand = (Tagesverbrauch × Lieferzeit) + Mindestbestand*
  - *Bestand, bei dem die Bestellung der Ware zu veranlassen ist.*
- *Bestellmenge = Höchstbestand – Mindestbestand*
  - *Ware, die bestellt werden muss, um den Höchstbestand zu erreichen.*
- *Lieferzeitpunkt = Höchstbestand – Mindestbestand / Tagesabsatz*
  - *Zeitpunkt, an dem die bestellte Ware eintrifft.*

Fortführung der Situation zur 11. bis 15. Aufgabe
Für das Jahr 2023 sind der Lagerbuchführung unter anderem auch die nachstehenden Angaben zu entnehmen:

Anfangsbestand der Waren: 9.875,00 €
Endbestand der Waren: 6.375,00 €

11. Aufgabe

Berechnen Sie den durchschnittlichen Lagerbestand in Euro.

12. Aufgabe

Berechnen Sie die Umschlagshäufigkeit bei einem Wareneinsatz pro Jahr in Höhe von 56.875,00 €.

13. Aufgabe

Welche Überlegungen spielen bei der Mengeneinschätzung des Praxisbedarfs für Verbrauchsmaterial eine Rolle?

14. Aufgabe

Welches sind Vorteile bzw. Nachteile eines großen Lagers?

Vorteile	Nachteile

15. Aufgabe

Welche Vorteile bzw. Nachteile ergeben sich durch die Bestellung einer größeren Menge?

Vorteile	Nachteile

Erläuterungen und Lösungen

11. Aufgabe

$$\text{Durchschnittlicher Lagerbestand} = \frac{(\text{Anfangsbestand} + \text{Endbestand})}{2}$$

$$\frac{9.875{,}00 + 6.375{,}00}{2} = 8.125{,}00\ €$$

12. Aufgabe

$$\text{Umschlagshäufigkeit} = \frac{\text{Durchschnittlicher Wareneinsatz}}{\text{durchschnittlicher Lagerbestand}}$$

$$\frac{56.875{,}00}{8.125{,}00} = 7$$

13. Aufgabe

- Erfahrungen der Vergangenheit, bisheriger durchschnittlicher Verbrauch
- Einschätzung der zukünftigen Entwicklung (Patientenzahlen, Angebotspalette der Praxis)

14. Aufgabe

Vorteile	Nachteile
Bestellungen müssen nicht so häufig durchgeführt werden. Permanente Betriebsbereitschaft kann gewährleistet werden. Ausnutzung von Mengenrabatten Ausnutzung von Sonderangeboten (günstigen Preisen)	• höhere Lagerkosten • Unübersichtlichkeit • höheres Lagerrisiko, zum Beispiel durch Verderb von Materialien • höhere Kapitalbindung • mehr Aufwand bei der Lagerpflege • Gefahr durch Verlust, z. B. bei Überschreiten des Verfallsdatums

15. Aufgabe

Vorteile	Nachteile
Durch größere Bestellmengen kann sich der Einkaufspreis verringern, da viele Unternehmen Mengenrabatte anbieten. Durch größere Bestellmengen verringert sich der Zeitaufwand für die ZFA, da Bestellungen seltener vorgenommen werden müssen.	Durch größere Bestellmengen liegt eine höhere Kapitalbindung vor, d. h., dieses Kapital steht nicht mehr für eine zinsbringende Kapitalanlage oder andere Anschaffungen zur Verfügung. Je mehr Materialien bestellt werden, desto größer muss ein Lager sein. Dadurch fallen höhere Lagerkosten wie z. B. Kosten für Strom, Miete, Regale etc. an.

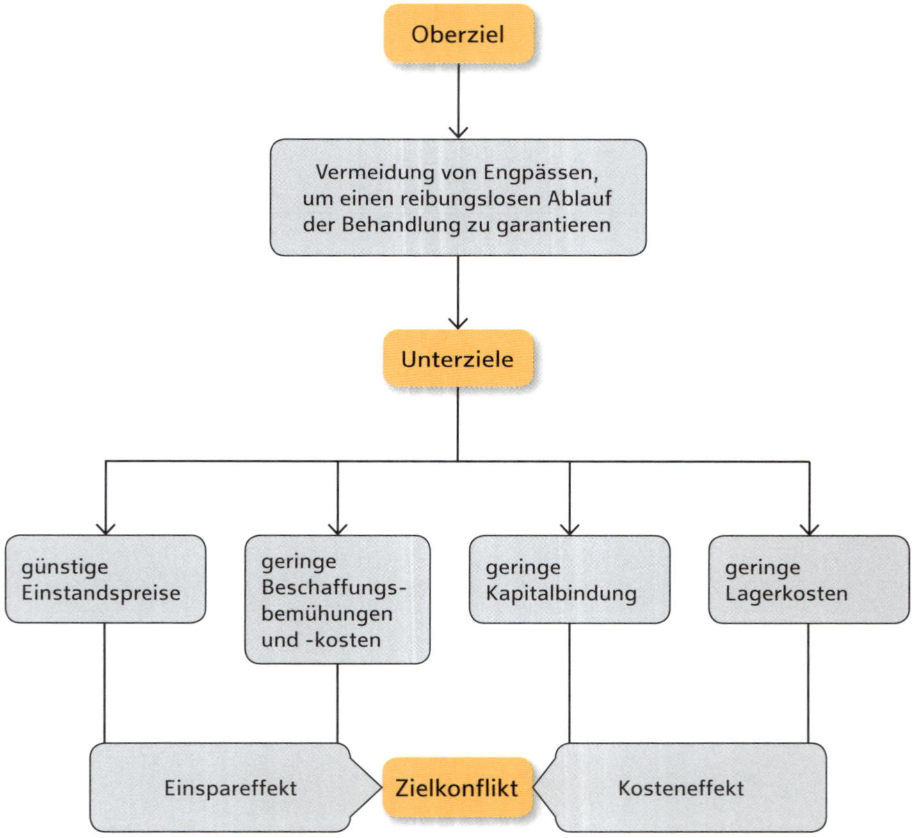

Situation zur 1. bis 3. Aufgabe
Die bestellten Medikamente und Verbrauchsmaterialien sind geliefert worden. Nun muss die Rechnung für die Waren bezahlt werden.

1. Aufgabe

Welche Zahlungsmöglichkeiten/Zahlungsarten stehen der Praxis Dr. Mrosek grundsätzlich zur Verfügung?

-
-
-

2. Aufgabe

Warum werden in vielen Praxen die Leistungen vornehmlich mit Bargeld beglichen? Welche Vorteile bietet die Zahlung mit Bargeld?

3. Aufgabe

Welche Nachteile können mit einer Barzahlung einhergehen?

Fortführung der Situation
Im Kassenbuch der Zahnarztpraxis Dr. Mrosek finden sich heute die folgenden Eintragungen:

Datum	00.00.0000	Einnahmen	Ausgaben
Beleg-Nr.	Vorgang	EURO/CENT	EURO/CENT
	Kassenbestand vom Vortag	185,25	
18	Porto		12,60
19	Kaffee, Milch		8,98

4. Aufgabe

Berechnen Sie den Kassenbestand des heutigen Tages.

Fortführung der Situation
Nach erfolgter Behandlung erscheint Frau Dr. Mrosek mit Herrn Peter Bach an der Anmeldung und sagt zu Lisa: „Herr Bach möchte die professionelle Zahnreinigung gerne bar bezahlen. Bitte stellen Sie eine Quittung über den Rechnungsbetrag in Höhe von 92,00 € aus."
Weitere Barzahlungen gibt es heute nicht.

5. Aufgabe

Wie wird das Quittungsformular ordnungsgemäß ausgefüllt?

Quittung	Netto EUR,Cent
Nr.	+ % MwSt.
	Gesamt EUR, Cent
EUR in Worten Cent wie oben	
Von	
Für	
Ort	Datum
Buchungsvermerke	Stempel/Unterschrift

Erläuterungen und Lösungen

1. Aufgabe

- Barzahlung: Zahlungspflichtiger zahlt bar – Zahlungsempfänger erhält Bargeld.
- Halbbare Zahlung: Nur ein Vertragspartner wickelt die Zahlung über das Bankkonto ab.
- Bargeldlose Zahlung: Zahlungspflichtiger und Zahlungsempfänger wickeln die Zahlung über ihre Bankkonten ab.

2. Aufgabe

Vorteile der Bargeldzahlung:
- Verwaltungskosten entfallen weitestgehend
- Zahlungssicherheit
- Das Schuldverhältnis für beide Parteien ist sofort beendet.
- keine Investition in Technik notwendig

3. Aufgabe

Nachteile der Bargeldzahlung:
- Diebstahlgefahr
- Wechselgeld muss immer vorhanden sein.
- Das Bargeld muss gezählt und zur Bank gebracht werden.
- hygienische Aspekte

4. Aufgabe

185,25 – 12,60 – 8,89 + 92,00 = 255,76 €

5. Aufgabe

Quittung	Netto EUR,Cent	77,31
Nr. 20	+ 19 % MwSt.	14,69
	Gesamt EUR, Cent	92,00
EUR in Worten Cent wie oben	– zweiundneunzig –	
Von Peter Bach		
Für Professionelle Zahnreinigung		
Ort München	Datum xx.xx.xxxx	
Buchungsvermerke	Stempel/Unterschrift	

Gegebenenfalls sind Praxen umsatzsteuerpflichtig. Ansonsten würde es ausreichen, den Gesamtbetrag in Höhe von 92,00 € auszuweisen.

Quittung als Beleg für die Barzahlung

gesetzliche Bestandteile:
- Das Wort „Quittung"
- Betrag
- Name des Zahlers
- Grund der Zahlung
- Empfangsbestätigung (dankend erhalten)
- Ort und Datum
- Unterschrift/Stempel

Fortführung der Situation zur 6. bis 8. Aufgabe
Als Lisa den berechneten Kassenbestand mit dem tatsächlich in der Kasse vorhandenen Bargeld vergleicht, stellt sie fest, dass 16,00 € fehlen.

6. Aufgabe

Welche Ursachen könnten dazu geführt haben, dass 16,00 € in der Kasse fehlen?

____

____

____

____

____

7. Aufgabe

Welche Möglichkeiten/Arten der halbbaren Zahlung stehen einer Zahnarztpraxis zur Verfügung?

____

____

8. Aufgabe

Welche Möglichkeiten der bargeldlosen Zahlung hat eine Zahnarztpraxis?

SEPA-Zahlungen ______________________________

Verrechnungsscheck ______________________________

Sonderformen „Plastikgeld“ ______________________________

Weitere Möglichkeiten

____

Fortführung der Situation
Nachdem Lisa die Rechnung der Firma Büromarkt GmbH überprüft hat, muss diese nun bezahlt werden. Frau Dr. Mrosek bittet Lisa, eine Überweisung unterschriftsfertig vorzubereiten. Sie sagt Lisa, dass alle Angaben, die dafür benötigt werden, auf der Rechnung stünden.
Bankverbindung der Praxis: APC-Bank, IBAN: DE77 1254 56749870 54

9. Aufgabe

Füllen Sie die Überweisung ordnungsgemäß aus.

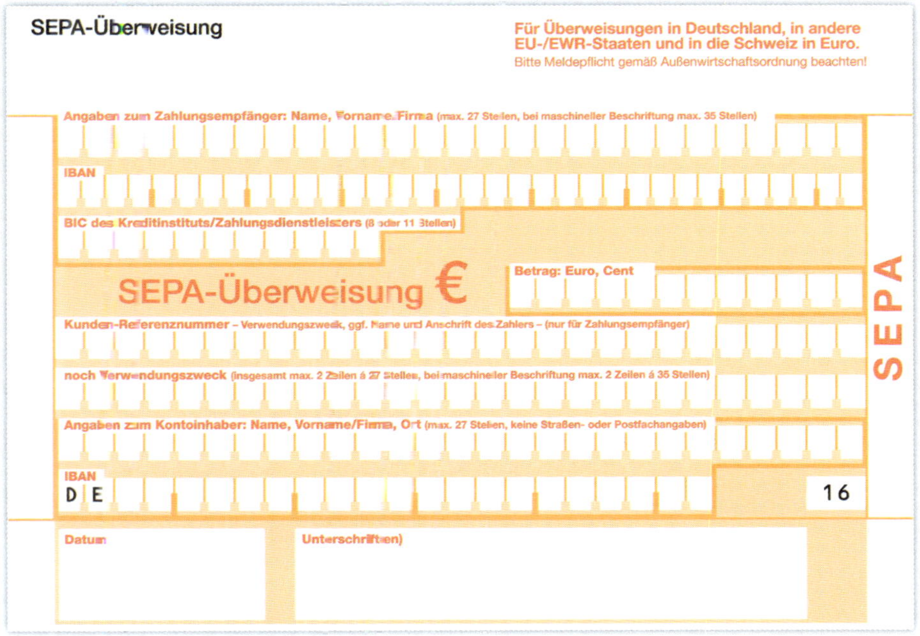
SEPA-Überweisung
Für Überweisungen in Deutschland, in andere EU-/EWR-Staaten und in die Schweiz in Euro.
Bitte Meldepflicht gemäß Außenwirtschaftsordnung beachten!
Angaben zum Zahlungsempfänger: Name, Vorname/Firma (max. 27 Stellen, bei maschineller Beschriftung max. 35 Stellen)
IBAN
BIC des Kreditinstituts/Zahlungsdienstleisters (8 oder 11 Stellen)
SEPA-Überweisung €
Betrag: Euro, Cent
Kunden-Referenznummer – Verwendungszweck, ggf. Name und Anschrift des Zahlers – (nur für Zahlungsempfänger)
noch Verwendungszweck (insgesamt max. 2 Zeilen à 27 Stellen, bei maschineller Beschriftung max. 2 Zeilen à 35 Stellen)
Angaben zum Kontoinhaber: Name, Vorname/Firma, Ort (max. 27 Stellen, keine Straßen- oder Postfachangaben)
IBAN
DE
16
Datum
Unterschrift(en)
SEPA

Erläuterungen und Lösungen

6. Aufgabe

- Der Kassenbestand vom Vortag wurde nicht richtig ermittelt.
- Bei einer Barzahlung hat eine Mitarbeiterin 16,00 € zu viel Wechselgeld herausgegeben.
- Eine Ausgabe über 16,00 € wurde nicht ins Kassenbuch eingetragen.
- ...

Einnahmen und Ausgaben in bar müssen im Kassenbuch erfasst werden.

7. Aufgabe

Zahlschein:
Der Zahlungspflichtige zahlt bar mit einem Zahlschein auf das Konto des Zahlungsempfängers, der Zahlungsempfänger erhält eine Gutschrift auf seinem Konto.

Barscheck:
Der Zahlungspflichtige stellt von seinem Konto einen Barscheck aus und übergibt dem Zahlungsempfänger den Barscheck. Gegen Vorlage des Barschecks bekommt der Zahlungsempfänger nur bei der Bank des Zahlungspflichtigen den Betrag in bar. Wenn der Zahlungsempfänger den Scheck eingelöst hat, wird der Betrag vom Konto des Zahlungspflichtigen abgebucht.

Wenn der Zahlungsempfänger den Barscheck bei einer anderen Bank einlösen möchte, wird der Barscheck wie ein Verrechnungsscheck behandelt.

8. Aufgabe

SEPA-Zahlungen

SEPA-Überweisung, SEPA-Dauerauftrag, SEPA-Lastschriftverfahren

Verrechnungsscheck

Bestandteile des Schecks:
- Bezeichnung als „Scheck“
- die unbedingte Anweisung, eine bestimmte Geldsumme zu zahlen; Geldsumme ist in Buchstaben anzugeben
- Den Namen der „bezogenen“ Bank
- den Zahlungsort
- Tag und Ort der Ausstellung
- Unterschrift der ausstellenden Person

Sonderformen „Plastikgeld“

Bankkarten:
- Electronic Cash
- ELV (Elektronisches Lastschriftverfahren)
- Kreditkarten

Weitere Möglichkeiten

Onlinebanking, Bezahlung per Smartphone, Paypal

9. Aufgabe

SEPA = Single Euro Payments Area

Ziel: Vereinheitlichung und Vereinfachung der bargeldlosen Zahlung innerhalb Europas

Für die SEPA-fähige Euro-Überweisung werden IBAN und BIC benötigt:

IBAN (Internationale Kontonummer):

Länderkürzel – Prüfziffer – Bankleitzahl – Kontonummer

BIC (Internationale Bankleitzahl):

Bankkürzel – Länderkürzel – Filialbezeichnung

Für bargeldlose Zahlungen innerhalb Deutschlands reicht die IBAN, für bargeldlose Zahlungen im Euro-Raum muss zusätzlich die BIC angegeben werden.

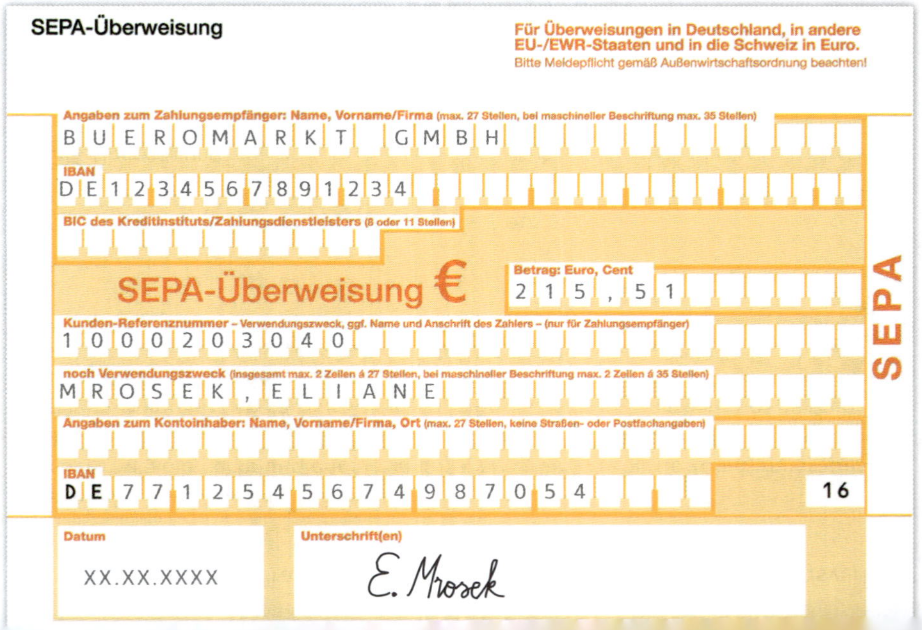
SEPA-Überweisung

Für Überweisungen in Deutschland, in andere EU-/EWR-Staaten und in die Schweiz in Euro.
Bitte Meldepflicht gemäß Außenwirtschaftsordnung beachten!

Angaben zum Zahlungsempfänger: Name, Vorname/Firma (max. 27 Stellen, bei maschineller Beschriftung max. 35 Stellen)
BUEROMARKT GMBH

IBAN
DE12345678891234

BIC des Kreditinstituts/Zahlungsdienstleisters (8 oder 11 Stellen)

SEPA-Überweisung €

Betrag: Euro, Cent
215,51

Kunden-Referenznummer – Verwendungszweck, ggf. Name und Anschrift des Zahlers – (nur für Zahlungsempfänger)
1000203040

noch Verwendungszweck (insgesamt max. 2 Zeilen à 27 Stellen, bei maschineller Beschriftung max. 2 Zeilen à 35 Stellen)
MROSEK, ELIANE

Angaben zum Kontoinhaber: Name, Vorname/Firma, Ort (max. 27 Stellen, keine Straßen- oder Postfachangaben)

IBAN
DE77125456749870 54

16

SEPA

Datum
XX.XX.XXXX

Unterschrift(en)
E. Mrosek

BÜROMARKT GMBH

Bürobedarf
Druckerpatronen
Büromöbel

Zahnarztpraxis.
Dr. Mrosek
Am Flussblick 15
87654 München

Kunde: D123456
Datum: 00.00.0000

Angaben bei Überweisung:
IBAN: DE 12 3456 7891 2345 67
BIC: ABCDEF
Re.Nr.: 1000203040

Rechnung

Pos.	Artikel-Nr.	Menge	Preis	Gesamtpreis
1	786543 LED-Tischleuchte „Klara“	1 Stück	89,99 €	89,99 €
2	6583 Schere „Herta“	1 Stück	5,79 €	5,79 €
3	AB 5290 Toner	2 Stück	57,99 €	115,98 €
4	Textmarker 2–5 mm, grün	5 Stück	0,75 €	3,75 €

Warenwert: 181,10 €
USt 19 %: 34,41 €

Rechnungsbetrag: **215,51 €**

Der Rechnungsbetrag ist zahlbar bis zum 00.00.0000

Büromarkt GmbH
Hohe Straße 5.
87654 München

Telefon: 1237837
Telefax: 7832732
E-Mail: info@büromarkt.de
Internet: www.bueromarkt.de

Registergericht:
München, HRB 1111
Steuer-Nr. 22222
USt-Ident-Nr.: DE333

Situation zur 10. bis 13. Aufgabe
Frau Dr. Mrosek möchte in ihrer Praxis das Onlinebanking einführen und vermittelt ihren Mitarbeiterinnen und Mitarbeitern in einer Teambesprechung am Nachmittag die wesentlichen Informationen.

10. Aufgabe

Welche Tätigkeiten können im Rahmen des Onlinebanking durchgeführt werden?

11. Aufgabe

Welche Vorteile bietet das Onlinebanking für die Praxis?

12. Aufgabe

Was bedeuten die Abkürzungen „PIN“ und „TAN“?

13. Aufgabe

Mit welchen Verfahren wird einem Onlinebanking-Nutzer seine TAN zur Verfügung gestellt?

Erläuterungen und Lösungen

10. Aufgabe

- Kontobewegungen überprüfen
- Überweisungen tätigen
- Daueraufträge einrichten oder ändern
- Transaktionen terminieren
- ...

11. Aufgabe

Vorteile des Onlinebankings

- Bankgeschäfte können jederzeit – unabhängig von den Öffnungszeiten des Kreditinstitutes – erledigt werden, also auch nach Praxisschluss, wenn die Kreditinstitute geschlossen sind.
- Zeitersparnis: Bankgeschäfte können z. B. vom Schreibtisch aus erledigt werden. Der Weg zum Kreditinstitut bleibt erspart und die Zeit kann anders genutzt werden.
- Die Auftraggeber sind selbst für Fehler verantwortlich und kein Bankangestellter o. a., da sie die Aktionen selbst durchgeführt haben. Auftraggeber kann die eingegebenen Daten vor Aktionsabschluss prüfen und ggf. ändern.
- ...

12. Aufgabe

PIN: persönliche Transaktionsnummer
Sie dient zum Einloggen in den persönlichen Bereich des Onlinebankings, um den rechtmäßigen Zugang zu gewährleisten.

TAN: Transaktionsnummer
Sie dient als elektronische Unterschrift, um einzelne Transaktionen bestätigen und durchführen zu können.

13. Aufgabe

- Per SMS auf ein Handy (mTAN)
  Das Kreditinstitut schickt an die bekannte Handynummer des Onlinebanking-Nutzers vor Abschluss der Transaktion eine TAN per SMS. Hierfür ist keine App erforderlich.
- Durch einen TAN-Generator:
  Der Onlinebanking-Nutzer erwirbt bei Kontoeröffnung oder Umstellung auf Onlinebanking ein Gerät (TAN-Generator). Vor Abschluss der Transaktion wird die Girocard in den Generator gesteckt. Dann wird der Generator an ein blinkendes Feld am Bildschirm des PC gehalten. Nach Bestätigung der IBAN des Empfängers und des zu zahlenden Betrags erhält der Nutzer eine TAN.
- Per App auf dem Handy, PC oder Tablet erfolgt eine Freigabe, z. B. durch ein Fingerprinting.

Ablauf Onlinebanking

- *Internet „aktivieren“: App öffnen*
- *LOGIN (Nutzername und Passwort)*
- *Zahlungen genauso durchführen wie bei „normaler“ Überweisung:*
- *Zahlungsempfänger eintragen*
- *IBAN des Zahlungsempfängers eintragen*
- *Zahlungsbetrag eintragen*
- *Verwendungszweck eintragen*
- *Zahlung mit TAN bestätigen*
- *Ausführungsdatum bestimmen*

Fortführung der Situation zur 14. bis 16. Aufgabe
Lisa stellt fest, dass die Bestellung zwar vollständig ausgeliefert wurde, sie jedoch versäumten, den Rechnungsbetrag zu überweisen. Damit so etwas zukünftig nicht mehr passieren kann, schlägt Frau Dr. Mrosek vor, die fälligen Beiträge per SEPA-Lastschrift vom Praxiskonto einziehen zu lassen.

14. Aufgabe
Wie wird das folgende SEPA-Lastschriftmandat ordnungsgemäß ausgefüllt?
Kontodaten:

Büromarkt GmbH	Zahnarztpraxis Dr. Mrosek
Hohe Straße 5, 87654 München	Am Flussblick 15, 87654 München
Sparkasse München	APO-Bank
IBAN: DE123456789 1234567	IBAN: DE7712545674987054
BIC: ABCDEF	BIC: DADMEMLI

Büromarkt GmbH, Hohe Straße 5, 87654 München
Gläubiger-Identifikationsnummer DE123456789
Mandatsreferenz 987654AB2

SEPA-Lastschriftmandat

Ich ermächtige die Büromarkt GmbH, Zahlungen von meinem Konto mittels Lastschrift einzuziehen. Zugleich weise ich mein Kreditinstitut an, die von der Büromarkt GmbH auf mein Konto gezogenen Lastschriften einzulösen.

Hinweis: Ich kann innerhalb von acht Wochen, beginnend mit dem Belastungsdatum, die Erstattung des belasteten Betrages verlangen. Es gelten dabei die mit meinem Kreditinstitut vereinbarten Bedingungen.

Kontoinhaber

Straße und Hausnummer

Postleitzahl und Ort

Name des Kreditinstitutes IBAN

Ort, Datum, Unterschrift

15. Aufgabe

Wie wird die Zahlung per SEPA-Lastschrift in dieser Situation abgewickelt?

16. Aufgabe

Welche Zahlungsmöglichkeit bietet sich für die Zahnarztpraxis an, wenn regelmäßig die monatliche Praxismiete bezahlt werden soll?

Fortführung der Situation zur 17. und 18. Aufgabe
Frau Dr. Mrosek interessiert sich für ihre Zahnarztpraxis für alternative Zahlungsarten. Insbesondere die Bezahlung per Girocard erscheint ihr attraktiv, weil viele Patientinnen und Patienten ihre Rechnungen per Girocard bezahlen möchten.

17. Aufgabe

Wie laufen die Bezahlverfahren „electronic cash“ und „Elektronisches Lastschriftverfahren (ELV)“ ab?

18. Aufgabe

Welche weiteren alternativen Zahlungsarten wären für eine Zahnarztpraxis möglich (auch bei einem Kauf im Internet)?

Erläuterungen und Lösungen

14. Aufgabe

Büromarkt GmbH, Hohe Straße 5, 87654 München
Gläubiger-Identifikationsnummer DE123456789
Mandatsreferenz 987654AB2

SEPA-Lastschriftmandat

Ich ermächtige die Büromarkt GmbH, Zahlungen von meinem Konto mittels Lastschrift einzuziehen. Zugleich weise ich mein Kreditinstitut an, die von der Büromarkt GmbH auf mein Konto gezogenen Lastschriften einzulösen.

Hinweis: Ich kann innerhalb von acht Wochen, beginnend mit dem Belastungsdatum, die Erstattung des belasteten Betrages verlangen. Es gelten dabei die mit meinem Kreditinstitut vereinbarten Bedingungen.

Zahnarztpraxis Dr. Mrosek
Kontoinhaber

Am Flussblick 15
Straße und Hausnummer

87654 München
Postleitzahl und Ort

APO-Bank	DE 77 1254 5674 9870 54
Name des Kreditinstitutes	IBAN

München, 00.00.0000 — Kontoinhaber oder ggf. Verfügungsberechtigte/r
Ort, Datum, Unterschrift

15. Aufgabe

Das ordnungsgemäß ausgefüllte und unterschriebene SEPA-Lastschriftmandat wird der Büromarkt GmbH zugesendet. Dieses Mandat erlaubt der Büromarkt GmbH, SEPA-Lastschriften (z. B. über die Sparkasse München) einzuziehen und berechtigt die APO-Bank München, SEPA-Lastschriften dem Konto der Zahnarztpraxis Dr. Mrosek zu belasten.

Die Büromarkt GmbH informiert die Zahnarztpraxis Dr. Mrosek über den bevorstehenden Einzug der SEPA-Lastschrift.

Die Büromarkt GmbH erhält die Gutschrift aus den eingereichten Lastschriften.
Die Sparkasse München leitet die Lastschriften an die APO-Bank weiter.
Die APO-Bank belastet das Konto der Zahnarztpraxis Dr. Mrosek.

16. Aufgabe

SEPA-Dauerauftrag
Die Zahlungspflichtige (Praxis Dr. Mrosek) erteilt ihrem Geldinstitut den Auftrag, einen gleichbleibenden Geldbetrag (die monatliche Praxismiete) zum gleichen Zeitpunkt auf das Konto des Zahlungsempfängers (Vermieters) zu überweisen; Auftraggeberin ist die Zahlungspflichtige Frau Dr. Mrosek.

17. Aufgabe

„electronic cash“:
Der Patient oder die Patientin steckt seine bzw. ihre Karte in ein Kartenlesegerät und gibt seine bzw. ihre PIN ein. Der fällige Betrag wird direkt vom Konto abgebucht. Dieses Verfahren bietet der Praxis als Zahlungsempfänger eine Zahlungsgarantie.

„ELV – Elektronisches Lastschriftverfahren“:
Der Patient oder die Patientin steckt die Karte in ein Kartenlesegerät und es wird eine Lastschrift ausgedruckt, die der Patient oder die Patientin unterschreiben muss. Diese Lastschrift wird nach SEPA-Vorgang eingelöst. Das bedeutet, dass die Praxis als Zahlungsempfänger z. B. das Risiko einer nicht vorhandenen Kontodeckung trägt.

18. Aufgabe

- Kreditkartenzahlung
  Der Kreditkarteninhaber muss seinen Namen und die Kartennummer eingeben. Darüber hinaus wird die Gültigkeit der Karte sowie die Kartenprüfnummer benötigt.
- Verrechnungsscheck
  Der Zahlungsempfänger reicht den Verrechnungsscheck bei seiner Bank ein und bekommt das Geld auf seinem Konto gutgeschrieben. Über eine zentrale Verrechnungsstelle erfolgt die Verrechnung des Betrages zwischen der Bank des Zahlungsempfängers und der Bank des Zahlungspflichtigen. Nach dieser Verrechnung belastet die Bank des Zahlungspflichtigen das Konto des Zahlungspflichtigen.
- PayPal
  Der Zahlungspflichtige muss sich vorher mit Namen, Anschrift und E-Mail-Adresse bei PayPal anmelden sowie ein Passwort und die Daten des Bankkontos oder einer Kreditkarte hinterlegen. Beim Bezahlen reichen dann die Eingabe der E-Mail-Adresse und des Passwortes.

Fortführung der Situation zur 19. bis 23. Aufgabe
Frau Dr. Mrosek hat von den „neuen" Bezahlverfahren „Girocard kontaktlos" und „Mobile Payment" gehört und fragt sich nun, ob diese Verfahren für die Praxis infrage kommen und diskutiert über Gründe, die dafür und die dagegen sprechen, diese Verfahren in der Praxis anzubieten.

19. Aufgabe

Wie funktioniert das Bezahlen mit „Girocard kontaktlos" und mit „Mobile Payment"?

____

____

____

____

____

20. Aufgabe

Um welche Zahlungsart handelt es sich? Tragen Sie ein, ob bar (1), halbbar (2) oder bargeldlos (3) gezahlt wird.

Nachnahme ☐

Dauerauftrag ☐

Barscheck ☐

Verrechnungsscheck ☐

Zahlschein ☐

Zahlung mit einem 10-Euro-Schein in der Apotheke ☐

Zahlung mit der Girocard in der Zahnarztpraxis ☐

21. Aufgabe

Welche Aussagen zum Zahlungsverkehr sind richtig (1) oder falsch (2)?

Eine irrtümlich ausgeführte Überweisung kann innerhalb von 14 Tagen von der Empfängerbank zurückgebucht werden. ☐

Der Gläubiger hat auf Verlangen des Schuldners eine Quittung auszustellen ☐

Bei bargeldlosen Zahlungen fallen ggf. unterschiedlich hohe Gebühren je nach Zahlungsart an. ☐

Bei „electronic cash"-Zahlungen ist die Unterschrift oder die Eingabe einer PIN erforderlich. ☐

Der Login beim „Onlinebanking" erfolgt durch einen TAN-Code. ☐

22. Aufgabe ☐ ☐

Welche Aussagen zum Onlinebanking sind **richtig**?

1 Sie benötigen eine gültige TAN zur Ausführung von Transaktionen.

2 Sie können alle Transaktionen von der Homepage der Bank ausführen.

3 Sie müssen sich erst mit einer PIN einloggen, um Transaktionen durchführen zu können.

4 Sie können ihre TAN jederzeit ändern.

5 Ihre PIN ist ihr Geburtsdatum.

23. Aufgabe ☐

Welche Aussagen treffen auf den Umgang mit Kreditkarten zu?

1 Kreditkarten sind identisch mit der Girocard.

2 Kreditkarten sind Karten für den Dispokredit, die immer eingesetzt werden, wenn dieser genutzt werden soll.

3 Kreditkarten eignen sich zum bargeldlosen Bezahlen kleiner Rechnungen in Einzelhandelsgeschäften.

4 Kreditkarten können nicht zum Abholen von Bargeld verwendet werden.

5 Die Rechnungen des Kreditkarteninstituts für die Belastungen werden monatlich vom Konto abgebucht.

Erläuterungen und Lösungen

19. Aufgabe

„Girocard kontaktlos“:
Der Patient oder die Patientin hält die Girocard (dicht) an das Bezahlterminal. Die Zahlungen werden vom Girokonto abgebucht. Beträge bis 25,00 € können in der Regel ohne PIN oder Unterschrift bezahlt werden.

„Mobile Payment“:
Der Patient oder die Patientin zahlt am Bezahlterminal mit dem Smartphone, auf dem eine passende App seiner bzw. ihrer Bank installiert sein muss. Die Zahlungen werden vom Girokonto abgebucht.

Vorteile:
- Schnellere Zahlungsabwicklung
- (moderne) Serviceleistung

Nachteile:
- (zusätzliche) Kosten für die Praxis
- Zahlungsbeträge sind in der Regel höher als 25,00 €.
- ...

Karte weg – was nun?

Um die Girocard sperren zu lassen, ruft man beim Sperr-Notruf an. In Deutschland erreicht man den Notruf unter der Telefonnummer 116 116. Über den Notruf wird man an den Herausgeber der Karte vermittelt und kann dort die Karte sperren lassen.
Außerdem sollte man den Verlust der Girocard auch bei der Polizei melden. Die Polizei kann die Karte über ein weiteres System sperren, das „Kuno“ genannt wird. Kuno steht für „Kriminalitätsbekämpfung im unbaren Zahlungsverkehr unter Nutzung nichtpolizeilicher Organisationsstrukturen“. Die Polizei meldet dem Handel über Kuno, dass die Karte abhandengekommen ist.

20. Aufgabe

Lösung: 2, 3, 2, 3, 2, 1, 3

21. Aufgabe

Lösung: 2, 1, 1, 2, 2

22. Aufgabe

Lösung: 1, 3

23. Aufgabe

Lösung: 5

Situation
Frau Dr. Mrosek möchte zum 03. Juni 2025 einen weiteren Behandlungsraum neu eröffnen. Als Liefertermin für die Einrichtung war der 20. Mai fix vereinbart worden. Der Lieferant erklärt ihr heute, dass der Auftrag leider vergessen wurde und sich somit die Lieferung der Einrichtung verzögere. Der Lieferant behauptet zudem, dass die Voraussetzungen der Nicht-Rechtzeitig-Lieferung nicht gegeben seien und er somit noch nicht in Verzug sei. Frau Dr. Mrosek ist sehr verärgert.

1. Aufgabe

Welches sind allgemein laut Gesetz die Voraussetzungen für einen Lieferverzug?

Fortführung der Situation
Da die Einrichtung nicht mehr rechtzeitig geliefert werden kann und der neue Behandlungsraum in 10 Tagen in Betrieb genommen werden soll, erkundigt sich Frau Dr. Mrosek bei anderen Lieferanten. Sie kann aber keinen finden, der eine entsprechende Einrichtung für ihren neuen Behandlungsraum innerhalb der kurzen Zeit bis zur Eröffnung liefern kann.

2. Aufgabe

Unter welchen Voraussetzungen kann Frau Dr. Mrosek welche Rechte in dieser Situation in Anspruch nehmen?

Fortführung der Situation
Da Frau Dr. Mrosek den neuen Behandlungsraum wie geplant nutzen möchte, erkundigt sie sich weiter bei anderen Lieferanten und hat nach einiger Suche einen Lieferanten gefunden, der noch rechtzeitig liefern kann, allerdings nicht ganz passgenau. Der Lieferant bietet diese Einrichtung sogar um 200,00 € günstiger an.

3. Aufgabe

Welche Rechte kann Frau Dr. Mrosek in dieser Situation in Anspruch nehmen?

Fortführung der Situation zur 4. bis 7. Aufgabe
Frau Dr. Mrosek hat nun einen Lieferanten gefunden, der eine passgenaue Einrichtung liefern kann. Diese Einrichtung ist jedoch 100,00 € teurer als die ursprünglich bestellte Einrichtung.

4. Aufgabe

Welche Rechte kann Frau Dr. Mrosek in dieser Situation in Anspruch nehmen?

5. Aufgabe

In welchen Situationen kann das Setzen einer Nachfrist entfallen?

Erläuterungen und Lösungen

1. Aufgabe

- Fälligkeit
  - Kalendermäßig genau bestimmtes Lieferdatum: Lieferer kommt ohne Mahnung in Verzug.
  - Kalendermäßig nicht genau bestimmtes Lieferdatum: Lieferer kommt erst durch Mahnung/Fristsetzung in Verzug.
- Mahnung
- Verschulden

§ 286 BGB Verzug des Schuldners

(1) Leistet der Schuldner auf eine Mahnung des Gläubigers, die nach dem Eintritt der Fälligkeit erfolgt, nicht, so kommt er durch die Mahnung in Verzug ...

(2) Der Mahnung bedarf es nicht, wenn
1. Für die Leistung eine Zeit nach dem Kalender bestimmt ist.
...
3. aus besonderen Gründen unter Abwägung der beiderseitigen Interessen der sofortige Eintritt des Verzugs gerechtfertigt ist.

§ 276 BGB Verantwortlichkeit des Schuldners

(1) Der Schuldner hat Vorsatz und Fahrlässigkeit zu vertreten ...

(2) Fahrlässig handelt, wer die im Verkehr erforderliche Sorgfalt außer Acht lässt.

2. Aufgabe

Voraussetzungen:

- Fälligkeit gegeben, da Fixtermin
- Mahnung nicht erforderlich, da Fixtermin
- Verschulden gegeben, da der Liefertermin vergessen wurde

Rechte:

- Bestehen auf Lieferung
  Andere Lieferanten können nicht rechtzeitig liefern.
- Schadenersatz wegen Pflichtverletzung
  Finanzielle Verluste durch entgangene Gewinne, Personalkosten, Raumkosten

3. Aufgabe

Rücktritt vom Vertrag

Rechte des Käufers

§ 323 BGB Rücktritt wegen nicht ... erbrachter Leistung

(1) Erbringt bei einem gegenseitigen Vertrag der Schuldner eine fällige Leistung nicht ... so kann der Gläubiger, wenn er dem Schuldner erfolglos eine angemessene Frist zur Leistung ... bestimmt hat, vom Vertrag zurücktreten.

(2) Die Fristsetzung ist entbehrlich, wenn
1. ...
2. Der Schuldner die Leistung zu einem im Vertrag bestimmten Termin ... nicht bewirkt ...

4. Aufgabe

- Rücktritt vom Vertrag
- Schadenersatz statt Leistung

§ 281 BGB Schadenersatz statt der Leistung ...

(1) Soweit der Schuldner die fällige Leistung nicht erbringt, kann der Gläubiger Schadenersatz statt der Leistung verlangen ...

5. Aufgabe

- Beim Fixkauf
- Wenn der Verkäufer angibt, dass er nicht liefern wird.

6. Aufgabe

Was versteht man unter einem Deckungskauf?

____

7. Aufgabe

Die Rechtsprechung unterscheidet zwischen ...

... konkretem Schaden: ______________________________

und

... abstraktem Schaden: ______________________________

Situation
Lisa hat am 15.03.2025 bei der „PraxisDesign GmbH“ ein Regal für das Wartezimmer der Praxis bestellt. Am 17.03.20XX kam (per E-Mail) die Auftragsbestätigung des Händlers mit dem Hinweis, dass die Lieferung voraussichtlich bis zum 24.03.20XX erfolgen wird. Da die Lieferung bis heute (31.03.20XX) nicht eingetroffen ist, überlegt Lisa, wie sie sich nun verhalten soll.

8. Aufgabe

Handelt es sich in dieser Situation um einen Lieferverzug (Nicht-Rechtzeitig-Lieferung)?

____

____

Situation zur 9. bis 12. Aufgabe
Die Zahnarztpraxis Dr. Mrosek benötigt sechs neue Stühle für das Wartezimmer. Am 02.05.20XX bestätigt die Firma „Büromöbelmarkt“ die Bestellung der Praxis und nennt in der Auftragsbestätigung als fixen Liefertermin den 15.05.20XX. Die Lieferung soll um 11:00 Uhr erfolgen.
Am 15.02.20XX erfolgt jedoch keine Lieferung. Am nächsten Tag meldet sich die Firma „Büromöbelmarkt“ und teilt mit, dass sie aufgrund eines Dispositionsfehlers erst am 03.06.20XX liefern könne. Frau Dr. Mrosek ist darüber sehr verärgert. Sie würde den Auftrag gerne stornieren und die Stühle bei einem anderen Lieferanten bestellen.

9. Aufgabe

Liegen in diesem Fall die Voraussetzungen für eine Nicht-Rechtzeitig-Lieferung vor?

____

10. Aufgabe

Welche Rechte kann die Praxis Dr. Mrosek im Fall einer Nicht-Rechtzeitig-Lieferung grundsätzlich in Anspruch nehmen?

____

____

____

11. Aufgabe

Kann Frau Dr. Mrosek den Auftrag aufgrund der verspäteten Lieferung stornieren?

____

12. Aufgabe

Welche Aussagen zur Nicht-Rechtzeitig-Lieferung sind **falsch**? ☐ ☐

1 Beim Fixkauf ist keine Mahnung erforderlich, damit der Verkäufer in Verzug gerät.

2 Wenn der Verkäufer die Lieferung verweigert, dann ist eine Mahnung erforderlich, damit der Verkäufer in Verzug gerät.

3 Wenn die Lieferung nicht kalendermäßig bestimmt ist, dann ist eine Mahnung erforderlich, damit der Verkäufer in Verzug kommt.

4 Bevor der Käufer vom Verkäufer Schadenersatz verlangen kann, ist eine Klage vor dem Amtsgericht erforderlich.

Erläuterungen und Lösungen

6. Aufgabe

Kauf der Ware bei einem anderen Lieferanten.

7. Aufgabe

Die Rechtsprechung unterscheidet zwischen ...

konkretem Schaden: Dieser kann direkt und ohne Schwierigkeiten nachgewiesen werden, genau berechenbar, z. B. Preisdifferenz beim Deckungskauf.

und

abstraktem Schaden: Dieser kann nicht genau berechnet werden, muss geschätzt werden, z. B. Rufschädigung oder langfristiger Patientenverlust.

8. Aufgabe

Es liegt kein Lieferverzug vor.

Begründung: Es besteht kein verbindliches (festes) Lieferdatum.

9. Aufgabe

Die Voraussetzungen für eine Nicht-Rechtzeitig-Lieferung liegen vor.
Begründung: Die Lieferung war durch den genannten Liefertermin fällig.
Der Lieferant hat den Verzug verschuldet.
Die bestellte Ware wurde zum vereinbarten Termin nicht geliefert.

10. Aufgabe

Frau Dr. Mrosek kann auf der Lieferung bestehen.
Frau Dr. Mrosek kann vom Vertrag zurücktreten.
Frau Dr. Mrosek kann Schadenersatz verlangen.

11. Aufgabe

Ein Rücktritt vom Kaufvertrag ist in diesem Fall möglich. Begründung: Es wurde ein fixer Liefertermin vereinbart.

12. Aufgabe

Lösung: 2, 4

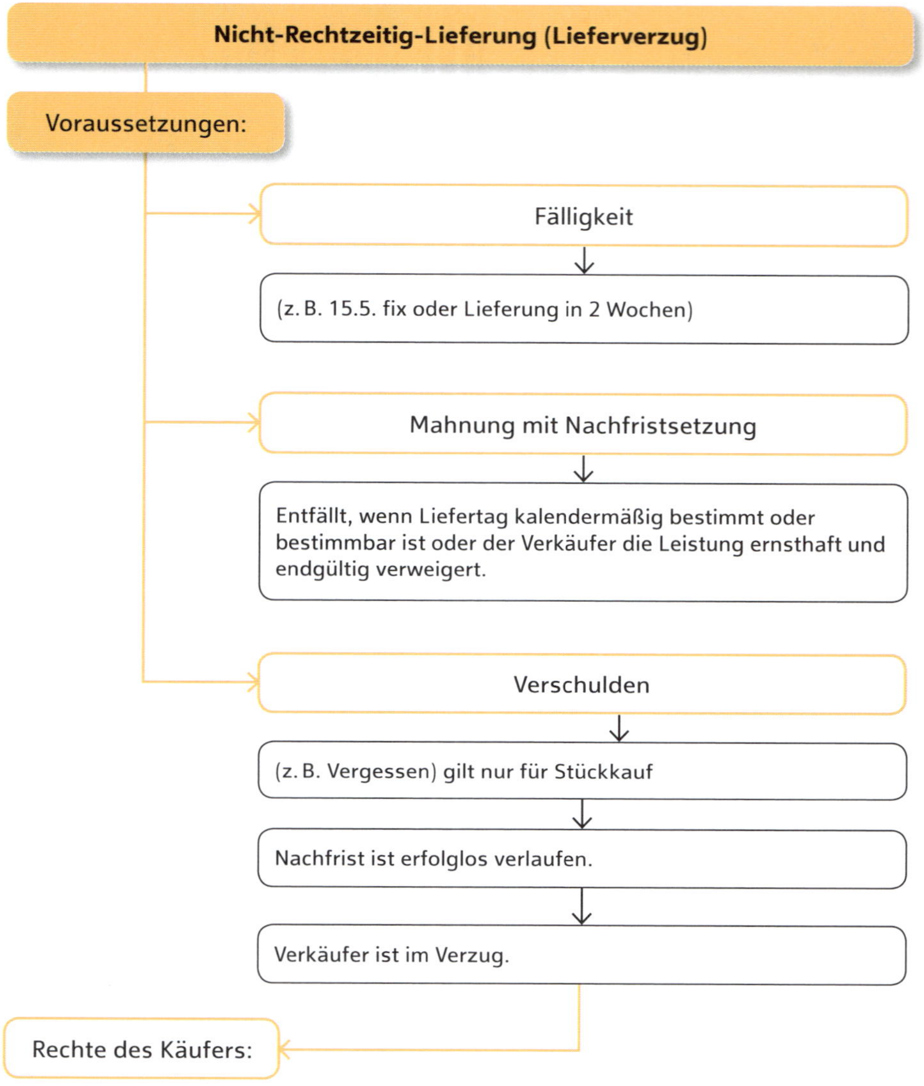

- spätere Lieferung und Ersatz des Verzögerungsschadens (§ 280 I u. II BGB) oder
- Rücktritt vom Kaufvertrag und Schadenersatz statt der Leistung (§§ 280 II u. III, 281, 323 BGB)

Situation zur 1. bis 8. Aufgabe
Frau Dr. Mrosek hat am 04.04.2025 für ihre privaten Zwecke einen hochwertigen Laptop mit einer besonders langen Akkulaufzeit von 12 Stunden gekauft. Leider stellt Frau Mrosek schon nach kurzer Zeit fest, dass ihr neuer Laptop bereits nach 7 bis 8 Stunden wieder an das Stromnetz angeschlossen werden muss. Frau Mrosek reklamierte den Laptop am 20.04.2025 und bekam ihn mit einem neuen Akku zurück, der aber auch nicht länger lief. Bei der zweiten Reklamation teilte ihr der Verkäufer mit, dass die Akkus nicht länger als maximal 9 Stunden liefen. Er würde ihr deshalb einen Preisnachlass anbieten. Frau Dr. Mrosek lehnt dies ab und möchte vom Kaufvertrag zurücktreten.

1. Aufgabe

Welche Sachmangelart liegt in diesem Fall vor?

2. Aufgabe

Welche weiteren Sachmangelarten sind im BGB (Bürgerliches Gesetzbuch) aufgeführt?

3. Aufgabe

Welche Rechte hat Frau Dr. Mrosek bei dem vorliegenden Sachmangel? Gibt es dabei eine Rangfolge der Rechte zu beachten?

4. Aufgabe

Kann Frau Dr. Mrosek in diesem Fall vom Kaufvertrag zurücktreten?

5. Aufgabe

Bis zu welchem Datum kann Frau Dr. Mrosek ihre Rechte geltend machen?

6. Aufgabe

Wie wäre die Rechtslage für den Fall, dass der Mangel erst im Mai 2026 auftreten würde?

7. Aufgabe

Wie lautet die Erklärung des Begriffs „Garantie“?

Erläuterungen und Lösungen

1. Aufgabe

Mangel in der Beschaffenheit.

2. Aufgabe

- Montagemangel
- Mangel in der Montageanleitung
- Mangel in der Quantität
- Mangel in der Art (Falschlieferung)
- falsche Werbeaussage
- ...

Rechtsmängel: Eigentumsmangel
(siehe § 434 BGB)

3. Aufgabe

Vorrangige Rechte:
Nacherfüllung in Form von Nachbesserung oder Neulieferung, zusätzlich evtl. Schadenersatz neben der Leistung

Nachrangige Rechte:
Minderung des Kaufpreises, Rücktritt vom Kaufvertrag, evtl. Schadenersatz statt der Leistung

4. Aufgabe

Ja, ein Rücktritt ist möglich.

Begründung:
Der Verkäufer kann nicht nacherfüllen, da die Akkus nur maximal 9 Stunden laufen. Der Verkäufer hat zwei fehlgeschlagene Versuche zur Nachbesserung unternommen. Danach hat der Kunde das Recht vom Kaufvertrag zurückzutreten.

5. Aufgabe

04.04.2027 (2 Jahre nach Kauf/Übergabe der Ware)

6. Aufgabe

Beweislastumkehr:
Nach 12 Monaten muss der Käufer beweisen, dass der Mangel schon bei Übergabe der Ware bestand.

Der Verkäufer muss in den ersten 12 Monaten nachweisen, dass er zum Zeitpunkt der Übergabe mangelfreie Ware geliefert hat.

7. Aufgabe

Eine Garantie ist eine vom Hersteller zusätzlich zur gesetzlichen Gewährleistungspflicht gemachte freiwillige Zusicherung gegenüber dem Kunden, für die Dauer eines abgesteckten Zeitraumes eventuell anfallende Reparaturen zu übernehmen oder die Kosten dafür zu tragen.

Schlechtleistung (Mangelhafte Lieferung)

Voraussetzungen:

Die gelieferte Sache hat Sach- oder Rechtsmängel.
„Frei von Sachmängeln ist die Kaufsache nur noch dann, wenn sie sowohl den subjektiven als auch den objektiven Anforderungen sowie den Montageanforderungen genügt.“
(§ 434 Abs. 1 BGB n. F.)
Dies gilt für alle Verträge, die ab dem 01.01.2022 geschlossen wurden.

Verjährungsfristen bei Mängelansprüchen:

1 Jahr: gebrauchte Sachen
2 Jahre: gesetzliche Gewährleistungspflicht bei Neuware
3 Jahre: bei arglistig verschwiegenen Mängeln
5 Jahre: Mängel an Bauwerken
10 Jahre: bei Mängeln an verkauften Grundstücken

8. Aufgabe

Welche der folgenden Aussagen sind richtig (1) und welche falsch (2)?
Die gesetzlichen Vorschriften zur Schlechtleistung (mangelhafte Lieferung) sehen vor, dass ...

... der Verkäufer auf Nacherfüllung bestehen kann.	☐
... der Verkäufer eine Neulieferung begründet ablehnen und eine Reparatur vornehmen kann.	☐
... der Verkäufer zwischen einer Reparatur und einer Preisminderung wählen kann.	☐
... der Käufer ggf. Schadenersatz leisten muss.	☐
... der Käufer bei Nichtgefallen der Ware ein Recht auf Umtausch hat.	☐
... der Käufer nach Ablauf der Gewährleistungsfrist den Händler nicht mehr in Regress nehmen kann.	☐

Fortführung der Situation zur 9. und 10. Aufgabe
Lisa ist in der Praxis für die Wareneingangskontrolle zuständig. In der letzten Zeit sind ihr dabei verschiedene Mängel aufgefallen.

9. Aufgabe

Welche Mangelart liegt in den folgenden Fällen vor?

Fall		Mangelart
1	Eine Lieferung von Kaffeebechern für den Personalraum ist eingetroffen. Bestellt waren 20 Becher, geliefert wurden 18 Becher.	
2	Die Druckerei liefert 300 Briefumschläge, Art. Nr. 2135, die selbstklebend sein sollten. Die Gummierung fehlt jedoch, da versehentlich Art. Nr. 2136 geliefert wurde.	
3	Der neue Sterilisator verbraucht mehr Strom, als im Prospekt angegeben war.	
4	Der gelieferte Tresor hat an der Seite einen kleinen Kratzer. (1) Am nächsten Tag funktioniert das Schloss nicht. (2)	
5	Anstelle der sterilen Mullkompressen werden nicht sterile geliefert.	
6	Der neue Geschirrspüler für den Personalraum wird geliefert und wie vereinbart vom Verkäufer angeschlossen. Schon beim ersten Spülgang kommt es zu einem Kurzschluss, da dem Mitarbeiter des Lieferanten dabei ein Fehler unterlaufen ist.	
7	Das Bücherregal kann nicht aufgebaut werden, weil die Anleitung unvollständig ist.	
8	Gestohlene Ware Verkäufer ist nicht Eigentümer.	

10. Aufgabe

Nach der **Erkennbarkeit** unterscheidet man:

Offene Mängel	Versteckte Mängel	Arglistig verschwiegene Mängel
Sind ________ erkennbar. z. B. Fall Nr. 1, 2, 4 (1), 5	Sind erst bei ________ erkennbar. z. B. Fall Nr. 3, 4 (2), 6, 7	Vom Verkäufer ________ verschwiegen z. B. Pkw mit früherem Unfall wird als „unfallfrei“ verkauft.

Erläuterungen und Lösungen

8. Aufgabe Lösung: 2, 1, 2, 2, 2, 1

9. Aufgabe

Fall		Mangelart
1	Eine Lieferung von Kaffeebechern für den Personalraum ist eingetroffen. Bestellt waren 20 Becher, geliefert wurden 18 Becher.	Zuweniglieferung = quantitativer Mangel
2	Die Druckerei liefert 300 Briefumschläge, Art. Nr. 2135, die selbstklebend sein sollten. Die Gummierung fehlt jedoch, da versehentlich Art. Nr. 2136 geliefert wurde.	Falschlieferung = Mangel in der Art
3	Der neue Sterilisator verbraucht mehr Strom, als im Prospekt angegeben war.	Falsche Werbeaussage
4	Der gelieferte Tresor hat an der Seite einen kleinen Kratzer. (1) Am nächsten Tag funktioniert das Schloss nicht. (2)	(1) Mangel in der Beschaffenheit (2) Mangel in der Beschaffenheit
5	Anstelle der sterilen Mullkompressen werden nicht sterile geliefert.	Mangel in der Art
6	Der neue Geschirrspüler für den Personalraum wird geliefert und wie vereinbart vom Verkäufer angeschlossen. Schon beim ersten Spülgang kommt es zu einem Kurzschluss, da dem Mitarbeiter des Lieferanten dabei ein Fehler unterlaufen ist.	Montagefehler
7	Das Bücherregal kann nicht aufgebaut werden, weil die Anleitung unvollständig ist.	Falsche Montageanleitung
8	Gestohlene Ware Verkäufer ist nicht Eigentümer.	Rechtsmangel

10. Aufgabe

Offene Mängel	Versteckte Mängel	Arglistig verschwiegene Mängel
Sind sofort erkennbar. z. B. Fall Nr.1, 2, 4 (1), 5	Sind erst bei Gebrauch erkennbar. z. B. Fall Nr. 3, 4 (2), 6, 7	Vom Verkäufer absichtlich verschwiegen z. B. Pkw mit früherem Unfall wird als „unfallfrei" verkauft.

Prüf- und Rügefristen

Abhängig vom vorliegenden Mangel und je nachdem, ob es sich um einen zweiseitigen Handelskauf oder Verbrauchsgüterkauf handelt, gelten für den Käufer bestimmte Fristen, den Mangel bei neu hergestellten Waren beim Verkäufer anzuzeigen (zu rügen) (§ 438 BGB, § 377 HGB).
Werden diese nicht eingehalten, können keine Ansprüche, die sich aus der mangelhaften Lieferung ergeben, gerichtlich durchgesetzt werden.

§ 377 Warenprüfung HGB

(1) Ist der Kauf für beide Teile ein Handelsgeschäft, so hat der Käufer die Ware unverzüglich nach der Ablieferung durch den Verkäufer … zu untersuchen und, wenn sich ein Mangel zeigt, dem Verkäufer unverzüglich Anzeige zu machen.
Für arglistig verschwiegene Mängel gilt die reguläre Verjährungsfrist von 3 Jahren nach Entdeckung mit Schluss des Jahres (§ 195, 199 BGB).
Versteckte Mängel können innerhalb von 2 Jahren nach der Übergabe der Ware gerügt werden. Im Gegensatz zur unverzüglichen Prüfung und Anzeige offener Mängel durch den Käufer beim zweiseitigen Handelskauf sind offene Mängel von Verbrauchern innerhalb von 2 Jahren ab Lieferung anzuzeigen. Nach 12 Monaten trägt der Käufer jedoch die Beweislast, dass der Mangel bereits bei Übergabe bestand (§ 476 BGB).

Schlechtleistung

Sachmängel:
- *Mangel in der Beschaffenheit*
- *Montagemangel*
- *Mangel in der Art (Falschlieferung)*
- *Mangel in der Quantität (Zuweniglieferung)*

Rechtsmangel:
- *Verkäufer ist nicht der Eigentümer*
- *Ware ist mit Pfandrecht belastet*

Vorrangige Rechte:
- *Nacherfüllung*
- *Nachbesserung*
- *Ersatzlieferung*

Nachrangige Rechte:
- *Rücktritt vom Vertrag*
- *Minderung des Kaufpreises*
- *ggf. Schadenersatz (§ 280 BGB (1)*

Nachrangige Rechte gelten, wenn
- *zwei erfolglose Nachbesserungsversuche stattfanden*

oder
- *keine Ersatzlieferung möglich ist, da Ware nicht mehr lieferbar ist.*

Situation zur 1. bis 4. Aufgabe
In der Zahnarztpraxis Dr. Mrosek fällt bei der Durchsicht der Zahlungseingänge anhand der Kontoauszüge auf, dass der Patient Ralf Burchardt seine Rechnung (siehe unten) bis heute (20.05.2025) noch nicht bezahlt hat.

DR. ELIANE MROSEK
Dentalzentrum an der Isar

Herrn
Ralf Burchardt
Am Flussblick 15
87654 München

Hohe Str.
787654 München
Tel. 089 7654123
Fax 089 7650005674
E-mail: info@dentalzentrumisar.de

Rechnung

Rechnungsnummer: 20243634 Rechnungsdatum: 02.03.2025

Behandelte Person: Ralf Burchardt
Geburtsdatum: 14.09.1969

Für zahnärztliche Leistungen erlauben wir uns zu berechnen: EUR 94,24

Datum	Region.	Nr.	Leistungsbeschreibung.	Bgr.	Faktor	Anz.	EUR
02.03.2025.		1040	Professionelle Zahnreinigung		1,9280	31.	94,24
				Rechnungsbetrag:			**94,24**

umsatzsteuerfrei nach §4 Nr. 14a UstG

Bitte zahlen Sie den Rechnungsbetrag bis spätestens 20.03.2024
Bankverbindung: APO-Bank Düsseldorf · IBAN DE77 1254 5674 9870 54

1. Aufgabe

Befindet sich Herr Burchardt im Zahlungsverzug? Falls ja, ab wann?

2. Aufgabe

Welche rechtlichen Voraussetzungen müssen erfüllt sein, damit sich der Patient Burchardt im Zahlungsverzug befindet?

3. Aufgabe

Frau Dr. Mrosek möchte dafür sorgen, dass die Rechnungen so formuliert werden, dass der Patient oder die Patientin automatisch in Zahlungsverzug gerät. Mit welchen Möglichkeiten/Formulierungen kann sie das erreichen?

4. Aufgabe

Berechnen Sie die Verzugszinsen für die Rechnung an Herrn Burchardt bis zum heutigen Tag (20.05.2025). Der Basiszinssatz beträgt 3,37 % (Stand: 01.06.2024)

Regeln zur Berechnung der Verzugszinsen

1. Die Zinsformel lautet:

$$\frac{\text{Kapital} \times \text{Zinssatz} \times \text{Zinstage}}{100 \times 360}$$

auch möglich:
365 Zinstage (= taggenaue Abrechnung)

2. Ermittlung der Zinstage (1. Tag der Laufzeit wird nicht mitgerechnet)
   - 1 Jahr = 360 Tage
   - 1 Monat = 30 Tage (auch der Februar)
   - Laufzeit geht bis zum 31. = 30 Tage
   - Laufzeit geht bis zum 28.02. oder 29 02. = 28 oder 29 Tage

Beispiel: Laufzeit vom 26.04.–28.09.

im April:	4 Tage	(30 – 26 = 4)
Mai–August:	120 Tage	(4 Monate · 30 Tage)
Im September:	28 Tage	
	152 Tage	

Erläuterungen und Lösungen

1. Aufgabe

Da in der Rechnung ein Zahlungsziel, nämlich der 20.03.2025, genannt ist und Herr Burchardt die Rechnung bis heute (20.05.2025) noch nicht beglichen hat, befindet sich Herr Burchardt ab dem 20.03.2025 im Zahlungsverzug.

Zahlungsverzug (§ 286 BGB)

↓

Käufer/Patient befindet sich im Zahlungsverzug, wenn ...

- ... ein kalendermäßig bestimmter Leistungszeitpunkt überschritten ist.
- ... ein kalendermäßig berechenbarer Leistungszeitpunkt überschritten ist.
- ... die Zahlung ernsthaft und endgültig verweigert wird.
- ... 30 Tage nach Fälligkeit und Rechnungszugang vergangen sind (**aber:** Käufer/Patient muss über diese gesetzliche Regelung informiert werden!).

↓

Ansonsten kommt Käufer/Patient nur durch eine Mahnung in Verzug
(auch durch Klageerhebung oder Zustellung eines Mahnbescheides).

↓

Rechte des Verkäufers/Zahnarztes

Berechnung von Verzugszinsen
5 % über Basiszinssatz der Europäischen Zentralbank von z. Zt. 3,37 %
Re.:
= 5 % + 3,37 %
= 8,37 %

Berechnung von Ersatz für weiteren Schaden
z. B.: Mahngebühren, Materialaufwand, Personalkosten, Porto

Rücktritt vom Vertrag
z. B.: nach erfolgloser Nachfrist
(bei Behandlungsverträgen in der Regel nicht möglich)

2. Aufgabe

- Fälligkeit der Zahlung
- Zahlungsanspruch muss vorliegen.

3. Aufgabe

- Hinweis auf die 30-Tage-Regelung
- Angabe einer Zahlungsfrist (kalendermäßig bestimmbar)
- Angabe eines Zahlungsdatums
- Es muss auf die Fälligkeit der Zahlung hingewiesen werden.

4. Aufgabe

$$Z = \frac{k \cdot p \cdot t}{100 \cdot 360}$$

K = 94,24
P = 8,37 % (5 % + 3,37 % Basiszinssatz)
T = 60 (März: 10 Tage, April: 30 Tage, Mai: 20 Tage)

$$Z = \frac{94{,}24 \cdot 8{,}37\,\% \cdot 60}{100 \cdot 360}$$

= 1,31 € Verzugszinsen

Verzugszinsen beim einseitigen Handelskauf (Verbrauchsgüterkauf)	Verzugszinsen beim zweiseitigen Handelskauf
5,00 % laut BGB + 3,37 % EZB-Zinssatz 8,37 % Verzugszinsen	9,00 % laut BGB + 3,37 % EZB-Zinssatz 12,37 % Verzugszinsen

Fortführung der Situation zur 5. und 6. Aufgabe
Lisa (ZFA) ist nach der Kontrolle der aktuellen Kontoauszüge verärgert. „Noch immer kein Zahlungseingang von Herrn Burchardt.“ Die Praxis entscheidet sich, zunächst das kaufmännische (= außergerichtliche) Mahnverfahren durchzuführen.

5. Aufgabe

Wie könnte der Ablauf dieses Verfahrens von der Praxis gestaltet werden?

6. Aufgabe

Wie würden Sie eine erste Zahlungserinnerung formulieren?

Fortführung der Situation
Lisa (ZFA) lässt Herrn Burchardt am 20.04.2025 eine erste Zahlungserinnerung mit neuem Zahlungsziel zusenden. Trotzdem hat Herr Burchardt seine Rechnung bis zum gesetzten Zahlungsziel immer noch nicht beglichen. Im nächsten Schritt möchte Frau Dr. Mrosek Mahngebühren und Verzugszinsen fordern.

7. Aufgabe

Schreiben Sie eine Mahnung an Herrn Burchardt mit neuem Zahlungsziel bis zum 10.06.2025. Fordern Sie dabei Mahngebühren in Höhe von 7,50 € ein sowie Verzugszinsen bis zum 30.05.2025 (siehe Formel Seite 193).

Berechnung der Verzugszinsen:

Fortführung der Situation zur 8. und 9. Aufgabe
Leider hat Herr Burchardt weder auf die Zahlungserinnerung noch auf die Mahnung reagiert. Lisa möchte jetzt eine zweite und letzte Mahnung schreiben.

8. Aufgabe

Welche wichtigen inhaltlichen Aspekte sollte Lisa in diese letzte Mahnung aufnehmen?

9. Aufgabe

Welche Möglichkeiten hat die Praxis, falls Herr Burchardt auf diese letzte Mahnung auch nicht reagiert?

Erläuterungen und Lösungen

5. Aufgabe

Ablauf des kaufmännischen (= außergerichtlichen) Mahnverfahrens:

- Zunächst kann man eine freundlich formulierte Zahlungserinnerung zusenden.
- Danach kann man eine erste Mahnung schreiben, die bereits etwas deutlicher formuliert ist.
  Hier können auch erstmalig Mahngebühren und Verzugszinsen angedroht werden. Es sollte ein konkretes Zahlungsziel gesetzt werden!
- Eine 2. Mahnung sollte dann schon sehr deutlich zahlungsauffordernd formuliert werden. Es wird erneut ein Zahlungsziel gesetzt, es können Verzugszinsen und Mahngebühren aufgeführt werden.
- Eine dritte Mahnung kann dann noch schärfer formuliert werden.
  In diesem Schreiben kann man mit der Einleitung des gerichtlichen Mahnverfahrens drohen oder angeben, dass die Praxis den Fall an einen Rechtsanwalt oder ein Inkassobüro abgeben wird, was dann weitere Kosten für den Patienten nach sich ziehen würde.

Es gibt keine gesetzlichen Vorgaben für die Anzahl der Mahnungen. Frau Dr. Mrosek darf selbst entscheiden, wie viele Mahnungen sie an ihre säumigen Patientinnen und Patienten senden möchte.

6. Aufgabe

Das Erinnerungsschreiben sollte sehr höflich formuliert werden und dem Patienten die Möglichkeit gelassen werden, sich mit „leider vergessen“ entschuldigen zu können.

Formulierungen wie „in der Hektik des Alltags kann schon mal was vergessen werden“ oder „das kann ja mal passieren“ erleichtern es dem Patienten, sich trotz der vergessenen Zahlung in der Praxis noch willkommen zu fühlen.

Auch eine Überschneidung der Zahlungserinnerung mit der bereits erfolgten Rechnungsbegleichung sollte als Möglichkeit in Betracht kommen.

7. Aufgabe

Muster – Briefvorlage

Sehr geehrter Herr Burchardt,

leider können wir bis heute noch keinen Zahlungseingang zu unserer Rechnung vom 02.03.2025 (Rechnungsnummer 20243634) in Höhe von 94,24 € verbuchen. Auf unsere Zahlungserinnerung haben Sie bislang leider nicht reagiert, sodass nun zuzüglich zum Rechnungsbetrag Mahngebühren und Verzugszinsen fällig werden.

Rechnungsbetrag	94,24 €
Verzugszinsen	1,53 €
Mahngebühren	7,50 €
Gesamtforderung	**103,27 €**

Um weitere Kosten für Sie zu vermeiden, bitten wir um Begleichung der Forderung in Höhe von 103,27 € bis zum 10.06.2025.

Berechnung der Verzugszinsen:

Rechnungsbetrag: 94,24 €

Zinssatz: 8,37 %

Zinstage: 70 Tage (März: 10 Tage, April: 30 Tage, Mai: 30 Tage)

$$Z = \frac{94{,}24 \cdot 8{,}37 \cdot 70}{100 \cdot 360}$$

$$= 1{,}53\ €$$

8. Aufgabe

- Hinweis auf die nicht beglichene Liquidation vom 02.03.2025
- Höhe des Liquidationsbetrages
- Letzte Zahlungsmöglichkeit/Frist
- Berechnung zusätzlicher Kosten (Verzugszinsen, Mahngebühren)
- Androhung rechtlicher Schritte

9. Aufgabe

- Antrag auf Erlass eines Mahnbescheides/gerichtliches Mahnverfahren
- Klageerhebung
- Beauftragung eines Inkassounternehmens

Fortführung der Situation zur 10. bis 15. Aufgabe
Leider hat Herr Burchardt weder auf die Zahlungserinnerung noch auf die Mahnungen reagiert. Deshalb beschließt Frau Dr. Mrosek nun, das gerichtliche Mahnverfahren einzuleiten, und bittet ihre Fachkraft für die Verwaltung, Lisa, sich darum zu kümmern.

10. Aufgabe

Worin besteht der wesentliche Unterschied zwischen dem kaufmännischen (außergerichtlichen Mahnverfahren) und dem gerichtlichen Mahnverfahren?

11. Aufgabe

Weshalb bietet es sich für die Praxis an, vor dem gerichtlichen Mahnverfahren das kaufmännische Mahnverfahren durchzuführen?

12. Aufgabe

Was muss die ZFA Lisa im Auftrag von Frau Dr. Mrosek nun tun, um das gerichtliche Mahnverfahren einzuleiten?

13. Aufgabe

Welche notwendigen Angaben muss Lisa im Rahmen der Einleitung des gerichtlichen Mahnverfahrens machen?

14. Aufgabe

Wie ist die Abfolge des gerichtlichen Mahnverfahrens?

15. Aufgabe

Welche Möglichkeiten hat Herr Burchardt, auf den ersten Schritt des gerichtlichen Mahnverfahrens zu reagieren?

Erläuterungen und Lösungen

10. Aufgabe

- Das gerichtliche Mahnverfahren wird durch das zuständige Amtsgericht durchgeführt, wohingegen das kaufmännische Mahnverfahren durch die Praxis bzw. durch von ihr beauftragte Institutionen, z. B. ein Rechtsanwalt oder ein Inkassobüro, durchgeführt wird.
- Das kaufmännische Mahnverfahren hat keine Auswirkung auf die Verjährungsfrist. Im Verlauf des gerichtlichen Mahnverfahrens kommt es hingegen zur Hemmung oder zum Neubeginn der Verjährungsfrist.

11. Aufgabe

- Patientinnen oder Patienten haben die Zahlung vergessen und sind eigentlich zahlungswillig.
- Patientinnen und Patienten sollen als Patientinnen und Patienten nicht verloren gehen.
- Das gerichtliche Mahnverfahren ist mit hohem Zeit- und Kostenaufwand verbunden.
- Der Ausgang des gerichtlichen Mahnverfahrens ist unsicher.

12. Aufgabe

Lisa muss (entweder selbst oder durch einen Dienstleister) den Antrag auf Erlass eines Mahnbescheides beim für Mahnverfahren zuständigen Amtsgericht bewirken bzw. den Erlass des Mahnbescheids dort online beantragen.

13. Aufgabe

- Name und Anschrift des Gläubigers
- Name und Anschrift des Schuldners
- Anspruchsbetrag
- Zinsen
- ...

14. Aufgabe

Ablauf des gerichtlichen Mahnverfahrens:

Die Zahnarztpraxis beantragt einen **Mahnbescheid** beim Amtsgericht.
Der Mahnbescheid wird dem Schuldner zugestellt. Dieser hat drei Möglichkeiten, darauf zu reagieren:

1. Zahlt er seine Rechnung, wird das Verfahren beendet.
2. Erhebt er **Widerspruch,** kommt es zu einem gerichtlichen Urteil.
   Zur Zahlung bzw. zum Einreichen des Widerspruchs hat der Schuldner zwei Wochen Zeit.
3. Unternimmt der Schuldner nichts, kann der Gläubiger einen Vollstreckungsbescheid beantragen.

Der **Vollstreckungsbescheid** wird dem Schuldner zugestellt. Dann hat der Schuldner wieder drei Möglichkeiten, darauf zu reagieren:

1. Zahlt er innerhalb von zwei Wochen, wird das Verfahren beendet.
2. Erhebt er in dieser Zeit Einspruch, kommt es zu einem gerichtlichen Urteil.
3. Unternimmt er nichts, kann der Gläubiger die Zwangsvollstreckung beantragen. Der Gläubiger muss einen Gerichtsvollzieher beauftragen und ggf. die Kosten dafür tragen, falls beim Schuldner wegen Mittellosigkeit nichts gepfändet werden kann. Hier wird ein Gerichtsvollzieher versuchen, eine Pfändung mit anschließender Zwangsversteigerung durchzuführen.
   Ist diese erfolgreich, erhält die Praxis ihr Geld. Bleibt die Pfändung erfolglos, kann die Praxis eine **Eidesstattliche Versicherung beantragen.**

15. Aufgabe

Herr Burchardt kann ...

- ... innerhalb von 14 Tagen Widerspruch erheben.
- ... nicht reagieren.
- ... alle bisher angefallenen Beträge bezahlen.

Fortführung der Situation zur 16. bis 18. Aufgabe
Am 02.03.2025 wurde dem Patienten Ralf Burchardt eine Liquidation in Höhe von 94,24 € zugeschickt. Als Herr Burchardt nicht zahlte, leitete die Praxis das kaufmännische Mahnverfahren ein. Herr Burchardt reagierte darauf jedoch zunächst nicht. Mitte Juni 2025 meldete sich Herr Burchardt dann in der Praxis und erklärte, dass er aufgrund seiner Arbeitslosigkeit in finanziellen Schwierigkeiten sei und bat um Ratenzahlung. Frau Dr. Mrosek und er einigten sich auf eine erste Abschlagszahlung von 24,24 €. Der Rest soll dann zu gleichen Teilen in den nächsten fünf Monaten beglichen werden.

16. Aufgabe

Wie hoch ist die monatliche Rate in den fünf Monaten?

17. Aufgabe

Was bewirkt die Abschlagszahlung von Herrn Burchardt hinsichtlich der Verjährungsfrist?

18. Aufgabe

Was bedeutet es, wenn Forderungen verjähren?

Fortführung der Situation zur 19. bis 22. Aufgabe
Herr Burchardt meldet sich am 20. Januar 2026 in der Praxis und möchte seine Liquidation nun schnellstmöglich begleichen.

19. Aufgabe

Wann verjährt die Forderung an Herrn Burchardt, vorausgesetzt, es wären noch keine gerichtlichen Schritte zur Einforderung der offenen Rechnung erfolgt?

20. Aufgabe

Welche Auswirkung hat die obige Zusage von Herrn Burchardt am 20. Januar 2026 auf den Ablauf der Verjährung?

21. Aufgabe

Hat eine letzte Mahnung eine Auswirkung auf die Verjährungsfrist der Liquidation?

Erläuterungen und Lösungen

16. Aufgabe

94,24 € – 24,24 € = 70,00 €
70,00 € : 5 = 14,00 €

17. Aufgabe

Die Abschlagszahlung von Herrn Burchardt bewirkt einen Neubeginn der Verjährung, d. h., die Verjährungsfrist beginnt erneut von vorne.

18. Aufgabe

Verjährung bedeutet, dass nach Ablauf eines gesetzlich definierten Zeitraumes der Schuldner die Leistung (Zahlung) verweigern kann. Der Anspruch bleibt zwar bestehen, kann aber gerichtlich nicht mehr durchgesetzt werden.

19. Aufgabe

Im vorliegenden Fall würde die Forderung der Praxis drei Jahre nach Zugang der Rechnung verjähren, wobei bei der Regelverjährung die Frist immer am Ende des Jahres beginnt. Die Rechnung ist datiert auf den 02.03.2025, also würde die Forderung am 31.12.2028 um 0:00 Uhr verjähren.

20. Aufgabe

Dadurch, dass Herr Burchardt sich gemeldet hat und seine Rechnung bezahlen möchte, ist ein Schuldanerkenntnis eingetreten. Dies bedeutet einen Neubeginn der Verjährung ab dem 20.01.2026.
Damit würde die Verjährung erst am 20.01.2029 eintreten.

Neben dem Neubeginn der Verjährung gibt es noch die Hemmung der Verjährung, z. B. durch die Gewährung einer Stundung oder die Zustellung eines Mahnbescheides. Der Zeitraum dieser „Unterbrechung“ wird nach Wegfall der Hemmung an die Verjährungsfrist angehängt.

21. Aufgabe

Eine Mahnung der Praxis hat keine Auswirkung auf die Verjährung der Liquidation, da es sich hierbei nur um ein kaufmännisches/außergerichtliches Mahnverfahren handelt.

Die Verjährung nach BGB				
Fristen				
3 Jahre (regelmäßig)	2 Jahre	5 Jahre	10 Jahre	30 Jahre
Pflichtverletzung aus Schuldverhältnis und arglistig verschwiegene Sachmängel	Ansprüche bei mangelhafter Lieferung	Mängel an Bauwerken	Rechte an Übertragung des Eigentums an Grundstücken	Rechtskräftig festgelegte Ansprüche und Herausgabeanspruch aus Eigentum und familien- sowie erbrechtliche Ansprüche
Beginn: mit Schluss des Jahres, in dem der Anspruch entstanden ist	Beginn: mit Ablieferung	Beginn: mit Ablieferung	Beginn: mit Fälligkeit	Beginn: mit Urteil oder Fälligkeit

Hemmung der Verjährung	Neubeginn der Verjährung
= die „Verjährungsuhr“ wird angehalten und läuft nach Beendigung der Hemmung weiter	= die „Verjährungsuhr“ wird auf „0“ zurückgestellt und beginnt wieder von vorne zu laufen
Beispiele: • Erhebung einer KlageZustellung eines Mahnbescheides • Zustellung eines Mahnbescheides • Höhere Gewalt • Berechtigte Leistungsverweigerung	Beispiele: • Abschlagszahlung • Bitte um Stundung • Zinszahlung • Schuldschein • Gerichtliche Vollstreckungshandlung

22. Aufgabe

Welche Aussagen zum gerichtlichen Mahnverfahren sind richtig?

1 Zur Einleitung des gerichtlichen Mahnverfahrens muss der Zahnarzt oder die Zahnärztin einen Rechtsanwalt beauftragen.
2 Das Gericht prüft zunächst nur, ob der Antrag korrekt und vollständig ausgefüllt ist, ob die Ansprüche gerechtfertigt sind, jedoch nicht.
3 Antragsformulare erhält der Zahnarzt/die Zahnärztin bei der Zahnärztekammer.
4 Neben Verzugszinsen können dem Patienten oder der Patientin auch Portokosten in Rechnung gestellt werden.
5 Die Höhe der Verzugszinsen kann der Zahnarzt/die Zahnärztin nach eigenem Ermessen festlegen.
6 Vor dem gerichtlichen Mahnverfahren muss der Zahnarzt/die Zahnärztin mindestens dreimal gemahnt haben.

Situation
Die Forderungen von Frau Dr. Mrosek an ihre Privatpatienten verjähren nach einer bestimmten Frist. Dem Patienten Achim Brauer wurde am 15.12.2024 eine Privatliquidation zugesandt und am 15.01.2025 eine Mahnung durch die Deutsche Post zugestellt.

1. Aufgabe

Wann verjährt die Forderung von Frau Dr. Mrosek an Herrn Brauer?

1 Am 15.11.2026
2 Am 31.12.2026
3 Am 15.12.2027
4 Am 31.12.2027
5 Am 31.12.2028

Fortführung der Situation
Nach zwei weiteren erfolglosen Mahnungen sagte Herr Brauer zu, die Liquidationssumme in Höhe von 485,00 € einschließlich der seit dem 15.01.2024 aufgelaufenen Verzugszinsen am 15.05.2024 zu begleichen.
Auszug aus dem Bürgerlichen Gesetzbuch

§ 288 Verzugszinsen
(1) Eine Geldschuld ist während des Verzugs zu verzinsen.
Der Verzugszinssatz beträgt für das Jahr fünf Prozentpunkte über dem Basiszinssatz. Der Basiszinssatz beträgt zurzeit 3,37 %.

2. Aufgabe

Wie hoch ist der Überweisungsbetrag von Herrn Brauer einschließlich der Verzugszinsen, wenn Frau Dr. Mrosek Verzugszinsen laut BGB berechnet?

1 490,00 € 2 498,25 € 3 445,80 € 4 498,53 € 5 468,95 €

Situation zur 3. und 4. Aufgabe
Maria Pries hat die Forderung von Frau Dr. Mrosek nicht rechtzeitig bezahlt. Frau Dr. Mrosek und Maria Pries können sich bei dieser Nicht-Rechtzeitig-Zahlung unterschiedlich verhalten. Das jeweilige Verhalten kann dazu führen, dass die Verjährung der Forderung gehemmt wird, dass die Verjährung der Forderung neu beginnt oder dass kein Einfluss auf die Verjährung der Forderung ausgeübt wird.

3. Aufgabe

Welche der Verhaltensweisen haben keinen Einfluss auf die Verjährung der Forderung?

1 Frau Dr. Mrosek droht Maria Pries gerichtliche Schritte zum Einzug der Forderung an.
2 Maria Pries bittet Frau Mrosek schriftlich, die Forderung später begleichen zu dürfen.
3 Frau Mrosek bittet ihren Rechtsanwalt, gegen Maria Pries einen Mahnbescheid zu beantragen.
4 Das zuständige Amtsgericht stellt Maria Pries den von Frau Mrosek beantragten Mahnbescheid zu.
5 Frau Dr. Mrosek reicht beim zuständigen Amtsgericht eine Zahlungsklage gegen Maria Pries ein.

4. Aufgabe

Frau Dr. Mrosek hat das gerichtliche Mahnverfahren gegen Maria Pries eingeleitet.
Welche Aussagen zum gerichtlichen Mahnverfahren sind korrekt?

1 Vor dem Antrag auf Erlass des Mahnbescheides muss Frau Dr. Mrosek Maria Pries mindestens dreimal gemahnt haben.
2 Der Mahnbescheid kann nur beantragt werden, wenn ein Inkassoverfahren bei Maria Pries erfolglos geblieben ist.
3 Dem Antrag auf Erlass des Mahnbescheides gegen Maria Pries muss Frau Mrosek eine Kopie der Privatliquidation beifügen, damit das Gericht die Berechtigung der Forderung prüfen kann.
4 Gegen den zugestellten Mahnbescheid kann Maria Pries innerhalb von zwei Wochen Widerspruch einlegen.
5 Reagiert Maria Pries auf den zugestellten Mahnbescheid nicht, kann Frau Mrosek frühestens nach vier Wochen den Erlass eines Vollstreckungsbescheids beantragen

Erläuterungen und Lösungen

22. Aufgabe

Lösung: 2, 4

1. Aufgabe

Lösung: 4

2. Aufgabe

Lösung: 4

Re.: $\frac{485{,}00 \cdot 8{,}37 \cdot 120}{100 \cdot 360} = 13{,}53$ € Verzugszinsen

Zinstage:	Januar	15 Tage
	Februar	30 Tage
	März	30 Tage
	April	30 Tage
	Mai	15 Tage
		120 Tage

485,00 € + 13,53 € = 498,53 €

3. Aufgabe

Lösung: 1, 3

4. Aufgabe

Lösung: 4, 5

Merke

Neubeginn der Verjährung (Unterbrechung)

Unterbrechung bedeutet, dass die ursprüngliche Verjährung, z. B. die dreijährige Verjährung bei Honorarforderungen einer Zahnärztin, ab dem Zeitpunkt der Unterbrechung neu beginnt.
→ Unterbrechung = Abbruch + Neuanfang

Gründe zur Unterbrechung durch Schuldner:
- *Teilzahlung*
- *Zinszahlung*
- *Bitte um Stundung*
- *Sicherheitsleistung*

Gründe zur Unterbrechung durch Gläubiger:
- *Antrag auf eine gerichtliche Vollstreckungshandlung*

Merke

Hemmung der Verjährung

Eine Hemmung der Verjährung bedeutet, dass aufgrund bestimmter Ereignisse der Lauf der Verjährung während eines Zeitraumes ausgesetzt wird. Nach Wegfall der Hemmung läuft die Verjährung dann weiter. Die Dauer der Hemmung verlängert die Verjährungsfrist.
→ Hemmung = Pause + Verlängerung

Gründe zur Hemmung:
- *Klage*
- *Antrag auf Zustellung eines Mahnbescheides*
- *höhere Gewalt*
- *Leistungsverweigerungsrecht aufgrund einer Vereinbarung zwischen Gläubiger und Schuldner*

Situation zur 1. bis 10. Aufgabe
Artiola ist Auszubildende in der Zahnarztpraxis Mrosek in München. Sie nimmt an der aktuellen Abschlussprüfung der Zahnärztekammer Bayern teil.
Artiolas praktischer Prüfungsteil findet am 05.06.2025 statt. In ihrem Ausbildungsvertrag ist der 31.07.2025 als Ausbildungsende angegeben.
Von ihrer Ausbildungspraxis hat Artiola das Angebot für einen befristeten Arbeitsvertrag über sechs Monate erhalten. Daher freut sie sich sehr, dass ihre Bewerbung bei der Zahnarztpraxis Wilms erfolgreich war. Schon in den nächsten Tagen soll sie in diese Praxis kommen, um einen unbefristeten Arbeitsvertrag zu unterschreiben. Artiola möchte sich gerne weiterbilden. Der Praxisinhaber hat ihr diesbezüglich Unterstützung zugesagt.

1. Aufgabe

Ab wann kann Artiolas Arbeitsvertrag frühestens beginnen?

2. Aufgabe

Wie kommt grundsätzlich ein Arbeitsvertrag zustande?

3. Aufgabe

Welche wichtigen Inhalte sollte ein Arbeitsvertrag enthalten?

4. Aufgabe

Wodurch unterscheiden sich unbefristete und befristete Arbeitsverträge?

5. Aufgabe

Warum möchte Artiola lieber das Angebot der Zahnarztpraxis Wilms annehmen?

6. Aufgabe

Welche Gründe könnte die Ausbildungspraxis Mrosek dafür haben, der Auszubildenden einen befristeten Arbeitsvertrag anzubieten?

7. Aufgabe

Warum sollte eine Auszubildende, die kurz vor der Abschlussprüfung steht, auch einem befristeten Arbeitsvertrag zustimmen?

Erläuterungen und Lösungen

1. Aufgabe

Der Arbeitsvertrag kann frühestens am 06.06.2025 beginnen, weil ihr Ausbildungsverhältnis mit Bestehen der Abschlussprüfung am 05.06.2025 endet.

> **Berufsbildungsgesetz (BBiG)**
> **§ 21 Beendigung**
> (1) Das Berufsausbildungsverhältnis endet mit dem Ablauf der Ausbildungsdauer …
> (2) Bestehen Auszubildende vor Ablauf der Ausbildungsdauer die Abschlussprüfung, so endet das Berufsausbildungsverhältnis mit Bekanntgabe des Ergebnisses durch den Prüfungsausschuss.
> (3) Bestehen Auszubildende die Abschlussprüfung nicht, so verlängert sich das Berufsausbildungsverhältnis auf ihr Verlangen bis zur nächstmöglichen Wiederholungsprüfung, höchstens um ein Jahr.

2. Aufgabe

Ein Arbeitsvertrag kommt grundsätzlich durch **zwei übereinstimmende Willenserklärungen** zustande: Antrag und Annahme.

3. Aufgabe

Wichtige Inhalte eines Arbeitsvertrages sind:

- Name und Anschrift der Vertragsparteien
- Zeitpunkt des Beginns des Arbeitsverhältnisses
- bei befristeten Arbeitsverhältnissen: die vorhersehbare Dauer des Arbeitsverhältnisses
- Arbeitsort
- kurze Beschreibung der vom Arbeitnehmer zu leistenden Tätigkeit
- Höhe des Arbeitsentgelts einschließlich der Zuschläge, Prämien und Sonderzahlungen und deren Fälligkeit
- vereinbarte Arbeitszeit
- Dauer des jährlichen Erholungsurlaubs
- Kündigungsfristen
- Vereinbarungen zur Probezeit
- Hinweis auf die Tarifverträge, die auf das Arbeitsverhältnis anzuwenden sind

4. Aufgabe

Unbefristete Arbeitsverträge enden mit einer Kündigung seitens des Arbeitnehmers oder des Arbeitgebers oder mit einem Aufhebungsvertrag. Befristete Arbeitsverträge enden mit der vereinbarten Frist oder mit der Zweckerfüllung, wenn sie sachlich begründet werden (z. B. Vertretung während des Mutterschutzes oder der Elternzeit). Befristete Arbeitsverträge müssen zwingend schriftlich verfasst werden.
Sachlich unbegründete Befristungen sind nur bis zur Dauer von zwei Jahren zulässig und können während dieser Zeit höchstens dreimal verlängert werden.

5. Aufgabe

- Unbefristeter Arbeitsvertrag
- Unterstützung bei Weiterbildung

6. Aufgabe

Die Praxis bietet Artiola einen befristeten Arbeitsvertrag an …

- … weil nur ein vorübergehender Bedarf an der Arbeitsleistung besteht, z. B. als Vertretung wegen Erkrankung oder in der Elternzeit.
- … um ihr im Anschluss an die Ausbildung den Übergang in eine Anschlussbeschäftigung zu erleichtern. Somit wird Arbeitslosigkeit vermieden.
- … als Probebeschäftigung, um zu prüfen, ob sie auch den Anforderungen einer vollbeschäftigten Arbeitnehmerin gewachsen ist.

7. Aufgabe

Man sollte einem befristeten Arbeitsvertrag zustimmen …

- um Berufserfahrung zu sammeln.
- um nicht ohne Einkommen zu sein.
- damit keine Zeiten der Arbeitslosigkeit im Lebenslauf stehen.

Merke

Arbeitsvertragsarten

- ***befristete** Arbeitsverträge enden mit Zeitablauf:*
  - *nur vorübergehender Bedarf*
  - *Azubi soll der Übergang in das Berufsleben erleichtert werden*
  - *Vertretung während der Elternzeit*
- ***unbefristete** Arbeitsverträge enden durch:*
  - *Kündigung durch AN*
  - *Kündigung durch AG*
  - *Aufhebungsvertrag*
  - *Renteneintritt*

8. Aufgabe

Warum ist der schriftliche Abschluss des Arbeitsvertrages sinnvoll?

____

____

____

____

9. Aufgabe

Füllen Sie die nachstehende Tabelle aus, indem Sie folgende Fachbegriffe den Aussagen zuordnen:

Rechte und Pflichten aus dem Arbeitsverhältnis

Aussage		Pflicht
Weisungen sind zu befolgen, die Arbeiten sind pünktlich und gewissenhaft zu erledigen.	☐	1 Schweigepflicht
Die Arbeitszeit ist einzuhalten, der Jahresurlaub ist zu gewähren, der Arbeitnehmer ist vor Gefahren zu schützen.	☐	2 Arbeitspflicht
Der Arbeitnehmer kann ein schriftliches Zeugnis verlangen.	☐	3 Treuepflicht
Das vereinbarte Arbeitsentgelt ist pünktlich, spätestens am Ende des Monats zu zahlen.	☐	4 Entlohnungspflicht
Praxisgeheimnisse sind zu wahren.	☐	5 Zeugnispflicht
Es sind alle Handlungen zu unterlassen, die dem Arbeitgeber wirtschaftlich schaden.	☐	6 Fürsorgepflicht

10. Aufgabe

Füllen Sie die Lücken im folgenden Merkkasten.

Merke

Der Arbeitsvertrag ist ein ____________________.
Die Pflichten des Arbeitnehmers sind die ____________ des Arbeitgebers und die ____________ des Arbeitnehmers sind die ____________ des Arbeitgebers!

Fortführung der Situation zur 11. und 16. Aufgabe

Zur Verstärkung des Teams der Zahnarztpraxis Dr. Mrosek möchte die Praxis zum 01.08.2025 eine weitere Zahnmedizinische Fachangestellte einstellen. Nachdem die Bewerberin Heike Niesmann in einem Vorstellungsgespräch einen positiven Eindruck hinterlassen hat, findet jetzt ein Gespräch statt, um die letzten Details des Arbeitsvertrages zu besprechen.
Als Frau Dr. Mrosek Heike Niesmann nach ihren Gehaltsvorstellungen fragt, erzählt Heike, dass sie bei ihrem bisherigen Arbeitgeber einen nicht tarifgebundenen Arbeitsvertrag hat. Das möchte Heike Niesmann auf jeden Fall ändern und besteht auf einem tarifvertraglich gebundenen Arbeitsvertrag.

11. Aufgabe

Warum besteht Heike Niesmann auf einem tarifvertraglich gebundenen Arbeitsvertrag?

____

____

____

____

____

____

12. Aufgabe

Welche Tarifvertragsarten legen die wesentlichen Inhalte von tarifgebundenen Arbeitsverträgen fest?

____

____

____

____

____

____

Erläuterungen und Lösungen

8. Aufgabe

Der schriftliche Abschluss eines Arbeitsvertrages ist sinnvoll, ...

- ... damit bei der Vielzahl der getroffenen Vereinbarungen beide Vertragsparteien den Überblick behalten und Klarheit zwischen ihnen herrscht.
- ... damit bei eventuellen arbeitsrechtlichen Gerichtsverhandlungen Beweisbarkeit herrscht.

Auszug aus: Gesetz über den Nachweis der für ein Arbeitsverhältnis geltenden wesentlichen Bedingungen (Nachweisgesetz – NachwG)

§ 2 Nachweispflicht

(1) Der Arbeitgeber hat spätestens einen Monat nach dem vereinbarten Beginn des Arbeitsverhältnisses die wesentlichen Vertragsbedingungen schriftlich niederzulegen, die Niederschrift zu unterzeichnen und dem Arbeitnehmer auszuhändigen ...

Die Bundesregierung hat sich am 21. März 2024 auf eine Änderung des Nachweisgesetzes (NachwG) geeinigt: Künftig soll das NachwG vorsehen, dass Arbeitsverträge neben der herkömmlichen Schriftform auch in Textform gem. § 126b BGB abgeschlossen werden können. Damit würde der digitale Arbeitsvertrag Realität werden, etwa durch eine E-Mail. Eine eigenhändige Unterschrift auf Papier, wie es § 126 fordert, ist dann nicht mehr nötig.

9. Aufgabe

Lösung: 2, 6, 5, 4, 1, 3

10. Aufgabe

Merke

Der Arbeitsvertrag ist ein Dienstvertrag.
Die Pflichten des Arbeitnehmers sind die Rechte des Arbeitgebers und die Rechte des Arbeitnehmers sind die Pflichten des Arbeitgebers!

11. Aufgabe

Heike Niesmann besteht auf einem tarifvertraglich gebundenen Arbeitsvertrag, weil sie damit von vorteilhaften Regelungen, z. B. bezüglich des ihr zustehenden Gehalts, der ihr zustehenden Urlaubstage oder der ihr zustehenden vermögenswirksamen Leistungen, profitiert.

12. Aufgabe

- Manteltarifvertrag (i.d.R. mit einer längeren Laufzeit von 3–5 Jahren, um Planungssicherheit sowohl für den Arbeitgeber als auch für den Arbeitnehmer zu gewährleisten)
- Vergütungstarifvertrag (i.d.R. mit einer kürzeren Laufzeit von 1–2 Jahren, um zeitnah auf sich ändernde wirtschaftliche Entwicklungen reagieren zu können)
- Tarifvertrag zur betrieblichen Altersvorsorge und Entgeltumwandlung

Merke

Tarifvertrag

Manteltarifvertrag
- *langfristig gültig*
- *regelt die Arbeitsbedingungen*
- *z. B. Urlaub, Arbeitszeit, Probezeit, besondere Zuwendungen, Arbeitsversäumnis, Kündigung*

Vergütungstarifvertrag
- *kurzfristig gültig*
- *regelt die Entlohnung*
- *regelt z. B. Ausbildungsvergütung, Gehälter (gestaffelt nach Beschäftigungsjahren und Tätigkeitsgruppen), Zuschläge (z. B. bei Überstunden)*

Die Verträge werden zwischen dem Arbeitnehmerverband (Gewerkschaft) und dem Arbeitgeberverband ausgehandelt.

13. Aufgabe

Unter welchen Voraussetzungen werden die Bestimmungen der Tarifverträge verpflichtend Bestandteil eines Arbeitsvertrages? Für wen ist der Tarifvertrag bindend? (§ 2 Manteltarifvertrag)

14. Aufgabe

Wer handelt die Tarifverträge aus?

15. Aufgabe

Welche Inhalte werden im Manteltarifvertrag geregelt?

16. Aufgabe

Welche Inhalte werden im Vergütungstarifvertrag geregelt?

Fortführung der Situation zur 17. und 18. Aufgabe

Heike Niesmann ist seit dem 01.08.2025 als ZFA in der Zahnarztpraxis Dr. Mrosek angestellt. Ihr monatliches Gehalt beträgt 2.368,00 €. Die Praxis schließt generell tarifgebundene Ausbildungs- und Arbeitsverträge ab und hält sich bei allen Mitarbeitenden an diese Vorgaben.

Auszug aus dem Manteltarifvertrag für Zahnmedizinische Fachangestellte/Zahnarzthelferinnen

§ 11 Besondere Zuwendungen

1. Die Angestellte erhält spätestens zum 1. Dezember eines jeden Kalenderjahres eine besondere Zuwendung in Höhe des letzten vollen Monatsgehaltes. Unregelmäßige Zahlungen (für Mehr-, Sonntags-, Feiertags- und Nachtarbeit sowie für Arbeit am Tag vor Weihnachten und vor Neujahr) oder unregelmäßige Abzüge (z.B. wegen unbezahlten Urlaubs oder Krankheit) werden bei der Bemessung nicht berücksichtigt.
2. Hat das Arbeitsverhältnis nicht während des gesamten Kalenderjahres bestanden, so ermäßigt sich die besondere Zuwendung; für jeden angefangenen Monat des Arbeitsverhältnisses zu diesem Arbeitgeber ist ein Zwölftel der besonderen Zuwendung zu zahlen.
3. Bei Übernahme einer Auszubildenden in ein Angestelltenverhältnis ist aus den Bezügen für das gesamte Kalenderjahr das durchschnittliche Monatsgehalt zu ermitteln und bei der Berechnung der besonderen Zuwendungen zugrunde zu legen.

17. Aufgabe

In welcher Höhe steht Heike Niesmann gemäß § 11 Manteltarifvertrag eine „Besondere Zuwendung“ für das Kalenderjahr 2025 zu?

18. Aufgabe

Welche weiteren finanziellen Leistungen zahlen Arbeitgeber ggf. zusätzlich zur Grundvergütung?

Erläuterungen und Lösungen

13. Aufgabe

Die Bestimmungen der Tarifverträge werden verpflichtend Bestandteil eines Arbeitsvertrages, wenn
- der Arbeitgeber Mitglied der Arbeitsgemeinschaft zur Regelung der Arbeitsbedingungen der ZFA ist und die/der ZFA/Auszubildende Mitglied im VmF (Verband der medizinischen Fachberufe) ist.
- im Arbeitsvertrag/Ausbildungsvertrag angegeben ist, dass der Tarifvertrag gilt (Tarifvertragsklausel).
- der Tarifvertrag für allgemein verbindlich erklärt wurde.

Wenn es keine zwingende Bindung an einen bestehenden Tarifvertrag gibt, gelten die im individuellen Arbeitsvertrag festgelegten Regelungen, solange die gesetzlichen Mindestbestimmungen eingehalten werden (z. B. Urlaubstage nach Bundesurlaubsgesetz: mindestens 24 Werktage bzw. 20 Arbeitstage)

Der Tarifvertrag ist bindend wenn
- beide Tarifpartner Mitglied in ihren jeweiligen Verbänden sind.
- im Arbeitsvertrag angegeben ist, dass der Tarifvertrag gilt (Tarifbindungsklausel).
- der Tarifvertrag für allgemein verbindlich erklärt wurde.

14. Aufgabe

Ausgehandelt werden die Tarifverträge von den jeweiligen Vertretern der Arbeitgeber und der Arbeitnehmer.

Arbeitgeber: Arbeitsgemeinschaft zur Regelung der Arbeitsbedingungen der Zahnmedizinischen Fachangestellten/Zahnarzthelferinnen

Arbeitnehmer: Verband der medizinischen Fachberufe e.V.

15. Aufgabe

Der Manteltarifvertrag enthält Regelungen über:

• Arbeitszeit • Teilzeitarbeit • Mehrarbeit • Arbeitsversäumnisse	• Urlaub • Probezeit • Lohnfortzahlung • Kündigung	• besondere Zuwendungen • Schweigepflicht • Zeugniserteilung • …

wöchentliche Arbeitszeit	• 39 Stunden/Woche • Verteilung i.d.R. auf die Werktage, sodass in jeder Woche 1 ganzer Tag oder 2 halbe Tage frei bleiben
Urlaubszeit	• Möglichst zusammenhängend unter Beachtung betrieblicher Belange und sozialer Gesichtspunkte • Voller Anspruch entsteht erstmalig nach 6-monatiger Tätigkeit in derselben Praxis. • Anzahl der Urlaubstage: siehe § 18 Manteltarifvertrag
Probezeit	• 3 Monate, Verlängerung um 3 weitere Monate möglich • Für Azubis gilt BBiG (max. 4 Monate). • Probezeit entfällt bei unmittelbarem Anschluss an Ausbildungsverhältnis in derselben Praxis.
Arbeitsunfähigkeit	• Arbeitsunfähigkeit wg. Krankheit ist unverzüglich anzuzeigen. • AU von mehr als 3 Kalendertagen: Einreichen einer AU-Bescheinigung spätestens am darauffolgenden Arbeitstag. Der Arbeitgeber kann bereits ab dem 1. Krankheitstag eine AU-Bescheinigung anfordern.
Beendigung des Arbeitsverhältnisses	• Kündigung: 4 Wochen zum 15. oder zum Ende eines Kalendermonats

16. Aufgabe

Der Vergütungstarifvertrag regelt:
- Gehälter, gestaffelt nach Berufsjahren und Tätigkeitsbereichen
- Ausbildungsvergütungen
- Zuschläge (z. B. für Nacht-, Sonntags- oder Feiertagsarbeit)

17. Aufgabe

Heike Niesmann steht gemäß § 11,2. eine ermäßigte Vergütung (in Höhe von 986,67 €) zu, da das Arbeitsverhältnis nicht während des gesamten Kalenderjahres bestanden hat, sondern erst seit dem 01.08.2025.

Rechnung: 2.368,00 / 12 × 5

18. Aufgabe

Vermögenswirksame Leistungen
- Betriebliche Altersversorgung
- Fahrtkosten/Jobticket
- …

Situation
Nachdem Heike Niesmann ihre Arbeit in der Praxis Dr. Mrosek aufgenommen hat, stellen beide Vertragsparteien nach kurzer Zeit fest, dass die Zusammenarbeit leider nicht so funktioniert, wie sie es sich vorgestellt haben.

1. Aufgabe

Welche Möglichkeiten haben die beiden Vertragsparteien, den Arbeitsvertrag zu beenden?

Fortführung der Situation zur 2. bis 4. Aufgabe
Zur Verstärkung des Teams der Zahnarztpraxis Dr. Mrosek möchte die Praxis zum 20.09.2025 eine neue ZFA einstellen. Nachdem die Bewerberin Monika Toller in einem Vorstellungsgespräch einen positiven Eindruck hinterlassen hat, wird heute (10.08.2025) der Arbeitsvertrag abgeschlossen.

2. Aufgabe

An welchem Tag muss Monika Toller spätestens ihrem bisherigen Arbeitgeber die Kündigung überreichen, wenn für diese Kündigung die gesetzliche Kündigungsfrist gilt?

3. Aufgabe

Welche gesetzliche Formvorschrift muss bei dieser Kündigung berücksichtigt werden?

4. Aufgabe

Um welches Rechtsgeschäft handelt es sich bei einer Kündigung?

Fortführung der Situation zur 5. bis 8. Aufgabe
Die Zahnarztpraxis Dr. Mrosek ist eine Praxis mit fünf angestellten Zahnärzten und Zahnärztinnen (eine Zahnärztin arbeitet in Teilzeit), sieben Vollzeitangestellten und sechs Auszubildenden. Frau Toller hat ihren Arbeitsvertrag erhalten und soll ihn vor der Unterzeichnung sorgfältig lesen.

5. Aufgabe

Gilt für die Praxis Dr. Mrosek das Kündigungsschutzgesetz (allgemeiner Kündigungsschutz)?

6. Aufgabe

Welche Bedeutung hat der allgemeine Kündigungsschutz nach Kündigungsschutzgesetz für Arbeitnehmerinnen/Arbeitnehmer?

7. Aufgabe

Über welchen Zeitraum gilt der besondere Kündigungsschutz für Schwangere?

Erläuterungen und Lösungen

1. Aufgabe

Der Arbeitsvertrag kann beendet werden ...

- ... durch einen Aufhebungsvertrag, d. h. Arbeitnehmer und Arbeitgeber beenden in gegenseitigem Einvernehmen das Arbeitsverhältnis (zweiseitiges Rechtsgeschäft).
- ... durch eine ordentliche Kündigung, d. h. das Arbeitsverhältnis endet nach Ablauf der gesetzlichen oder vertraglich vereinbarten Frist (hier i.d.R. Probezeit/2 Wochen).
- ... durch eine außerordentliche Kündigung (bei Vorliegen eines wichtigen Grundes), d. h., das Arbeitsverhältnis endet sofort (fristlos).

2. Aufgabe

Die gesetzliche Kündigungsfrist besagt, dass Arbeitnehmer das Arbeitsverhältnis fristgerecht **vier Wochen zum fünfzehnten oder zum Ende des Kalendermonats** kündigen müssen, wenn im schriftlichen Dienstvertrag keine anderen Fristen aufgeführt wurden. Wenn Monika Toller zum 20.09.2025 einen neuen Arbeitsvertrag mit der Zahnarztpraxis Dr. Mrosek abschließen möchte, muss sie demnach zum **15.09.2025** ihren bisherigen Arbeitsvertrag kündigen. Die Kündigung muss dort also spätestens am **17.08.2025** zugegangen sein.

3. Aufgabe

Die Kündigung muss schriftlich verfasst sein.

4. Aufgabe

Eine Kündigung ist eine einseitige empfangsbedürftige Willenserklärung, das heißt, dass Frau Toller bei ihrer Kündigung sicherstellen muss, dass der Arbeitgeber nachweislich fristgemäß von der Kündigung auch Kenntnis erlangt (empfangsbedürftig). Für das Wirksamwerden dieses Rechtsgeschäftes ist nur die Willenserklärung einer Person notwendig.

5. Aufgabe

Der allgemeine Kündigungsschutz nach Kündigungsschutzgesetz (KSchG) gilt in Betrieben/Praxen mit mehr als 10 vollbeschäftigten Mitarbeitenden. Da in der Praxis von Frau Dr. Mrosek mehr als 10 Angestellte (Auszubildende zählen nicht mit) beschäftigt sind, gilt das KSchG.

6. Aufgabe

In Betrieben/Praxen, in denen das Kündigungsschutzgesetz (allgemeiner Kündigungsschutz) Anwendung findet, muss der Arbeitgeber bei einer Kündigung einen Kündigungsgrund angeben. Eine ordentliche Kündigung kann nur dann wirksam werden, wenn eine Kündigung aus ...

- ... personenbedingten Gründen,
- ... verhaltensbedingten Gründen oder
- ... betriebsbedingten Gründen ausgesprochen wird.

Im Falle einer betriebsbedingten Kündigung muss der Arbeitgeber zusätzlich eine soziale Abwägung vornehmen, das heißt, dass dem Arbeitnehmer zuerst gekündigt werden muss, für den die Kündigung die geringste soziale Härte darstellt.

7. Aufgabe

Der besondere Kündigungsschutz gilt für Schwangere während der Schwangerschaft sowie bis 4 Monate nach der Geburt. Er verlängert sich, wenn die Mutter nach der Geburt Elternzeit nimmt, für die Dauer der gesamten Elternzeit.

KSchG (Kündigungsschutzgesetz)

Erster Abschnitt. Allgemeiner Kündigungsschutz

§ 1. Sozial ungerechtfertigte Kündigungen

(1) Die Kündigung des Arbeitsverhältnisses gegenüber einem Arbeitnehmer, dessen Arbeitsverhältnis in demselben Betrieb oder Unternehmen ohne Unterbrechung länger als sechs Monate bestanden hat, ist rechtsunwirksam, wenn sie sozial ungerechtfertigt ist.

(2) Sozial ungerechtfertigt ist die Kündigung, wenn sie nicht durch Gründe, die in der Person, oder in dem Verhalten des Arbeitnehmers liegen, oder durch dringende betriebliche Erfordernisse, die einer Weiterbeschäftigung des Arbeitnehmers in diesem Betrieb entgegenstehen, bedingt ist.

(3) Ist einem Arbeitnehmer aus dringenden betrieblichen Erfordernissen im Sinne des Absatzes 2 gekündigt worden, so ist die Kündigung trotzdem sozial ungerechtfertigt, wenn der Arbeitgeber bei der Auswahl des Arbeitnehmers die Dauer der Betriebszugehörigkeit, das Lebensalter, die Unterhaltspflichten und die Schwerbehinderung des Arbeitnehmers nicht oder nicht ausreichend berücksichtigt hat ...

BGB (Bürgerliches Gesetzbuch)

§ 622 Kündigungsfrist bei Arbeitsverhältnissen

(1) Das Arbeitsverhältnis eines Arbeiters oder Angestellten kann mit einer Frist von vier Wochen zum Fünfzehnten oder zum Ende eines Kalendermonats gekündigt werden.

(2) Für eine Kündigung durch den Arbeitgeber beträgt die Kündigungsfrist, wenn das Arbeitsverhältnis in dem Betrieb oder Unternehmen

1. zwei Jahre bestanden hat, einen Monat zum Ende eines Kalendermonats,
2. fünf Jahre bestanden hat, zwei Monate zum Ende des Kalendermonats,
3. ...

8. Aufgabe

Welche weiteren Personengruppen unterliegen einem besonderen Kündigungsschutz?

Fortführung der Situation
Janine Reuter, seit dem 01.09.2021 ZFA in der Praxis Dr. Mrosek, hat wiederholt unentschuldigt gefehlt und soll erstmals abgemahnt werden. Lisa (Empfang, Verwaltung) wird von Frau Mrosek gebeten, eine Abmahnung an Frau Reuter vorzubereiten und ihr zur Unterschrift vorzulegen.

9. Aufgabe

Welche inhaltlichen Aspekte sollte eine Abmahnung enthalten?

Fortführung der Situation zur 10. bis 12. Aufgabe
Da Janine Reuter am 14. November 2024 erneut unentschuldigt fehlt, wird das Arbeitsverhältnis durch Frau Dr. Mrosek zum 31.12.2024 fristgerecht gekündigt.

10. Aufgabe

Welcher Kündigungsgrund gemäß Kündigungsschutzgesetz liegt in dieser Situation vor?

11. Aufgabe

Welche anderen Kündigungsgründe gemäß Kündigungsschutzgesetz gibt es?

12. Aufgabe

Welche Unterlagen muss die Praxisinhaberin Janine Reuter zum Ende des Arbeitsverhältnisses aushändigen?

Fortführung der Situation
Janine Reuter will mit ihrem Mann nach Leipzig ziehen. Dort kann sie innerhalb einer Woche eine Stelle in der Assistenz antreten.
Um diesen Termin wahrnehmen zu können, schließt sie mit ihrer Arbeitgeberin, Frau Dr. Mrosek, einen Aufhebungsvertrag (Auflösungsvertrag).

13. Aufgabe

Welche der Aussagen dazu ist **richtig**?

1 Im Aufhebungsvertrag zwischen Janine Reuter und Dr. Mrosek wird der Kündigungsschutz aufgehoben.
2 Durch den Aufhebungsvertrag zwischen Janine Reuter und Dr. Mrosek wird die Bindung an die bestehenden Tarifverträge aufgehoben.
3 Bei dem Aufhebungsvertrag zwischen Janine Reuter und Dr. Mrosek muss die Schriftform eingehalten werden, weil der Vertrag sonst anfechtbar ist.
4 Durch den Aufhebungsvertrag zwischen Janine Reuter und Dr. Mrosek wird das Arbeitsverhältnis in beiderseitigem Einvernehmen aufgelöst.
5 Durch den Aufhebungsvertrag zwischen Janine Reuter und Dr. Mrosek wird das Arbeitsverhältnis zwei Wochen vor Ablauf der Kündigungsfrist beendet.

Erläuterungen und Lösungen

8. Aufgabe

Weitere Personengruppen, die unter besonderem Kündigungsschutz stehen:

- Schwerbehinderte mit einem Schwerbehindertengrad von mind. 50 %
- Auszubildende nach der Probezeit
- Betriebsratsmitglieder

9. Aufgabe

Inhaltliche Aspekte einer Abmahnung:

- Gegen welchen konkreten Sachverhalt hat Frau Reuter aus dem Arbeitsvertrag verstoßen?
- Wann ist es zu dem Fehlverhalten gekommen?
- Welche konkrete Maßnahme (z. B. Kündigung) wird im Wiederholungsfall vorgenommen?

10. Aufgabe

Es handelt sich um eine verhaltensbedingte Kündigung, weil Frau Reuter wiederholt unentschuldigt gefehlt hat.

11. Aufgabe

Weitere Kündigungsgründe:

- Personenbedingte Kündigung
- Betriebsbedingte Kündigung

12. Aufgabe

Auszuhändigende Unterlagen:

- Arbeitszeugnis
- Bescheinigung über bereits gewährten oder abgegoltenen Urlaub im Kalenderjahr
- Verdienstbescheinigung
- Bescheinigung über die Meldung zur Sozialversicherung

13. Aufgabe

Lösung: 4

Beendigung von Arbeistverhältnissen

Ein Arbeitsverhältnis wird beendet durch:

1. Zeitablauf	2. Aufhebungsvertrag	3. Kündigung
bei Zeitverträgen	Einigung von AG und AN über Beendigung	schriftliche Beendigung durch AG **oder** AN

Kündigungen

Außerordentliche (fristlose) Kündigung		Ordentliche (fristgerechte) Kündigung	
durch AG	**durch AN**	**durch AG**	**durch AN**
Beispiele: • Diebstahl • Arbeitsverweigerung • falsche Zeugnisse	Beispiele: • Tätlichkeiten • Beleidigungen • ausbleibende Lohnzahlung	Einhaltung der Kündigungsfrist (je nach Dauer der Beschäftigung)	kein Grund notwendig, aber Einhaltung der Kündigungsfrist

Fortführung der Situation zur 1. bis 3. Aufgabe
Janine Reuter verlangt nach der Kündigung durch die Praxis von Frau Dr. Mrosek ein qualifiziertes Arbeitszeugnis.

1. Aufgabe

Worin besteht der Unterschied zwischen einem einfachen und einem qualifizierten Arbeitszeugnis?

2. Aufgabe

Aus welchem Grund könnte Janine auf einem qualifizierten Zeugnis bestehen?

3. Aufgabe

Wie ist die Zeugnisformulierung: „Janine hat sich stets bemüht, die ihr übertragenen Aufgaben fach- und zeitgerecht zu erledigen“ einzuschätzen?

Situation
Doreen, die die Praxis wechseln möchte, schätzt ihre Leistungen in der Praxis von Frau Dr. Mrosek insgesamt mit befriedigend ein und ist sich deshalb nicht sicher, ob sie von Frau Dr. Mrosek ein einfaches oder ein qualifiziertes Ausbildungszeugnis verlangen soll. Sie berät sich mit ihrer Kollegin Lisa, wie sie sich entscheiden soll.

4. Aufgabe

Welche Aussagen treffen auf das Arbeitszeugnis von Doreen zu?

1 Macht Frau Dr. Mrosek im Arbeitszeugnis fehlerhafte Aussagen, kann Doreen das Zeugnis zurückweisen und von Frau Dr. Mrosek die Beseitigung der Fehler verlangen

2 Ein qualifiziertes Arbeitszeugnis hat bei einer Bewerbung für den neuen Arbeitgeber mehr Aussagekraft als ein einfaches Arbeitszeugnis.

3 Frau Dr. Mrosek entscheidet, ob sie Doreen ein einfaches oder ein qualifiziertes Arbeitszeugnis ausstellt.

4 Ein qualifiziertes Arbeitszeugnis hat für Doreen den Nachteil, dass Frau Dr. Mrosek darin auch negative Aussagen über ihre Leistungen machen kann.

5 Wenn Frau Dr. Mrosek im Arbeitszeugnis negative Aussagen über die Leistungen von Doreen machen möchte, muss sie diese Aussagen verschlüsseln.

6 Frau Dr. Mrosek kann die Ausstellung eines qualifizierten Arbeitszeugnisses verweigern, weil Doreen erst seit zwei Jahren bei ihr beschäftigt ist.

Situation
Lisa soll für die ausscheidende Kollegin Janine ein qualifiziertes Arbeitszeugnis entwerfen. Frau Dr. Mrosek teilt Lisa mit, dass sie die Leistungen von Janine sehr gut beurteilt.

5. Aufgabe

Welche Formulierungen kann Lisa verwenden?

1 Sie erfüllte ihre Aufgaben stets zu unserer vollsten Zufriedenheit.
2 Sie machte sich stets mit großem Eifer an die ihr übertragenden Aufgaben,
3 Sie war immer mit Interesse bei der Arbeit und erledigte sie zu unserer vollen Zufriedenheit.
4 Sie hat ihre Aufgabe mit Sorgfalt und Genauigkeit erledigt.
5 Sie hat unseren Erwartungen in jeder Hinsicht und allerbester Weise entsprochen.
6 Sie erledigte alle Arbeiten mit großem Eifer.

Erläuterungen und Lösungen

1. Aufgabe

Das einfache Zeugnis enthält nur Angaben zu den Personalien und die Art und Dauer der Beschäftigung. Das qualifizierte Zeugnis enthält auch Angaben zur Führung und Leistung der Person.

2. Aufgabe

Die Einreichung eines einfachen Zeugnisses wird bei der Bewerbung als negativ angesehen, da vermutet wird, dass die Angaben negativ gewesen wären.

Alternativ:
Janine hat sich durch besonders gute Leistungen in ihrer Arbeit hervorgetan. Dies soll dem neuen Arbeitgeber belegt werden.

3. Aufgabe

Diese Formulierung ist eine sehr negative Bewertung. Janine hat die Leistungen/Anforderungen in keinster Weise erfüllt.

4. Aufgabe

Lösung: 1, 2

5. Aufgabe

Lösung: 1, 5

Formulierungen („Verschlüsselungen“) in Arbeitszeugnissen

- „... stets (immer, jederzeit) zu unserer vollsten (höchsten) Zufriedenheit ...“ = Note 1
- „... stets zu unserer vollen Zufriedenheit ...“ = Note 2
- „... zu unserer vollen Zufriedenheit ...“ = Note 3
- „... zu unserer Zufriedenheit ...“ = Note 4
- „... im Allgemeinen zu unserer Zufriedenheit ... = Note 5
- „... hat sich bemüht, die ihm/ihr übertragenen Aufgaben zu unserer Zufriedenheit ...“ = Note 6

„Geheimsprache“-Formulierungen für Arbeitszeugnisse (Auszug)

Das wird geschrieben	Das meint man damit
Sie hat alle Arbeiten ordnungsgemäß erledigt.	Eigeninitiative ist nicht ihre Stärke.
Sie hat sich im Rahmen ihrer Fähigkeiten eingesetzt.	Sie hat getan, was sie konnte, aber das war nicht viel.
Sie war immer mit Interesse bei der Sache.	Sie hat sich angestrengt, aber nichts geleistet.
Sie zeigte für ihre Arbeit viel Verständnis.	Sie war faul und hat nichts geleistet.
Sie hat sich bemüht, ihren Anforderungen gerecht zu werden.	Guter Wille, aber mehr auch nicht; ungenügende Leistungen.
Sie erfüllte ihre Aufgaben zu unserer vollen Zufriedenheit.	Mäßige, aber noch brauchbare Leistung.
Wir lernten sie als umgängliche Kollegin kennen.	Viele Mitarbeiter/-innen sahen sie lieber von hinten als von vorne.
Durch ihre Geselligkeit trug sie zur Verbesserung des Betriebsklimas bei.	Sie neigt zu übertriebenem Alkohol-genuss.
Für die Belange der Belegschaft bewies sie stets Einfühlungsvermögen.	Sie sucht Sexkontakte bei anderen Betriebsangehörigen.

Situation zur 1. bis 5. Aufgabe
Doreen, die in der Praxis Dr. Mrosek fast ausschließlich in der Stuhlassistenz eingesetzt wird, möchte sich beruflich gerne weiterentwickeln und fragt sich welche beruflichen Perspektiven für sie möglich wären. Sie berät sich darüber mit ihrer Chefin Frau Dr. Mrosek. Frau Mrosek erklärt ihr, dass es Aufstiegsfortbildungen und Anpassungsfortbildungen gibt.

1. Aufgabe

Worin besteht der Unterschied zwischen den Anpassungsfortbildungen und den Aufstiegsfortbildungen?

2. Aufgabe

Welche Aufstiegsfortbildungen könnte Doreen machen?

3. Aufgabe

Welche Anpassungsfortbildungen kämen für Doreen infrage?

4. Aufgabe

Doreen interessiert sich für eine Fortbildung zur Zahnmedizinischen Prophylaxeassistentin (ZMP). Welche Inhalte werden in dieser Weiterbildung vermittelt?

5. Aufgabe

Wo könnte Doreen eine Aufstiegs- oder Anpassungsfortbildung absolvieren?

Tipp

Auch Auszubildende können bereits während der Ausbildung Fort- und Weiterbildungsangebote besuchen. Informationen zu den Angeboten gibt es bei den einzelnen Landeszahnärztekammern, z. B. bei der ZÄK Westfalen/Lippe.

Erläuterungen und Lösungen

1. Aufgabe

Beide Fortbildungsarten bauen auf den vorhandenen Fertigkeiten, Kenntnissen und Fähigkeiten einer ausgebildeten ZFA auf.
Beide Fortbildungsarten können mit dem Vorteil verbunden sein, eine für die ZFA günstigere tarifvertragliche Eingruppierung zu erzielen.

Die Angebote der Aufstiegsfortbildungen können in die Bereiche der Behandlungsassistenz und des Verwaltungsbereiches unterteilt werden. Aufstiegsfortbildungen sind als Qualifizierungsmaßnahmen zu verstehen, die über den Rahmen der bisherigen Qualifikationsebene hinausgehen und den beruflichen Aufstieg zum Ziel haben.

Anpassungsfortbildungen mit objektivem Qualifikationsnachweis schließen mit einer Prüfung vor einem Ausschuss ab und legen somit die Voraussetzungen für einen erweiterten Einsatzrahmen, der um Inhalte erweitert wird, die in den jeweiligen Fortbildungsmaßnahmen vermittelt werden.

2. Aufgabe

Aufstiegsfortbildungen:
Es gibt Musterfortbildungsordnungen der Bundeszahnärztekammer für folgende anerkannte Maßnahmen:

- ZMP (Zahnmedizinische Prophylaxeassistentin)
- ZMV (Zahnmedizinische Verwaltungsassistentin)
- ZMF (Zahnmedizinische Fachassistentin)
- DH (Dentalhygienikerin)
- PM (Praxismanagerin)
- Fachwirtin oder Fachwirt im Gesundheits- und Sozialwesen
  Diese Aufstiegsfortbildung ist bundeseinheitlich nach § 53 Berufsbildungsgesetz (BBiG) geregelt.

In einigen Kammern gibt es noch folgende Fortbildungen:

- Kieferorthopädieassistentin oder -assistent
- Assistentin oder Assistent für zahnärztliches Praxismanagement (AZP)
- Sterilgutassistentin oder -assistent

Für die Umsetzung sind die Länderzahnärztekammern zuständig.
Die in den Ländern gültigen Fortbildungsordnungen und Fortbildungsprüfungsordnungen weichen erheblich von den Musterfortbildungsordnungen ab und sind nicht zu vergleichen.

Wenn Doreen sich also für eine bestimmte Fortbildung interessiert, müsste sie sich über die für sie zutreffenden Kriterien immer bei der Kammer erkundigen, bei der sie die Aufstiegsfortbildung absolvieren möchte.

3. Aufgabe

Anpassungsfortbildungen:

- Kurse Grundlagen Prophylaxe
- Versiegelung von Zahnfissuren
- Qualitätsmanagement und -sicherung in Zahnarztpraxen
- Einzelveranstaltungen zu Themen wie z. B. Abrechnung oder Praxisführung
- Prothetische oder Kieferorthopädische Assistentin

4. Aufgabe

Inhalte ZMP:

- Wissen zur Allgemeinmedizin und Zahnmedizin
- Ernährungslehre
- Prophylaxe von Mund- und Zahnkrankheiten
- Zahnmedizinische Betreuung von Menschen, die Unterstützung brauchen
- Klinische Dokumentation
- Psychologie und Kommunikation

5. Aufgabe

Anbieter:

- Zahnärztekammern
- Berufsverband, z. B. VmF (Verband medizinischer Fachberufe)
- Akademien
- Praxen

Möglichkeiten der finanziellen Förderung:

- *Die Bildungsprämie des Bundesministeriums für Bildung und Forschung*
- *Stipendienprogramme*
- *BAföG (Aufstiegs-BAföG)*
- *Bildungsgutscheine der Agentur für Arbeit*

Der Prüfungsbereich „Assistieren bei und Dokumentieren von zahnärztlichen Maßnahmen" ersetzt die ehemalige praktische Prüfung.
Wie bereits im Kapitel Prüfungsmodalitäten erläutert, setzt sich dieser Prüfungsbereich aus einer Arbeitsaufgabe und einem auftragsbezogenen Fachgespräch zusammen.
Die Prüfungszeit beträgt 60 Minuten.

Die Prüfung erfolgt vor einem Prüfungsausschuss, der sich paritätisch zusammensetzt. Das bedeutet, dass aus jeder der folgenden Berufsgruppen eine Person vertreten ist:

- Vertreter bzw. Vertreterin der Arbeitgeber (Zahnarzt bzw. Zahnärztin)
- Vertreter bzw. Vertreterin der Arbeitnehmer (Zahnmedizinische Fachangestellte bzw. Zahnmedizinischer Fachangestellter)
- Vertreter bzw. Vertreterin der Berufsschullehrerinnen und -lehrer
- Abhängig von den räumlichen Gegebenheiten kann die Arbeitsaufgabe als Präsentation oder „Rollenspiel" erfolgen.

Die Arbeitsaufgabe
Zu Beginn der Vorbereitungszeit erhalten Sie eine Arbeitsaufgabe zu der Sie sich 15 Minuten Gedanken und Notizen machen können. Die Arbeitsaufgabe bezieht sich auf eine Situation aus dem Praxisalltag (z. B. Fissurenversiegelung bei einem Kind, Osteotomie eines Zahnes).
Hierzu sollen Sie alle Tätigkeiten der Vorbereitung, Durchführung, Nachbereitung sowie Dokumentation als vollständige Handlung beschreiben bzw. durchführen. Gehen Sie dabei unbedingt chronologisch vor, also starten Sie mit der Begrüßung und Aufnahme des Patienten. Ziel dieser Arbeitsaufgabe ist es, den Prüfungsausschuss von Ihren praktischen und fachlichen Kompetenzen zu überzeugen. Dafür haben Sie 30 Minuten Zeit.

Das Fachgespräch
Im Anschluss an die Arbeitsaufgabe folgt das Fachgespräch. In dieser Prüfungsphase geht es um die dargestellten Vorgehensweisen, mögliche Probleme und Lösungen im Bezug auf die Arbeitsaufgabe. Hier können Sie Ihr ganzes Wissen zum Thema präsentieren (z. B. verschiedene Arten von Nahtmaterial o. ä.).

Die Gestaltung der Arbeitsaufgaben ist von Zahnärztekammer zu Zahnärztekammer verschieden, daher finden Sie nachfolgend unterschiedliche Formate und Themen zur Vorbereitung.
Da sich das Fachgespräch immer aus der dargestellten Arbeitsaufgabe ergibt, finden Sie hierzu Anregungen in den Lösungen.

Tipps für die Prüfung:

- *Nutzen Sie die Vorbereitungszeit*
- *Stellen Sie sich die Situation im Kopf vor. Bedenken Sie jeden Schritt (z. B. Begrüßung, Aufnahme, persönliche Schutzausrüstung usw.)*
- *Notieren Sie sich den Ablauf in einer Tabelle*

Behandlungsschritt	Was passiert?	Instrumente/Materialien
...	...	...

- *Es ist Ihre Prüfung, übernehmen Sie die Führung*
- *Bedenken Sie auch die Tätigkeiten, die ohne den Patienten bzw. die Patientin erfolgen (z. B. Dokumentation, hygienische Aufbereitung)*

Situation

Frau Ina Mecklenbach (GKV versichert), 24 Jahre, kommt zur Osteotomie des verlagerten und retinierten Zahnes 28 in das Dentalzentrum an der Isar.
Herr Dr. Steiner beginnt mit einer Leitungsanästhesie im Bereich von Zahn 28.
Sie sollen alles für die bevorstehende Behandlung vorbereiten. Im Anschluss an die Behandlung erhält Frau Mecklenbach ein Rezept für Ibuprofen 600 mg, 10 Tbl. zur Einnahme 2x tägl. über 5 Tage.

1. Aufgabe

Zeigen Sie situationsbezogen auf, wie Sie die Behandlung vorbereiten, begleiten, nachbereiten und dokumentieren. Erstellen Sie auch eine Panoramaschichtaufnahme.
Gehen Sie chronologisch vor.

Vorbereitung: Stellen Sie die Instrumente und Materialien für die Diagnostik und Behandlung bereit.

Demonstrieren und Erläutern: Zeigen Sie die Arbeitsschritte mit den entsprechenden Instrumenten und Materialien vom Empfang des Patienten bis zum Behandlungsende. Erstellen Sie auch eine Panoramaschichtaufnahme.

Dokumentieren: Dokumentieren Sie die Behandlung entsprechend der Situationsbeschreibung in der Patientenakte und stellen Sie das erforderliche Rezept aus.

Anamnesebogen

DENTALZENTRUM AN DER ISAR

Name:	Mecklenbach	**Vorname:**	Ina
Geb.	15.05.2000	**versichert:**	AOK Süd
Adresse			
Beruf:		**Geschlecht (w/m/d)**	weiblich

Herz-/Kreislauferkrankung	ja ☐	nein ☒
Blutgerinnungsstörungen	ja ☐	nein ☒
Anfallsleiden (Epilepsie)	ja ☐	nein ☒
Lungenerkrankungen/Asthma	ja ☐	nein ☒
Diabetes	ja ☐	nein ☒
Lebererkrankungen/Hepatitis	ja ☐	nein ☒
Nierenerkrankungen	ja ☐	nein ☒
Rheuma/Arthritis	ja ☐	nein ☒
Schilddrüsenerkrankung	ja ☐	nein ☒
HIV-Infektion	ja ☐	nein ☒
Infektionskrankheiten	ja ☐	nein ☒
Drogenabhängigkeit	ja ☐	nein ☒
Rauchen Sie?	ja ☐	nein ☒
Nehmen Sie regelmäßig Medikamente ein? Wenn ja, welche	ja ☐	nein ☒
Haben Sie Allergien? Wenn ja, welche? *Amalgam*	ja ☒	nein ☐
Besteht eine Schwangerschaft?	ja ☐	nein ☒

Erläuterungen und Lösungen

1. Patientenempfang
- freundliche Begrüßung
- altersgemäße Ansprache
- Einlesen der eGK
- Begleitung ins Warte-/Behandlungszimmer

2. Hygiene
- persönliche Hygiene (hygienische Händedesinfektion, persönliche Schutzausrüstung)
- Arbeitsplatzhygiene (Behandlungszimmer)

3. Anfertigen der Panoramaschichtaufnahme
- Aufklärung/Befragung (Schwangerschaft?)
- Schmuck ablegen
- Patientenschutz mit Schutzschürze
- Einstellung (Pat./Gerät)
- Dokumentation

4. Aufklärung
- Patientin wird über Diagnose und mögliche Behandlung aufgeklärt.
- Aufklärung über Risiken (z. B. Eröffnung der Nasennebenhöhle)
- Dokumentation über Aufklärung und Einwilligung der Patientin

5. Vorbereitung und Ablauf

Behandlungsschritt	Instrumente/Materialien
Leitungsanästhesie	Grundbesteck, Zylinderampullenspritze, Anästhetikum, lange Kanüle
Inzision regio 28	Chirurgischer Sauger, Skalpell, Wangenhalter (z. B. Middeldorpf) oder Spiegel
Bildung eines Mukoperiostlappens	Raspatorium, chirurgische Pinzette, Wundha ken (z. B. Langenbeck)
Freilegung des Zahnes	Rotes Winkelstück/Turbine, Knochenfräser (z. B. Lindemann), chirurgischer Sauger, Wundhaken
Entfernung des Zahnes 28	Hebel (z. B. nach Bein, Barry), Zahnzange
Prüfen, ob Nasennebenhöhle eröffnet wurde	Knopfsonde oder Nasenblastest Sollte die Nasennebenhöhle eröffnet sein (MAV = Mund-Antrum-Verbindung), muss eine plastische Deckung durchgeführt werden.
Säuberung der Wunde, Glätten der Wunde	Scharfer Löffel, Knochenzange (z. B. Luer), chirurgischer Sauger
Wundversorgung	Nahtmaterial (atraumatisch oder traumatisch), ggf. Nadel, Nadelhalter, chirurgische Pinzette, Schere, Tupfer, Merkblatt über Verhaltensmaßnahmen

6. Nach der Behandlung
- Patientin erhält einen Termin zur Nachkontrolle (ca. eine Woche später).
- Merkblatt über Verhaltensmaßnahmen mitgeben
- eRezept über Schmerzmittel (Ibuprofen) ausstellen und mitgeben

7. Nachbereitung
- Entsorgung der Einmalprodukte
- hygienische Aufbereitung der Instrumente und des Behandlungszimmers

8. Dokumentation/Abrechnung

Dokumentation	Abrechnung
Wenn erste zahnärztliche Leistung? Beratung Indikation/Befund OPG Aufklärung, Zustimmung der Patientin Verwendete Materialien Befund nach der Osteotomie Ausstellung Rezept	 Ä 1 Rö-OPG/Ä925d L1/41a Ost1/47a
Nachkontrolle und Nahtextraktion	N/38

Situation
Werner Wunsch ist Patient im Dentalzentrum an der Isar und hat davon gehört, dass dort nun auch implantiert wird. Er möchte die Einzelzahnlücke in Regio 15 versorgen lassen.

Personalien:	Wunsch, Werner, geb. 12.12.1962 Eichhörnchen Straße 6, 98765 Hausen
Versicherungsstatus:	privat versichert bei der Krankenkasse Lückenlos
Anamnese:	Penicillinallergie, Hausstauballergie

Bei der eingehenden Untersuchung stellt Dr. Steiner außer dem fehlenden Zahn 15 keine weiteren behandlungsbedürftigen Zähne fest. Er berät Herrn Wunsch über mögliche Behandlungsalternativen. Der Patient entscheidet sich für das Implantat. Sie erklären ihm die präoperativen Maßnahmen.

Erstellen Sie für die Implantation eine Kostenübersicht. Des Weiteren erstellen Sie im Auftrag von Dr. Steiner in diesem Bereich eine intraorale Röntgenaufnahme. Während der Auswertung des Röntgenbildes fragt Herr Wunsch Sie nach dem genauen Ablauf der Behandlung und vereinbart mit Ihnen den Termin zur Implantation.

Eine Woche später erscheint Herr Wunsch zur Implantation. Sie bereiten mit Instrumenten und Materialien die Behandlung vor. Zudem erklären Sie dem Patienten die postoperativen Verhaltensmaßnahmen.

Am Ende der Behandlung ordnet Dr. Steiner folgendes an:
Rezept über Ibuprofen 800 mg und eine AU für den heutigen Tag.

1. Aufgabe

Zeigen Sie situationsbezogen auf, wie Sie die Behandlung vorbereiten, begleiten und dokumentieren vom Empfang des Patienten bis zum Ende der Behandlung und Nachbereitung des Arbeitsplatzes.
Gehen Sie dabei chronologisch vor.

Lösungsvorschlag und Übungsfälle

1. Sitzung:

Patientenempfang:

- Aufnahme der Patientendaten bzw. Einlesen der eGK bzw. Einsicht in den Personalausweis
- Anamnesebogen
- Datenschutz

Erstuntersuchung Vorbereitung:

- persönliche Hygiene
- Behandlungseinheit (Desinfektion der Einheit, Grundbesteck, Patientenserviette, Becher etc.)
- Röntgenaufnahme (digital via analog: Filmhalter, Sensor, Einstellung Tubus, Strahlenschutzbestimmungen für Patientinnen und Patienten sowie Personal, Dokumentation)
- Beratung über präoperative Maßnahmen (z. B. Stress am OP-Tag vermeiden, Mahlzeit einnehmen, ausreichend trinken etc.)

Kostenübersicht nach GOZ

Datum	Zahn	Anzahl	GOZ-/GOÄ.-Pos.	Faktor	Euro
1. Termin			0010	2,3	
	15	1	Ä5000	1,8	
			Ä 1	2,3	
2. Termin	15	1	0080	2,3	
		1	0090 + Material	2,3	
		1	9010	2,3	
			Implantat		
Material					
3. Termin	15	1	3290	2,3	
4. Termin	15	1	3300	2,3	

2. Sitzung:

Vorbereitung Implantation:

- Behandlungseinheit vorbereiten
- Mundspülung (antiseptisch)
- Instrumente: Grundbesteck, Zylinderampullenspritze, Anästhetikum, Kanüle, Skalpell, Tupfer, chirurgische Sauger, Raspatorium, Wundhaken nach Langenbeck, Elevatorium, scharfer Löffel, anatomische und chirurgische Pinzetten, ggf. chirurgischer Rosenbohrer, Implantatbohrer, Nadelhalter, Schere etc.
- Materialien: Anästhetikum, Implantat, Knochenersatzmaterial, Membram, Nahtmaterial

Implantation:

- Anästhesie
- Schnittführung
- Mukoperiostlippenbildung oder -stanzung
- Implantatbohrung, ggf. Längenbestimmung/Durchmesser

Offene Einheilung	Geschlossene Einheilung
• Gingivaformer	• Implantatdeckschraube • Nahtmaterial

- Aufklärung über postoperative Maßnahmen, z. B. kein Sport

3. Sitzung:

- Wundkontrolle

4. Sitzung:

- Nahtentfernung

Situation
Herr Manfred Scharnberg (GKV versichert, Amalgamallergie), 50 Jahre, kommt zur eingehenden Untersuchung in das Dentalzentrum an der Isar. Zur Kariesdiagnostik veranlasst Herr Dr. Steiner Bissflügelaufnahmen. Am vitalen Zahn 26 wird eine Karies (mesial-okklusal) diagnostiziert. Dr. Steiner klärt Herrn Scharnberg über die Behandlung auf. Dieser entscheidet sich für eine adhäsiv befestigte Füllung in Mehrfarbentechnik. Die Behandlung beginnt mit einer Infiltrationsanästhesie.

1. Aufgabe

Zeigen Sie situationsbezogen die Vorbereitung, Begleitung, Dokumentation sowie Nachbereitung der Behandlung. Gehen Sie dabei in zeitlich geordneter Reihenfolge vor.

Vorbereitung: Stellen Sie die Instrumente und Materialien für die Diagnostik und Behandlung bereit.

Demonstrieren und Erläutern: Zeigen Sie die Arbeitsschritte mit den entsprechenden Instrumenten und Materialien vom Empfang des Patienten bis zum Behandlungsende.

Dokumentieren: Dokumentieren Sie die Behandlung entsprechend der Situationsbeschreibung in der Patientenakte und dem Röntgenkontrollbuch.

Anamnesebogen
DENTALZENTRUM AN DER ISAR

Name:	Scharnberg	**Vorname:**	Manfred
Geb.	13.10.1973	**versichert:**	TK Bayern
Adresse			
Beruf:		**Geschlecht (w/m/d)**	

Herz-/Kreislauferkrankung	ja ☐	nein ☒
Blutgerinnungsstörungen	ja ☐	nein ☒
Anfallsleiden (Epilepsie)	ja ☐	nein ☒
Lungenerkrankungen/Asthma	ja ☐	nein ☒
Diabetes	ja ☐	nein ☒
Lebererkrankungen/Hepatitis	ja ☐	nein ☒
Nierenerkrankungen	ja ☐	nein ☒
Rheuma/Arthritis	ja ☐	nein ☒
Schilddrüsenerkrankung	ja ☐	nein ☒
HIV-Infektion	ja ☐	nein ☒
Infektionskrankheiten	ja ☐	nein ☒
Drogenabhängigkeit	ja ☐	nein ☒
Rauchen Sie?	ja ☐	nein ☒
Nehmen Sie regelmäßig Medikamente ein? Wenn ja, welche	ja ☐	nein ☒
Haben Sie Allergien? Wenn ja, welche? *Amalgam*	ja ☒	nein ☐
Besteht eine Schwangerschaft?	ja ☐	nein ☒

Erläuterungen und Lösungen

1. Patientenempfang

- Begrüßung
- Einlesen der eGK
- Anamnesebogen überprüfen
- Kontrolle Bonusheft
- Pat. ins Wartezimmer/Behandlungszimmer begleiten

2. Hygiene

- persönliche Hygiene (hygienische Händedesinfektion, persönliche Schutzausrüstung)
- Arbeitsplatzhygiene (Behandlungszimmer)

3. Untersuchung

Arbeitsschritt	Tätigkeit	Instrumente/Material
Eingehende Untersuchung	Anlegen PSA, Patientenserviette, Befundaufnahme	PSA (Handyhygiene, Handschuhe, Mund-schutz), Grundbesteck, Serviette/-klammer, Kartei
Bissflügelaufnahme	Aufklärung/Befragung Strahlenschutzmaß-nahmen Einstellung für Bissflügel-aufnahme Befund dokumentieren	Röntgenkontrollbuch, Schilddrüsenschutzschild, Rö-Halter und Bild/ Sensor/Speicherfolie

4. Besonderheiten bei Patienten mit Amalgamallergie

Ab Januar 2025 besteht ein Amalgamverbot. Eine plastische Füllung steht Herrn Scharnberg als GKV-Patient zu. Da er sich für eine adhäsive Lösung entscheidet, muss er für die Mehrkosten einer Kompositfüllung selbst aufkommen.

Weitere Infos zum derzeitigen Stand des Amalgamverbots finden Sie unter https://bdizedi.org/wp-content/uploads/pressemitteilungen/241007_PM_BDIZ-EDI-Amalgamverbot.pdf

5. Untersuchung

Behandlungsschritt	Instrumente/Materialien
Infiltrationsanästhesie	Kurze Kanüle, Anästhetikum, Ampullen-spritze
Kariesentfernung/Präparation	Schleifkörper, Übertragungsinstrument (Turbine/rotes Winkelstück)
ggf. Kariesdetektor	Wattekügelchen, Dappenglas, Kariesdetektor
Vorbereitende Maßnahmen	Matrizenband (ggf. aus Kunststoff), (Licht-)keile
Absolute Trockenlegung	Kofferdam, Klammer, Lochzange, Klammerzange, Spannrahmen
Schmelz- und Dentinkonditionierung	Ätzgel nach Herstellerangaben (15–30 Sek.)
Dentin- und Schmelzadhäsiv	Ein- oder Mehrflaschensystem, Bürstchen, Polymerisationslampe, Augenschutz
Einbringen des Kompositmaterials	Füllungsinstrumente, Füllungsmaterial, Polymerisationslampe
Prüfen der Okklusion	Okklusionspapier, Finierer/Winkelstück (grün/blau)
Politur/Fluoridierung	Winkelstück (grün/blau), Polierer, Fluoridlack/Pinsel

6. Nachbereitung

- Entsorgung der Einmalprodukte
- Hygienische Aufbereitung der Instrumente und des Behandlungszimmers

7. Dokumentation/Abrechnung

Dokumentation	Abrechnung
Befund Indikation/Befund Bissflügelaufnahme Verwendete Materialien Therapie (besondere Maßnahmen), Kompositfüllung	U/ 01 Rö2/Ä925a I/40 bmf/12 F2/ 13b + MKV (Mehrkostenvereinbarung)

Situation zur 1. bis 4. Aufgabe
Christina Karlo (geboren 01.10.1988, Am Kai 3, 25813 Husum, versichert bei der HHV) hat durch einen Sturz den Frontzahn 11 verloren. Die Nachbarzähne sind erhaltungswürdig, jedoch weitgehend zerstört. Nach der Anfertigung einer Einzelröntgenaufnahme plant Dr. Steiner eine Brücke von 21–12. Die Patientin wünscht die Regelversorgung.

1. Aufgabe

Erstellen Sie den HKP mit den geplanten BEMA-Leistungen und den entsprechenden Festzuschüssen.

2. Aufgabe

Erstellen Sie für das Labor den Laborauftrag zur Erstellung der definitiven Versorgung. Was muss dokumentiert werden?

3. Aufgabe

Beschreiben Sie den Behandlungsablauf chronologisch und bereiten Sie dazu den Behandlungsplatz vor.

4. Aufgabe

Welche Abformmaterialien können für diesen Behandlungsfall genutzt werden.

Lösungsvorschlag und Übungsfälle

1. Aufgabe

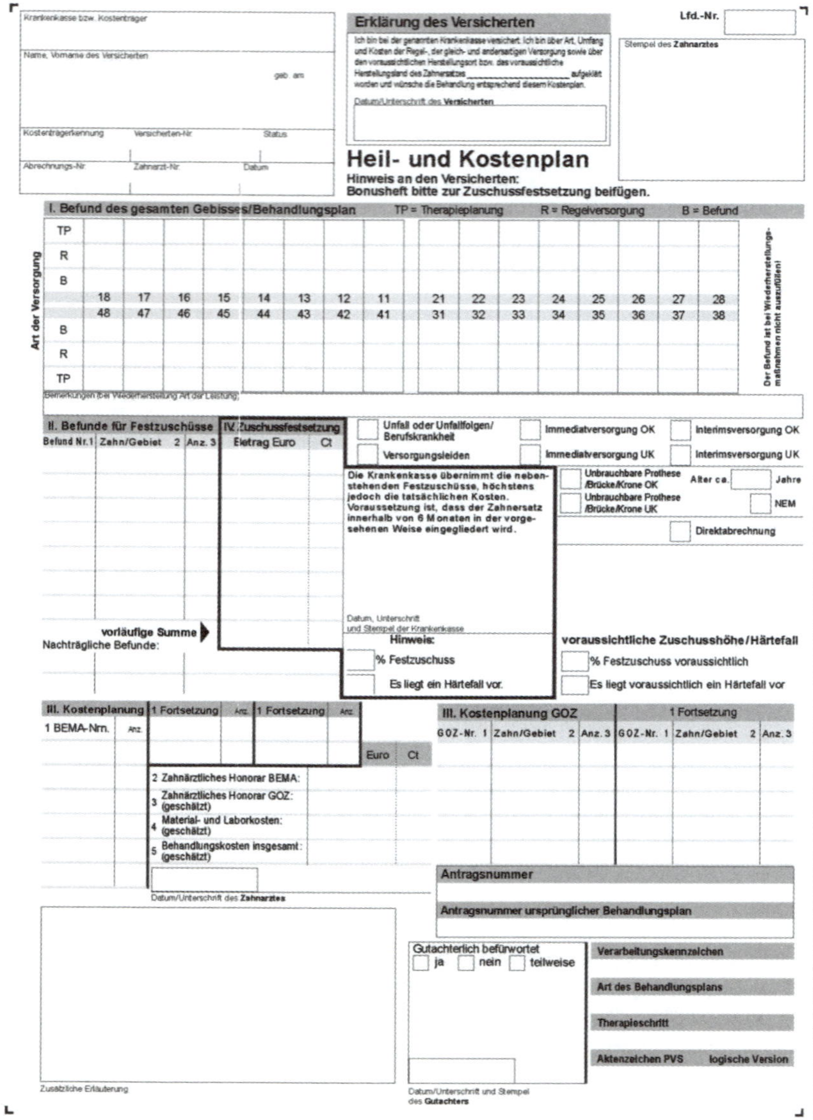

Quelle: Heil- und Kostenplan, Kassenzahnärztliche Bundesvereinigung (KZBV), Körperschaft des öffentlichen Rechts, Berlin, 2024, S. 1

2. Aufgabe

Laborauftrag Fremdlabor Seite 1

Patienten-Nummer: 0, Kasse: AOK Bayern Auftragsdatum: 09.07.2025
HKP.-Nr.: 2421 Auftragsnummer: 287801-0-ZE-2421-1-4

Behandlungsplan

								KV	BV	KV								
Regelvers.		f						ww	f	ww							f	
Befund	re	18	17	16	15	14	13	12	11	21	22	23	24	25	26	27	28	li
Befund		48	47	46	45	44	43	42	41	31	32	33	34	35	36	37	38	
Regelvers.		f															f	

Labor-Leistungen Fremdlabor

Lst.-Nr.	Bezeichnung	Anz. geplant	Anz.
001-0	Modell	1	
110-0	Brückenglied, Metall	1	
162-0	Verblendung Keramik	1	

Zusätzliche Leistungen

Brücke 21–12 vestibulär verblendet
Farbe A2
Termin: 21.05.

Artikulierte Modelle: Gerüstanprobe:
Funktionsabdruck: 2. Anprobe:
Bissnahme:
Fertigstellung:

K = Krone
KV = vistiulär verblendete Krone
V = vestibuläre Verblendung
B = Brückenglied
f = fehlender Zahn
ww = eraltungsw. Zahn mit weitg. Zerstörung

3. Aufgabe

Behandlungsablauf	Materialien/Instrumente
• Vitalitätsprobe	• Kältespray, Pinzette, Wattepallets
• Infiltrationsanästhesie	• Zylinderampullenspritze, Anästhetikum, Kanüle
• ggf. Situationsabformung für Provisorien	• Abformlöffel + Abformmasse
• Gegenkieferabformung	• Abformlöffel + Abformmasse
• Präparation	• Diamantschleifer, Winkelstück
• ggf. Aufbaufüllung	• Phosphorsäure, Bonding, Composit, Heidemannspatel, Stopfer, Polymerisationslampe
• ggf. Retraktionsfäden	• Faden + Fadenstopfer
• Präzisionsabformung OK	• Abformlöffel + Abformmasse
• Bissnahme, ggf. Gesichtsbogen	• Wachs, Gesichtsbogen
• Herstellung + Eingliederung der provisorischen Brücke	• Handstück, Fräse, Polierer, Okklusionspapier, provisorisches Befestigungsmaterial
• Bestimmung der Zahnfarbe	• Farbring

4. Aufgabe Alginat, Hydrokolloid, Polyäther, Silikone, CAD-CAM

Situation zur 1. bis 4. Aufgabe
Melanie kommt mit ihrer Mutter heute zur Kontrolle der Zähne in die Zahnarztpraxis. Die Mutter hat festgestellt, dass hinter den letzten Milchzähnen neue Zähne durchbrechen. Da Melanie schon einige Füllungen in den Milchzähnen bekommen hat, möchte die Mutter nun wissen, welche Prophylaxemaßnahmen möglich sind, um dies zukünftig zu verhindern.
Nach der eingehenden Untersuchung möchte Dr. Steiner bei dem Kind mit der IP-1-Maßnahme den API bestimmen.

1. Aufgabe

Beschreiben Sie diese Erhebung und die dazugehörige Dokumentation.

2. Aufgabe

Im Anschluss daran sollen Sie mit Melanie die IP 2 durchführen.
Worauf müssen Sie hierbei achten?

3. Aufgabe

Welche Möglichkeiten haben Sie in der Praxis, die IP 4 durchzuführen?
Beschreiben Sie eine Möglichkeit.

4. Aufgabe

Aufgrund der Fissurenform ist auch die IP 5 bei Melanie angeraten. Bereiten Sie hierfür den Behandlungsplatz vor und beschreiben Sie den Ablauf.

Lösungsvorschlag und Übungsfälle

1. Aufgabe

IP 1 Mundhygienestatus (Indizes):

- API = Aproximalraum-Plaque-Index
- Anfärbung der Plaque
- Ja/Nein-Entscheidung
- Beurteilung im 1. + 3. Quadranten oral, 2. + 4. vestibulär
- Summe der positiven Plaquemessungen: Summe der Messpunkte × 100
- API 100% – 70% = unzureichende Mundhygiene
- API 69% – 40% = mäßige Mundhygiene
- API 39% – 25% = gute Mundhygiene
- API < 25% = optimale Mundhygiene
- Abrechenbar je Kalenderhalbjahr 1x

2. Aufgabe

IP 2 Mundgesundheitsaufklärung:

- Ursache von Karies und Gingivitis
- Vermeidung von Karies und Gingivitis
- ggf. Ernährungshinweise
- Mundhygieneberatung
- Empfehlung zur Anwendung von Fluoriden, fluoridierte Zahnpasta, Gels etc.
- praktische Übungen von Mundhygienetechniken, Putztechniken, Interdentalraumreinigung etc.

3. Aufgabe

IP 4 Fluoridierung

Lokale Fluoridierung

- Zahnpasta bis 1450 ppm
- Gele bis 12.500 ppm
- Lacke bis 22.600 ppm

Systemische Fluoridierung

- Fluoridtabletten
- Fluoredierte Nahrung

4. Aufgabe

IP 5 Fissurenversiegelung

Materialien:

- Grundbestecke
- Watterollen/Kofferdam
- Phopsphorsäure
- Composit
- Polymerisationslampe
- Okklusions- und Artikulationspapier

Ablauf:

- Reinigung der Zahnoberfläche
- Trockenlegung
- Anätzung der Zahnoberfläche mit gepufferter Phosphorsäure
- Compositapplikation
- Aushärten mit der Polymerisationslampe
- Überprüfung Okklusion + Artikulation
- Fluoridierung

Situation zur 1. bis 4. Aufgabe
Frau Susanne Seifert kommt mit akuten Beschwerden am Zahn 46 in die Praxis. Der Zahn ist berührungs- und aufbissempfindlich und besitzt zudem eine großflächige Füllung. Bei einer symptombezogenen Untersuchung erfolgt Feststellung einer devitalen Pulpa. Anschließend wird eine Röntgenaufnahme angefertigt.

1. Aufgabe

Bereiten Sie die Behandlung vor. Beachten Sie die benötigten Instrumente und Materialien. Beachten Sie dabei die persönlichen Hygienemaßnahmen.

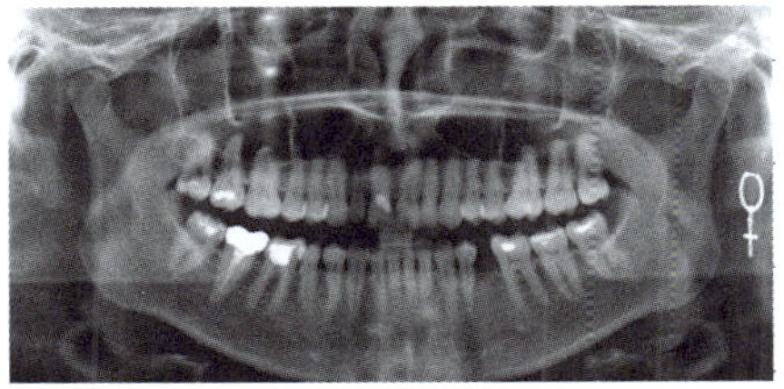

2. Aufgabe

Schildern Sie den Behandlungsablauf ausführlich bis zur 1. medikamentösen Einlage.

3. Aufgabe

Nennen und beschreiben Sie **vier** Wurzelkanalinstrumente und ihre Funktion.

-
-
-
-

4. Aufgabe

Welche Abrechnungspositionen können angesetzt werden?
Differenzieren Sie hier in BEMA und GOZ.

	BEMA	Anzahl	GOZ	Anzahl

Lösungsvorschlag und Übungsfälle

1. Aufgabe

Reihenfolge	Persönliche Hygiene, Händehygiene, PSA
	Instrumente/Materialien
1	Grundbesteck, Spiegel, Sonde, Pinzette
2	Kältespray für die Vitalitätsprüfung
3	Turbine/Winkelstück mit Diamantschleifer zum Entfernen der alten Füllung
4	Winkelstück mit Rosenbohrer zur Kariesentfernung
5	Großer Sauger (Suktor) Speichelzieher
6	Hedstroem, Reamer, Gatesbohrer
7	ggf. elektronische Längenbestimmung, alternativ Rö-Messaufnahmen
8	CHX-Kanalspülung
9	Medikanetöse Einlage, z. B. Ledermix
10	Speicheldichter Verschluss

2. Aufgabe

Pulpagangrän: Ablauf

- ggf. Anästhesie aufgrund der Berührungsempfindlichkeit
- Präparation der Kavität
- Trepanation
- Entfernung der gangränösen Pulpareste
- Aufbereitung der Wurzelkanäle
- Längenbestimmung
- Reinigung/Desinfektion/Trocknung
- Medikamentöse Einlage
- Speicheldichter Verschluss

3. Aufgabe

1. Reamer → Erweitern
2. Hedström → Aufbereiten und Glätten
3. Lentulo → Füllen
4. Spreader → Verdichten

4. Aufgabe

	BEMA	Anzahl	GOZ	Anzahl
24	Ä 1	1	Ä 1	1
			Ä 5	1
	ViPr	1	0070	1
	I	1	0080	1
			0090 + Material	1
	Rö-2	2	Ä5000	2
	Trep	1	2390	1
	Wk	2	2410	2
			2400	4
			2420	2
	Med	1	2430	1
			2020	1

Situation
Ein GKV-Patient kommt mit Schmerzen im Unterkiefer rechts in die Praxis. Er ist seit 5 Jahren bei Ihnen Patient und war seit 2 Jahren nicht mehr in Behandlung.
Personalien: Krumm, Viktor, geb. 10.05.1968, Kapellenstr. 75a, 87112 Friedensheim
Dr. Steiner stellt bei der eingehenden Untersuchung fest, dass am Zahn 45 die buccale Lamelle abgebrochen ist. Der Zahn hat eine sehr große Füllung, die nun teilweise locker ist. Die Vitalitätsprüfung ist positiv. Zur Absicherung der Diagnose an 45 wird eine Einzelzahnaufnahme angefertigt.
Befund: 45 Längsfraktur der Wurzel – Extraktion notwendig
46 Karies distal – Füllung od
Dr. Steiner berät Herrn Krumm über die mögliche Versorgungen mit Füllungsmaterialien. Herr Krumm entscheidet sich für eine Kunststofffüllung trotz des Eigenanteils.
Vor der Behandlung müssen Sie noch geeignete Handschuhe bestellen. Ihnen liegt ein Angebot über drei Packungen zu je 7,59 € oder ein Karton mit 10 Packungen zu 6,99 € je Packung vor. Sie haben kaum Patientinnen oder Patienten mit einer Latexallergie.
Herr Krumm wird über die Abläufe informiert und die Behandlung kann durchgeführt werden.

1. Aufgabe

Zeigen Sie situationsbedingt auf, wie Sie die Behandlung vorbereiten, begleiten und dokumentieren, vom Empfang des Patienten bis zum Ende der Behandlung und Nachbereitung des Arbeitsplatzes. Erklären Sie anhand einer Rechnung, für welches Angebot der Handschuhe Sie sich entschieden haben.

P																
B																
	18	17	16	15	14	13	12	11	21	22	23	24	25	26	27	28
				55	54	53	52	51	61	62	63	64	65			
				85	84	83	82	81	71	72	73	74	75			
	48	47	46	45	44	43	42	41	31	32	33	34	35	36	37	38
B																
P																

Besonderheiten (Befund): ______________________________

			S1	S2	S3	S4	S5	S6
PSI-Code								

Anamnesebogen
DENTALZENTRUM AN DER ISAR

Name:	Krumm	**Vorname:**	Viktor
Geb.	10.05.1968	**versichert:**	IKK
Adresse	Kapellenstr. 75a, 87412 Friedensheim		
Beruf:	Handelsvertreter	**Geschlecht (w/m/d)**	männlich

Herz-/Kreislauferkrankung	ja ☐	nein ☒	Schwangerschaft	ja ☐	nein ☒
Blutgerinnungsstörungen	ja ☒	nein ☐	Medikamente	ja ☐	nein ☒
Anfallsleiden (Epilepsie)	ja ☐	nein ☒	Welche		
Asthma	ja ☐	nein ☒	Lokalanästhesie	ja ☐	nein ☒
Ohnmacht	ja ☐	nein ☒	Sonstige Erkrankung	ja ☐	nein ☒
Diabetes	ja ☐	nein ☒			
Leber	ja ☐	nein ☒	Allergie	ja ☒	nein ☐
Niere	ja ☐	nein ☒	*Latex*		
Rheuma	ja ☐	nein ☒	Antibiotika	ja ☒	nein ☐
Schilddrüse	ja ☐	nein ☒	*Penicillin*		
HIV-Infektion	ja ☐	nein ☒	Schmerzmittel	ja ☐	nein ☒
Drogenabhängigkeit	ja ☐	nein ☒	Andere	ja ☐	nein ☒
Raucher	ja ☒	nein ☐			

Sind bei Ihnen bereits Röntgenbilder gemacht worden? *Ja, 2021*

Lösungsvorschlag und Übungsfälle

1. Da der Patient zwei Jahre nicht mehr in der Praxis war, werden die Adressdaten beim Patienten abgefragt, falls sich hier Änderungen ergeben haben. Ein neuer Anamnesebogen sollte ausgefüllt werden – dann sind die Informationen zu Erkrankungen und Medikamenten wieder aktuell.
2. Demonstration/Beschreibung der Paralleltechnik
3. Strahlenschutzmaßnahmen:
   - Patientenschutz
   - Verwendung Strahlenschutzbegrenzer
   - Fragen an Patienten
   - Sicherheitsabstand
4. Mögliche Füllungsvarianten:
   a) Amalgam- oder Zementfüllung, z. B. Glasionomer
   b) Keramik, Gold, z. B. Inlay
   c) Kunststofffüllung mit Eigenanteil
5. Kostenvoranschlag mit Füllungsleistung nach § 28, Faktor und Eigenanteil für den Patienten. Muss vor der Behandlung unterschrieben werden.
6. Latexallergie: Sie benötigen Handschuhe ohne Latex und holen ein Angebot ein.
   2 Packungen kosten je 7,59 € = 15,18 € × 5 = 75,90 €
   10 Packungen kosten je 6,99 € = 69,99 €
   Sie nehmen die 2er-Packung, da Sie hier noch immer eine große Ersparnis aufgrund des geringen Verbrauchs in der Praxis haben. Ansonsten würde das Haltbarkeitsdatum der Handschuhe ablaufen.
7. Vorbereiten der Medizinprodukte und Beschreibung des Ablaufs der geplanten Behandlung:
   - Persönliche Schutzausrüstung und Grundbesteck
   - Okklusionspapier und Halter
   - Wattepellets und Alkohol/CHX-Lösung
   - Material für Kunststofffüllung
   - Watterollen
   - UV-Lampe und Augenschutz
   - Matrizen, Keil, evtl. Kofferdam (Achtung: latexfrei)
   - Konturierungsinstrumente
8. Welche Leistungen rechnen Sie für die Füllung ab?
   2080 – 13b

Materialliste

- Röntgenhalter mit Aufbiss und Röntgenbild
- Kostenvoranschlag § 28
- Grundbesteck
- Okklusionspapier + Halter
- UV-Lampe + Augenschutz
- Adhäsives Befestigungsmaterial
- Einmalprodukte (Wattepellets, Watterollen)
- CHX, Alkohol (leere, beschriftete Gefäße)
- Matrize, Keil, Kofferdam (latexfrei)
- Instrumente zur Füllungslegung

Deutsche Gesellschaft für Parodontologie (DG PARO) e. V., Regensburg: 58.1.

fotolia.com, New York: eyewave 177.1, 178.1.

Getty Images (RF), München: mikimad 1.1.

iStockphoto.com, Calgary: ADragan 115.1; AndreyPopov Titel, Titel; Aneduard 98.1; ArtistGND-photography 92.1; Bunwit 84.1; Cora, Elis 113.1; fotogenicstudio 46.1; MichaelSapryhin 82.1; Peetakul, Khanistra 66.1; Pokhodzhay, Mykola 82.2; Polishchuk, Oleksandra 88.1; wakila 90.1; yalcinsonat1 88.2.

Kassenzahnärztliche Bundesvereinigung (KZBV), Köln: 56.1, 226.1.

mauritius images GmbH, Mittenwald: imageBROKER 229.1.

Shutterstock.com, New York: 3D-Man.eu 112.1; Kzenon Titel, Titel, Titel.

stock.adobe.com, Dublin: bilderzwerg 62.1; made_by_nana 116.1; nsdpower 1.2.

Sachwortverzeichnis